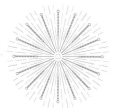

图解新思维

中医学基础

王承明　沈　会　主编

U0387792

化学工业出版社
·北京·

内容简介

《图解新思维·中医学基础》以我国卫生健康委员会审定教材《中医学基础》为依据，主要介绍了中医学理论体系的形成和发展、中医学的基本特点、中医学的思维方法、阴阳五行、藏象、精、气、血、津液、经络、体质、病因、病机、诊法、辨证、预防和治则等方面的内容。

本书以"知识点归纳、相似点比照"为特色，供高等教育中医药院校中医学、中药学、针灸推拿、中医护理，以及公共（卫生）事业管理、医学心理等相关专业学生作为备考复习用书，也可作为医药行业考试与培训的参考用书。

图书在版编目（CIP）数据

图解新思维·中医学基础 / 王承明，沈会主编. —北京：化学工业出版社，2022.11（2025.1 重印）
ISBN 978-7-122-42171-5

Ⅰ.①图… Ⅱ.①王… ②沈… Ⅲ.①中医医学基础-图解
Ⅳ.①R22-64

中国版本图书馆 CIP 数据核字（2022）第 171986 号

责任编辑：章梦婕　　　　　　　　文字编辑：张晓锦　陈小滔
责任校对：宋　玮　　　　　　　　装帧设计：刘丽华

出版发行：化学工业出版社（北京市东城区青年湖南街 13 号　邮政编码 100011）
印　　装：涿州市般润文化传播有限公司
880mm×1230mm　1/16　印张 13　字数 365 千字　2025 年 1 月北京第 1 版第 2 次印刷

购书咨询：010-64518888　　　　　　　售后服务：010-64518899
网　　址：http://www.cip.com.cn
凡购买本书，如有缺损质量问题，本社销售中心负责调换。

定　　价：40.00 元　　　　　　　　　　　　　　　　　版权所有　违者必究

《图解新思维·中医学基础》编写人员

主　编　王承明　沈　会

副主编　朱炜楷　赵妍妍　张春运　解　海

编　委　（按姓名笔画顺序排列）

马璐萍　（大连医科大学）

王承明　（大连医科大学）

左　昕　（大连医科大学）

朱炜楷　（大连医科大学）

沈　会　（大连医科大学）

张玉书　（大连医科大学）

张春运　（大连医科大学）

张靖源　（大连医科大学）

卓成婷　（大连医科大学）

周文婷　（大连医科大学）

赵妍妍　（大连医科大学）

郝长浩　（大连医科大学）

曹芝郡　（大连医科大学）

解　海　（大连大学附属中山医院）

潘丽文　（大连医科大学）

前言

　　"中医学基础"主要是阐述人体生理、病理，以及疾病诊断、防治等基本理论知识的一门学科，其内容包括阴阳五行、脏腑、经络、病因、病机、诊法、辨证、预防与治则等。本书以我国卫生健康委员会审定教材《中医学基础》为依据，主要包括以下几部分内容。

　　阴阳五行，是中国古代的哲学思想。中医运用它关于事物相互对立又相互依存的基本观点，来阐明人体结构、生理、病理，并说明诊断、治疗的一般规律。

　　藏象，主要是讨论人体各脏腑、组织器官的生理功能、病理变化。

　　精、气、血、津液，既是脏腑功能活动的产物，又是脏腑功能活动的物质基础，与脏腑关系至为密切，故亦属于脏腑学说的重要内容。

　　经络学说是研究人体经络系统的生理功能、病理变化及其与脏腑相互关系的学说。经络，是人体沟通表里上下，联络脏腑组织器官，通行气血的一个独特的组织系统。本书着重介绍十二经脉、奇经八脉的基本概念、分布、走向规律，及其在生理、病理、诊断、治疗上的作用。

　　体质学说主要介绍了体质的概念、特点、表现形式、影响因素及分类等内容。

　　病因与病机，主要是阐述疾病发生、发展规律，各种致病因素的性质、特点及其所致病证的临床表现。在疾病发生发展过程中，内因是根据、外因是条件，外因通过内因而起作用，故病机的中心内容为正邪相搏与阴阳失调。

　　诊法，是收集病情资料，诊察疾病的基本方法。主要介绍望、闻、问、切四诊的操作方法、诊察内容及其临床意义。

　　辨证，是中医认识疾病的基本方法，也是分析、判断疾病的过程。通过辨证，确定疾病的病因、部位和性质，从而为治疗提供依据。本书重点介绍八纲辨证、脏腑辨证、气血津液辨证、六经辨证、卫气营血辨证及三焦辨证。

　　预防和治则阐明了防治疾病的基本法则。本书以养生、防治和康复的角度简要介绍中医"治未病"的预防思想，阐述"治病求本""正治反治""标本治法"以及"三因制宜"等主要治疗法则。

　　本书以"知识点归纳、相似点比照"为重点，作为备考工具书，主要供本科在校生复习及考研备考生使用。全书以"思维导图"形式串联，将"知识网"中的重点内容展开介绍，同时搭配有易混淆知识点的表格比照，以帮助读者记忆。

　　本书虽经编者多次修改、审定，但限于水平有限，⑩疏漏不足在所难免，恳请各位专家及读者不吝指正。

编者
2022 年 8 月

目录

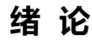

绪　论

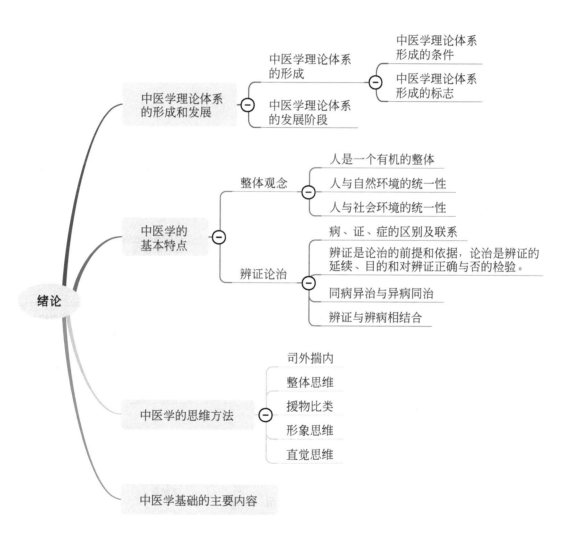

绪论
- 中医学理论体系的形成和发展
  - 中医学理论体系的形成
    - 中医学理论体系形成的条件
    - 中医学理论体系形成的标志
  - 中医学理论体系的发展阶段
- 中医学的基本特点
  - 整体观念
    - 人是一个有机的整体
    - 人与自然环境的统一性
    - 人与社会环境的统一性
  - 辨证论治
    - 病、证、症的区别及联系
    - 辨证是论治的前提和依据，论治是辨证的延续、目的和对辨证正确与否的检验。
    - 同病异治与异病同治
    - 辨证与辨病相结合
- 中医学的思维方法
  - 司外揣内
  - 整体思维
  - 援物比类
  - 形象思维
  - 直觉思维
- 中医学基础的主要内容

第一节 中医学理论体系的形成和发展

一、中医学理论体系的形成

1. 中医学理论体系形成的条件

（1）中国传统文化对中医学的影响

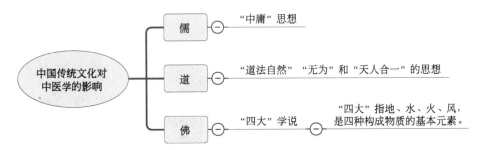

（2）医药实践的系统总结

（3）科学技术的密切结合

2. 中医学理论体系形成的标志

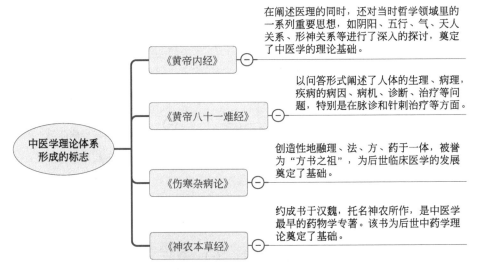

二、中医学理论体系的发展阶段

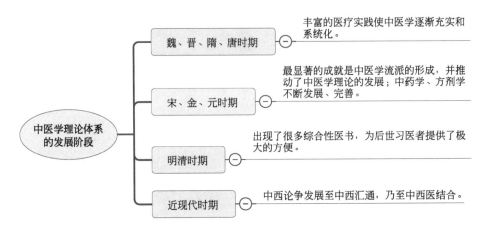

第二节 中医学的基本特点

一、整体观念

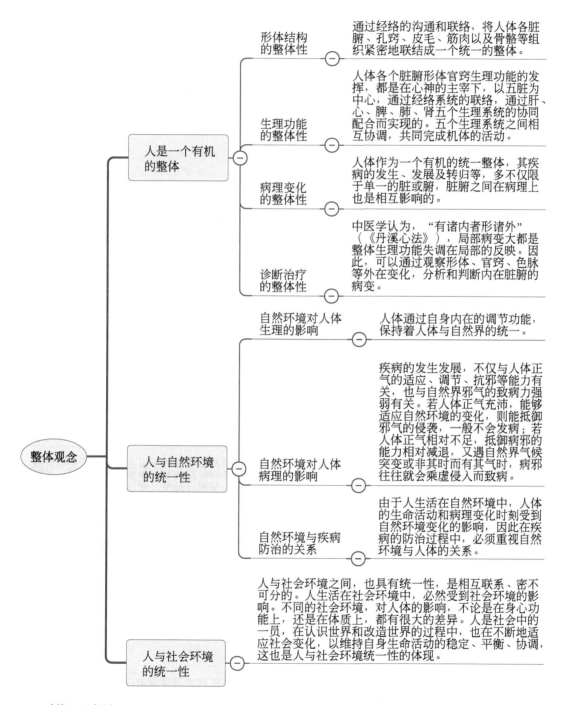

二、辨证论治

辨证论治是中医学理论体系的基本特点之一，既是中医学认识疾病和治疗疾病的基本原则，也是诊断和防治疾病的基本方法。

（一）辨证论治的概念与关系

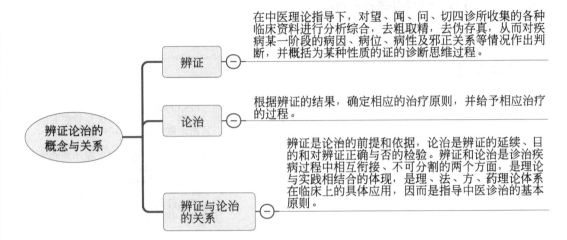

辨证论治的概念与关系

- 辨证 —— 在中医理论指导下，对望、闻、问、切四诊所收集的各种临床资料进行分析综合，去粗取精，去伪存真，从而对疾病某一阶段的病因、病位、病性及邪正关系等情况作出判断，并概括为某种性质的证的诊断思维过程。
- 论治 —— 根据辨证的结果，确定相应的治疗原则，并给予相应治疗的过程。
- 辨证与论治的关系 —— 辨证是论治的前提和依据，论治是辨证的延续、目的和对辨证正确与否的检验。辨证和论治是诊治疾病过程中相互衔接、不可分割的两个方面，是理论与实践相结合的体现，是理、法、方、药理论体系在临床上的具体应用，因而是指导中医诊治的基本原则。

（二）病、证、症的概念与关系

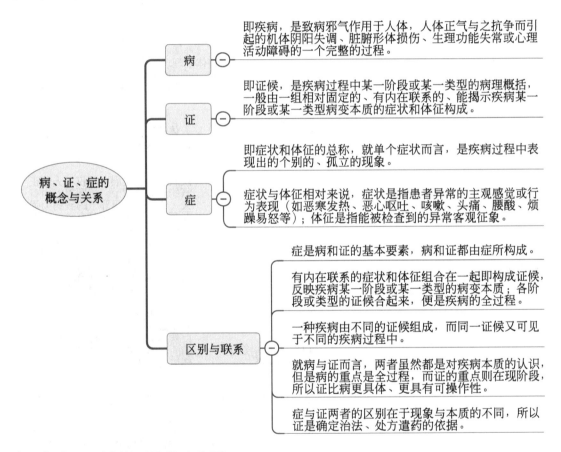

病、证、症的概念与关系

- 病 —— 即疾病，是致病邪气作用于人体，人体正气与之抗争而引起的机体阴阳失调、脏腑形体损伤、生理功能失常或心理活动障碍的一个完整的过程。
- 证 —— 即证候，是疾病过程中某一阶段或某一类型的病理概括，一般由一组相对固定的、有内在联系的、能揭示疾病某一阶段或某一类型病变本质的症状和体征构成。
- 症 —— 即症状和体征的总称，就单个症状而言，是疾病过程中表现出的个别的、孤立的现象。
  - 症状与体征相对来说，症状是指患者异常的主观感觉或行为表现（如恶寒发热、恶心呕吐、咳嗽、头痛、腰酸、烦躁易怒等）；体征是指能被检查到的异常客观征象。
- 区别与联系 ——
  - 症是病和证的基本要素，病和证都由症所构成。
  - 有内在联系的症状和体征组合在一起即构成证候，反映疾病某一阶段或某一类型的病变本质；各阶段或类型的证候合起来，便是疾病的全过程。
  - 一种疾病由不同的证候组成，而同一证候又可见于不同的疾病过程中。
  - 就病与证而言，两者虽然都是对疾病本质的认识，但是病的重点是全过程，而证的重点则在现阶段，所以证比病更具体、更具有可操作性。
  - 症与证两者的区别在于现象与本质的不同，所以证是确定治法、处方遣药的依据。

（三）中医理论体系的临床实践

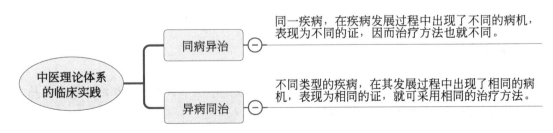

中医理论体系的临床实践

- 同病异治 —— 同一疾病，在疾病发展过程中出现了不同的病机，表现为不同的证，因而治疗方法也就不同。
- 异病同治 —— 不同类型的疾病，在其发展过程中出现了相同的病机，表现为相同的证，就可采用相同的治疗方法。

✎ 笔记

（四）辨证与辨病相结合

辨证与辨病都是认识疾病的思维过程，中医强调辨证，也不忽视辨病，辨病抓住疾病的基本矛盾，辨证抓住疾病当前的主要矛盾。辨证与辨病相结合，可深化对疾病本质的认识，使诊断更为全面、准确，治疗更具针对性和全局性。

第三节　中医学的思维方法

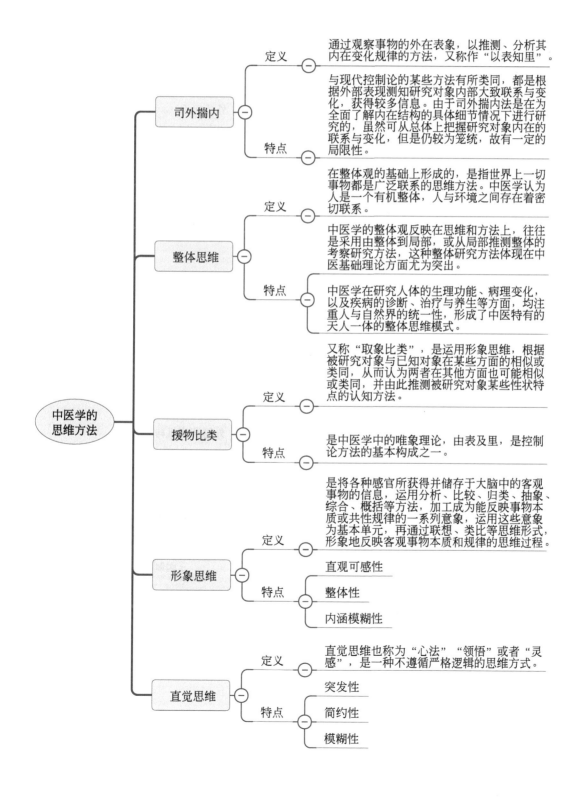

第四节　中医学基础的主要内容

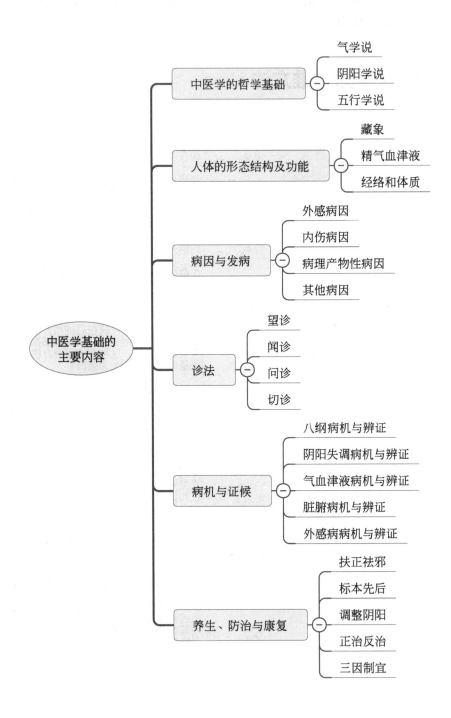

中医学基础的主要内容
- 中医学的哲学基础
  - 气学说
  - 阴阳学说
  - 五行学说
- 人体的形态结构及功能
  - 藏象
  - 精气血津液
  - 经络和体质
- 病因与发病
  - 外感病因
  - 内伤病因
  - 病理产物性病因
  - 其他病因
- 诊法
  - 望诊
  - 闻诊
  - 问诊
  - 切诊
- 病机与证候
  - 八纲病机与辨证
  - 阴阳失调病机与辨证
  - 气血津液病机与辨证
  - 脏腑病机与辨证
  - 外感病病机与辨证
- 养生、防治与康复
  - 扶正祛邪
  - 标本先后
  - 调整阴阳
  - 正治反治
  - 三因制宜

第一章

阴阳五行

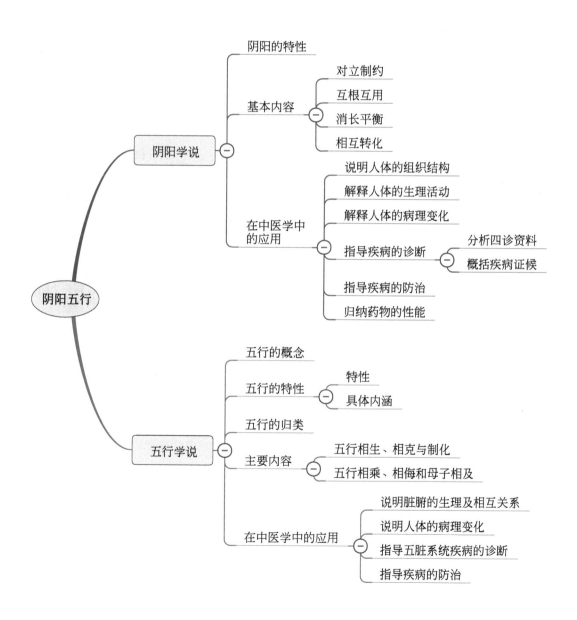

阴阳五行

- **阴阳学说**
  - 阴阳的特性
  - 基本内容
    - 对立制约
    - 互根互用
    - 消长平衡
    - 相互转化
  - 在中医学中的应用
    - 说明人体的组织结构
    - 解释人体的生理活动
    - 解释人体的病理变化
    - 指导疾病的诊断
      - 分析四诊资料
      - 概括疾病证候
    - 指导疾病的防治
    - 归纳药物的性能

- **五行学说**
  - 五行的概念
  - 五行的特性
    - 特性
    - 具体内涵
  - 五行的归类
  - 主要内容
    - 五行相生、相克与制化
    - 五行相乘、相侮和母子相及
  - 在中医学中的应用
    - 说明脏腑的生理及相互关系
    - 说明人体的病理变化
    - 指导五脏系统疾病的诊断
    - 指导疾病的防治

第一节　阴阳学说

一、阴阳的特性

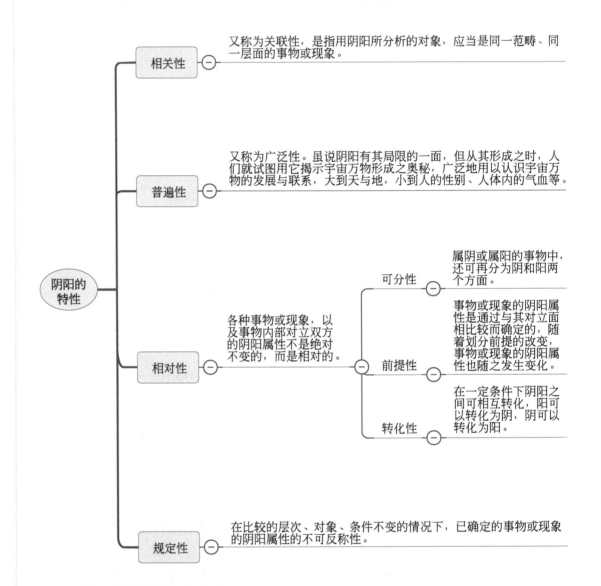

相关性 —— 又称为关联性，是指用阴阳所分析的对象，应当是同一范畴、同一层面的事物或现象。

普遍性 —— 又称为广泛性。虽说阴阳有其局限的一面，但从其形成之时，人们就试图用它揭示宇宙万物形成之奥秘，广泛地用以认识宇宙万物的发展与联系，大到天与地，小到人的性别、人体内的气血等。

阴阳的特性

相对性 —— 各种事物或现象，以及事物内部对立双方的阴阳属性不是绝对不变的，而是相对的。

可分性 —— 属阴或属阳的事物中，还可再分为阴和阳两个方面。

前提性 —— 事物或现象的阴阳属性是通过与其对立面相比较而确定的，随着划分前提的改变，事物或现象的阴阳属性也随之发生变化。

转化性 —— 在一定条件下阴阳之间可相互转化，阳可以转化为阴，阴可以转化为阳。

规定性 —— 在比较的层次、对象、条件不变的情况下，已确定的事物或现象的阴阳属性的不可反称性。

二、阴阳学说的基本内容

　　阴阳学说是研究阴阳概念的基本内涵及其运动规律，并用以解释宇宙万物发生、发展和变化的哲学理论。

　　中医学在运用阴阳学说的时候，对其进行了发展和充实，借用大量的医学实例详细地阐述阴阳的相互交感，以及由此产生的对立制约、互藏互根互用、消长平衡、相互转化关系，使抽象的哲学阴阳概念得到了深化和细化。

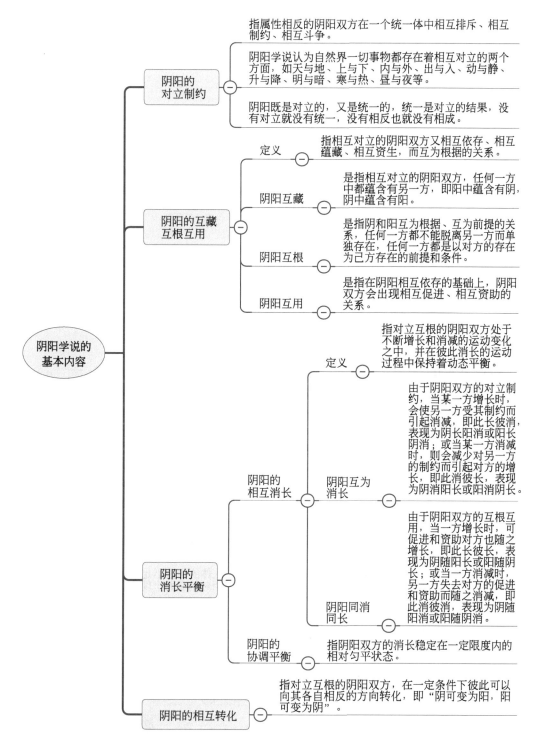

阴阳学说的基本内容

- 阴阳的对立制约
  - 指属性相反的阴阳双方在一个统一体中相互排斥、相互制约、相互斗争。
  - 阴阳学说认为自然界一切事物都存在着相互对立的两个方面，如天与地、上与下、内与外、出与入、动与静、升与降、明与暗、寒与热、昼与夜等。
  - 阴阳既是对立的，又是统一的，统一是对立的结果，没有对立就没有统一，没有相反也就没有相成。

- 阴阳的互藏互根互用
  - 定义——指相互对立的阴阳双方又相互依存、相互蕴藏、相互资生，而互为根据的关系。
  - 阴阳互藏——是指相互对立的阴阳双方，任何一方中都蕴含有另一方，即阳中蕴含有阴，阴中蕴含有阳。
  - 阴阳互根——是指阴和阳互为根据、互为前提的关系，任何一方都不能脱离另一方而单独存在，任何一方都是以对方的存在为己方存在的前提和条件。
  - 阴阳互用——是指在阴阳相互依存的基础上，阴阳双方会出现相互促进、相互资助的关系。

- 阴阳的消长平衡
  - 阴阳的相互消长
    - 定义——指对立互根的阴阳双方处于不断增长和消减的运动变化之中，并在彼此消长的运动过程中保持着动态平衡。
    - 阴阳互为消长——由于阴阳双方的对立制约，当某一方增长时，会使另一方受其制约而引起消减，即此长彼消，表现为阴长阳消或阳长阴消；或当某一方消减时，则会减少对另一方的制约而引起对方的增长，即此消彼长，表现为阴消阳长或阳消阴长。
    - 阴阳同消同长——由于阴阳双方的互根互用，当一方增长时，可促进和资助对方也随之增长，即此长彼长，表现为阴随阳长或阳随阴长；或当一方消减时，另一方失去对方的促进和资助而随之消减，即此消彼消，表现为阴随阳消或阳随阴消。
  - 阴阳的协调平衡——指阴阳双方的消长稳定在一定限度内的相对匀平状态。

- 阴阳的相互转化——指对立互根的阴阳双方，在一定条件下彼此可以向其各自相反的方向转化，即"阴可变为阳，阳可变为阴"。

三、阴阳学说在中医学中的应用

（一）说明人体的组织结构

人体结构的阴阳

	上部	下部	体表	体内	背部	腹部	四肢外侧	四肢内侧	五脏	六腑
阴		√		√		√		√	√	
阳	√		√		√		√			√

如具体到每一脏腑，则又有阴阳之分。应用阴阳学说阐述生理功能：以功能与物质相对而言，功能属阳，物质属阴。

（二）解释人体的生理活动

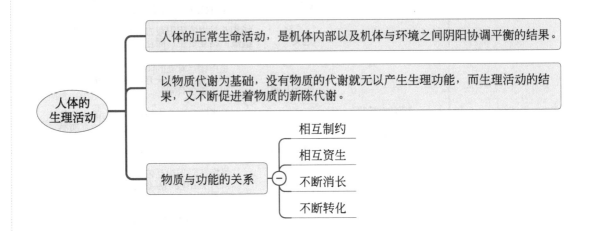

（三）解释人体的病理变化

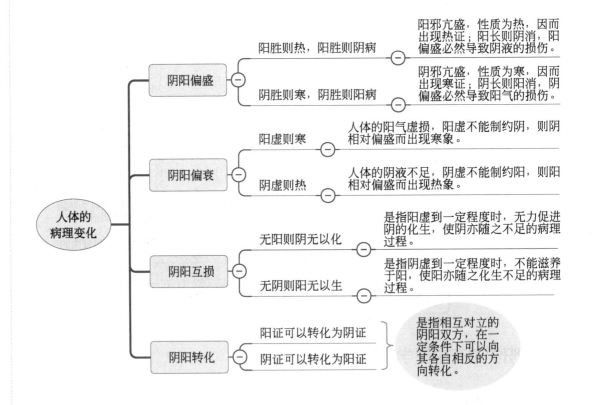

（四）指导疾病的诊断

1. 分析四诊资料

通过四诊所收集的临床资料，用阴阳学说进行归类分析，可以概括出色泽、声息、动静状态及脉象等的阴阳属性，从而把握疾病的本质属性。

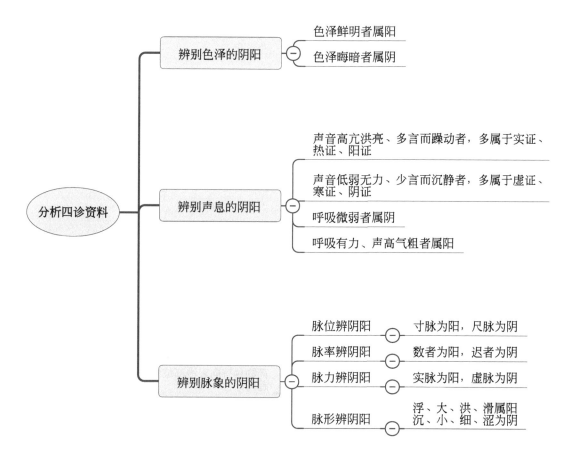

2. 概括疾病证候

在疾病的诊察过程中，对症状和体征的阴阳属性划分，大体可以概括其疾病的基本属性。如果从疾病的部位、性质等辨其阴阳属性，大凡表证、热证、实证者属于阳证，而里证、寒证、虚证者属阴证。只有在总体上把握了疾病的阴阳属性，才能沿着正确的思路对疾病进行更深层次的精细分析，抓住疾病的本质。

（五）指导疾病的防治

调理阴阳，使之保持或恢复相对平衡，达到"阴平阳秘"状态，是防病治病的根本原则，也是阴阳理论用于疾病防治的基本思路。

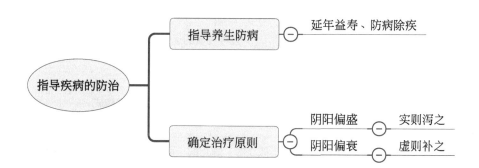

（六）归纳药物的性能

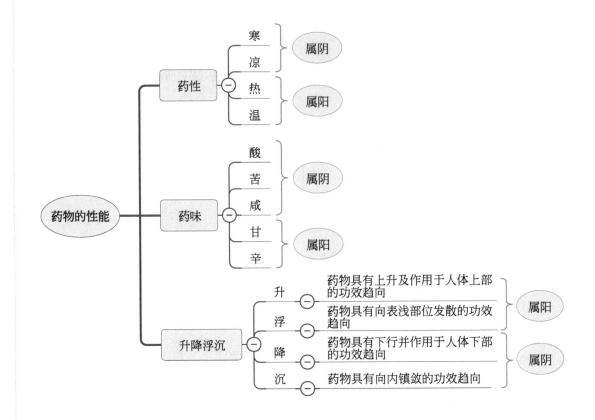

第二节　五行学说

一、五行的概念

五行，指的是木、火、土、金、水五种基本物质及其运动和变化。

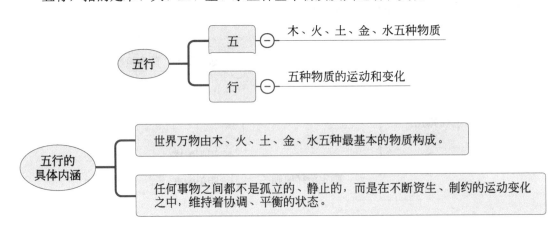

二、五行的特性

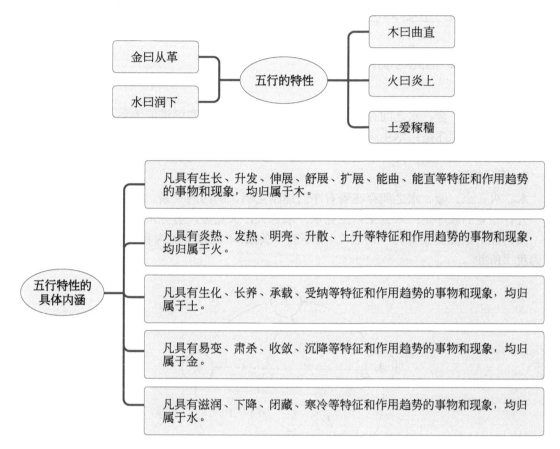

三、五行的归类

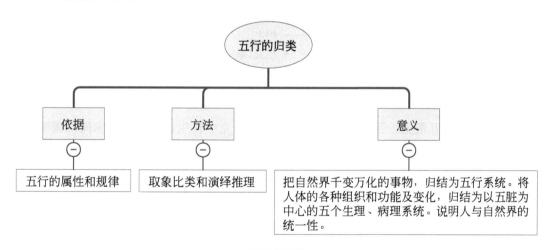

五行归类表

自然界							五行	人体						
音	五味	五色	五化	五气	五方	五季		五脏	五腑	五官	形体	情志	五声	变动
角	酸	青	生	风	东	春	木	肝	胆	目	筋	怒	呼	握
徵	苦	赤	长	暑	南	夏	火	心	小肠	舌	脉	喜	笑	忧
宫	甘	黄	化	湿	中	长夏	土	脾	胃	口	肉	思	歌	哕
商	辛	白	收	燥	西	秋	金	肺	大肠	鼻	皮	悲	哭	咳
羽	咸	黑	藏	寒	北	冬	水	肾	膀胱	耳	骨	恐	呻	栗

笔记

四、五行学说的主要内容

（一）五行相生、相克与制化

1. 五行相生

木、火、土、金、水之间存在着有序的递相资生、助长和促进的关系。

五行相生的顺序是：木生火，火生土，土生金，金生水，水生木。

《难经》将此关系喻为母子关系："生我"者为"母"，"我生"者为"子"。

2. 五行相克

木、火、土、金、水之间存在着有序的递相克制、制约的关系。

五行相克的顺序是：木克土，土克水，水克火，火克金，金克木。

《内经》把此关系称为"所胜""所不胜"关系："克我"者为我"所不胜"，"我克"者为我"所胜"。

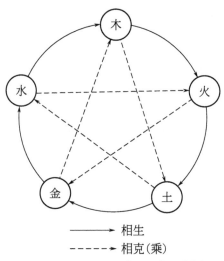

五行相生、相克（乘）顺序示意图

3. 五行制化

五行之间既相互资生，又相互制约，生中有克、克中有生，以维持事物间协调平衡的正常状态。

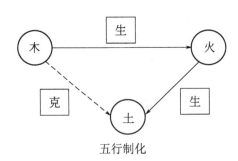

五行制化

（二）五行相乘、相侮和母子相及

五行的相乘和相侮，是五行之间的异常克制现象；母子相及则是五行之间相生关系异常的变化。

1. 五行相乘

相克太过，五行中的某一行对其所胜一行的过度制约或克制。

五行相乘的顺序与相克相同：木乘土，土乘水，水乘火，火乘金，金乘木。

引起五行相乘的原因：太过、不及。

五行相克与相乘的异同见下表。

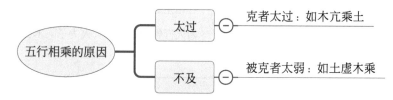

五行相克与相乘的异同

比较	相克	相乘
同	次序一致：木克土，土克水，水克火，火克金，金克木	次序一致：木乘土，土乘水，水乘火，火乘金，金乘木
异	正常、生理	异常、病理

2. 五行相侮

反向制约，五行中的某一行对其所不胜一行的反向制约或克制，又称"反克"或"反侮"。

五行相侮的顺序和方向与相克相反：木侮金，金侮火，火侮水，水侮土，土侮木。

引起五行相侮的原因：太过、不及。

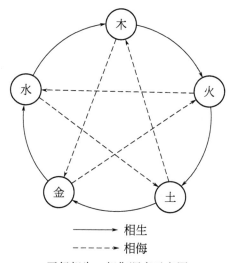

五行相生、相侮顺序示意图

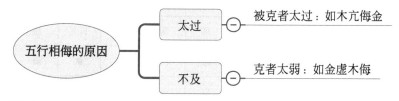

3. 母子相及

"及"即连累的意思。母子相及包括母病及子和子病及母，皆属于五行之间相生异常的变化。

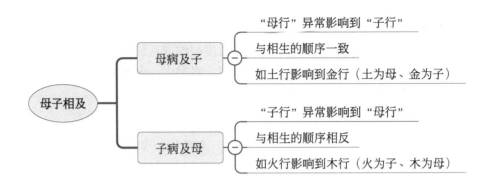

归纳与总结：
◇ 五行相生、相克的运动，维持了整体的平衡和稳定
◇ 五行相乘、相侮和母子相及，破坏了整体的平衡和稳定
◇ 相生、相克属于正常
◇ 相乘、相侮和母子相及属于异常
◇ 五行生克乘侮归纳表

五行生克乘侮归纳表

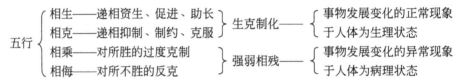

五、五行学说在中医学中的应用

（一）说明脏腑的生理及相互关系

1. 构建天人相应的五脏系统

运用五行学说，构建以五脏为中心、内外环境相联系的天人合一的五脏系统。将内环境的五脏与五腑、五体、五窍、五华、五志、五液等，与之同一属性外环境的五方、五时、五气、五色、五味等进行广泛联系。

运用五行学说构建的五脏系统

五脏系统	五脏	五腑	五体	五窍	五华	五志	五液	五方	五时	五气	五色	五味
肝木系统	肝	胆	筋	目	爪	怒	泪	东	春	风	青	酸
心火系统	心	小肠	脉	舌	面	喜	汗	南	夏	火	赤	苦
脾土系统	脾	胃	肉	口	唇	思	涎	中央	长夏	湿	黄	甘
肺金系统	肺	大肠	皮	鼻	毛	悲	涕	西	秋	燥	白	辛
肾水系统	肾	膀胱	骨	耳	发	恐	唾	北	冬	寒	黑	咸

2. 说明五脏的生理特点

按照五行的属性，将五脏分别归属于五行，并说明其生理功能特点。

五脏的生理功能特点

五脏	归属五行	五行的特性	五脏的生理功能特点
肝	木	生长升发、舒畅条达	性喜条达而恶抑郁、疏通气血、调畅情志
心	火	温热、光明	温煦全身、主血脉、主神明
脾	土	生化万物	运化水谷、化生精微以营养脏腑
肺	金	清肃、收敛	主气、主通调水道、朝百脉、主治节
肾	水	滋润、闭藏、下行	藏精、主水、主纳气

3. 阐述五脏之间的生理联系

以五行生克制化理论，说明各脏腑生理功能的内在联系，是相互资生、相互制约的。

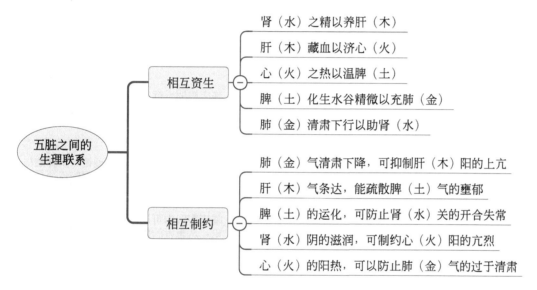

（二）说明人体的病理变化

五脏之间在生理上的联系，决定了其可能在病理方面互相影响，即五脏病证互相传变，其病理传变可用五行母子相及、相乘相侮的理论进行解释。

1. 按五行母子相及关系传变

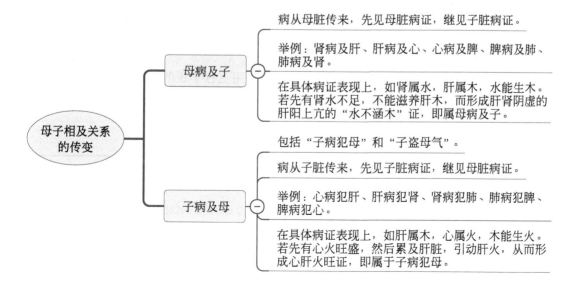

2. 按五行乘侮关系传变

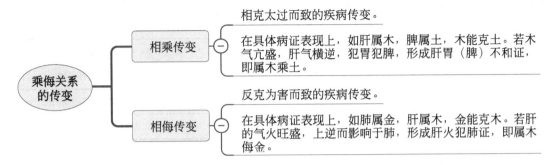

乘侮关系
的传变
- 相乘传变 —— 相克太过而致的疾病传变。
  - 在具体病证表现上，如肝属木，脾属土，木能克土。若木气亢盛，肝气横逆，犯胃犯脾，形成肝胃（脾）不和证，即属木乘土。
- 相侮传变 —— 反克为害而致的疾病传变。
  - 在具体病证表现上，如肺属金，肝属木，金能克木。若肝的气火旺盛，上逆而影响于肺，形成肝火犯肺证，即属木侮金。

（三）指导五脏系统疾病的诊断

人体是一个有机的整体，内脏有病，功能紊乱时，可以通过诸多途径反映于体表的相应形体官窍，在色泽、声息、形态、脉象等诸多方面显现出异常变化。医师可将望、闻、问、切四诊搜集来的资料，运用五行学说的相关理论加以分析，作为诊断内脏病变的主要依据之一。

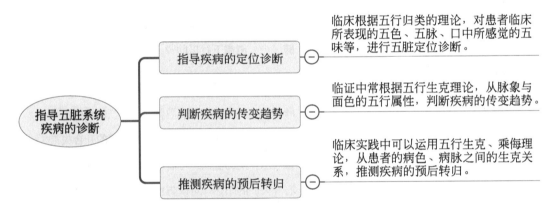

指导五脏系统
疾病的诊断
- 指导疾病的定位诊断 —— 临床根据五行归类的理论，对患者临床所表现的五色、五脉、口中所感觉的五味等，进行五脏定位诊断。
- 判断疾病的传变趋势 —— 临证中常根据五行生克理论，从脉象与面色的五行属性，判断疾病的传变趋势。
- 推测疾病的预后转归 —— 临床实践中可以运用五行生克、乘侮理论，从患者的病色、病脉之间的生克关系，推测疾病的预后转归。

疾病的表现千变万化，要做出正确的诊断，必须坚持"四诊合参"，切不可拘泥于五行理论的推断，以免贻误正确的诊断和有效的治疗。

（四）指导疾病的防治

1. 控制五脏疾病的传变

在疾病过程中，一脏有病常会在不同程度上波及其他四脏。因此在治疗时，除对所病之脏进行治疗外，还应考虑到其他四脏，应根据五行生克乘侮理论，采取相应的阻断传变的措施，防止因病传而加重病情。

2. 确定五脏疾病的治疗原则及具体治法

所谓治疗原则，是指治疗疾病时的总体思路。运用五行学说的相关理论分析五脏间的关系，确定治疗原则。在治疗原则确定之后，针对具体病证，还可根据五行理论制订出具体的治疗方法。

确定五脏疾病的治疗原则及具体治法

治疗原则	虚则补其母，实则泻其子（相生理论）	抑强、扶弱（相克理论）
具体治法	滋水涵木法 （是滋肾阴以补养肝阴的治疗方法，适用于肝肾阴虚证或肝阳上亢证）	抑木扶土法 （适用于肝旺脾虚证或肝气犯胃证，即疏肝健脾法，或疏肝和胃之法）
	培土生金法 （是健运脾土以补益肺金的方法，适用于肺脾气虚证）	佐金平木法 （适用于肝旺生热，热灼肺金的肝火犯肺证，即清肝火以除肺热的方法）

续表

治疗原则	虚则补其母，实则泻其子（相生理论）	抑强、扶弱（相克理论）
具体治法	金水相生法 （是滋肺养肾的方法，适用于肺肾阴虚证等）	泻南补北法 （适用于心火旺肾阴虚证，即清心火、滋肾阴的方法）

此外，可根据五行学说的生克理论指导针刺选穴，运用"情志相胜"方法，治疗因情志内伤所致的一些慢性疾病等。

3. 指导脏腑用药

五行学说运用五行归类的理论，将五脏、六腑、五体、五官和药物的五色、五味归属于五行。根据"同气相求"的理论原则，认为同一行（类）的具有某种色、味的药物，常常与同一类（行）的脏腑存在着某种"亲和"（即"归走"或"所入"）关系，并能调整该类脏腑的功能，具体见下表。

指导脏腑用药

药物的五色、五味	归属的五行	归走并作用的脏腑	举例
色青、味酸的药物	属木	肝系统	白芍、山茱萸，味酸，入肝以滋养肝血
色赤、味苦的药物	属火	心系统	朱砂，色赤，入心安神
色黄、味甘的药物	属土	脾胃系统	黄芪、白术，味甘，入脾补气
色白、味辛的药物	属金	肺系统	石膏，入肺以清肺泄热
色黑、味咸的药物	属水	肾系统	玄参、生地黄，色黑，味咸，入肾以滋养肾阴

第二章
藏象

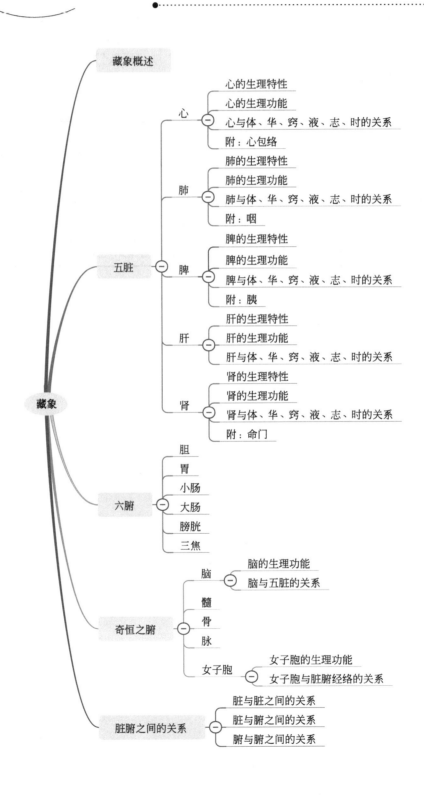

- 藏象概述
- 五脏
  - 心
    - 心的生理特性
    - 心的生理功能
    - 心与体、华、窍、液、志、时的关系
    - 附：心包络
  - 肺
    - 肺的生理特性
    - 肺的生理功能
    - 肺与体、华、窍、液、志、时的关系
    - 附：咽
  - 脾
    - 脾的生理特性
    - 脾的生理功能
    - 脾与体、华、窍、液、志、时的关系
    - 附：胰
  - 肝
    - 肝的生理特性
    - 肝的生理功能
    - 肝与体、华、窍、液、志、时的关系
  - 肾
    - 肾的生理特性
    - 肾的生理功能
    - 肾与体、华、窍、液、志、时的关系
    - 附：命门
- 六腑
  - 胆
  - 胃
  - 小肠
  - 大肠
  - 膀胱
  - 三焦
- 奇恒之腑
  - 脑
    - 脑的生理功能
    - 脑与五脏的关系
  - 髓
  - 骨
  - 脉
  - 女子胞
    - 女子胞的生理功能
    - 女子胞与脏腑经络的关系
- 脏腑之间的关系
  - 脏与脏之间的关系
  - 脏与腑之间的关系
  - 腑与腑之间的关系

藏象

第一节　藏象概述

一、藏象的概念

藏象，是指藏于体内的脏腑与表现于外的生理、病理现象，以及与之相通应的自然界事物和现象。藏象一词，既揭示了人体内在脏腑与外观形象之间的有机联系，又客观地反映了中医学"以象测藏"的认识方法，即通过观察外在征象来研究内在脏腑的活动规律，认识其本质。

二、脏腑的分类与区别

（一）脏腑的分类

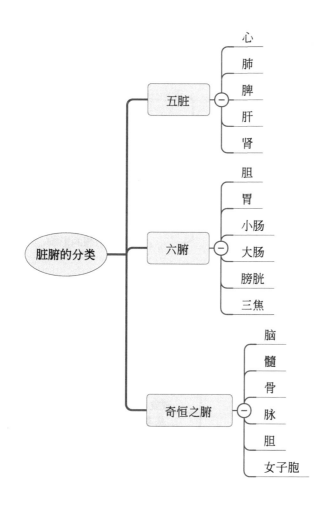

（二）五脏与六腑的区别

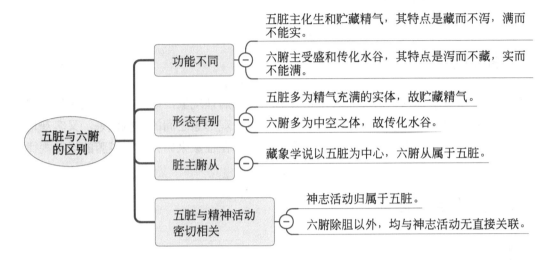

三、藏象学说的形成与特点

（一）藏象学说的形成

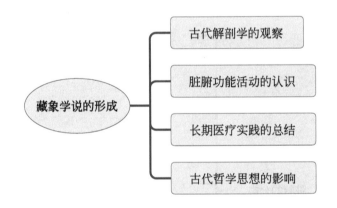

（二）藏象学说的基本特点

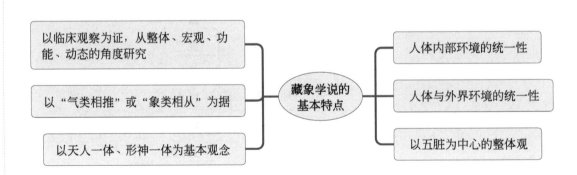

第二节　五脏

一、心

（一）心的生理特性及生理功能

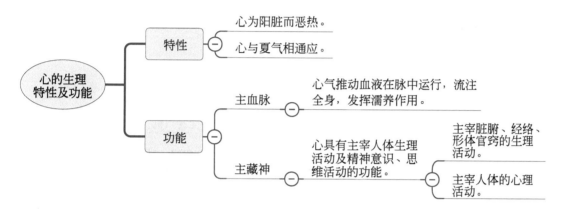

（二）心与体、华、窍、液、志、时的关系

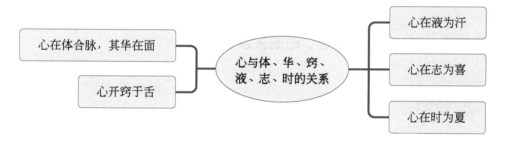

[附]心包络

　　心包络，简称心包，亦称"膻中"，是心脏外围的包膜，有保护心脏的作用。心包受邪所出现的病证，即心的病证，因此，治疗心包络的病证，多从心论治。

二、肺

（一）肺的生理特性

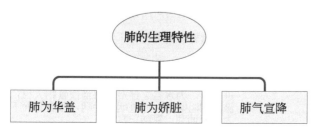

宣发与肃降的各自含义及功用可从下表的简明比较中而得。

肺主宣发、肃降比较表

项目	肺主宣发	肺主肃降
含义	宣布、发散之意，指肺气向上和向外的宣升与发散	清肃、下降之意，指肺气向下和向内的通降
功用	排出体内浊气	吸入自然界清气
	将脾转输而来的水谷精气和津液向上、向外布散，起充养与濡润作用	将脾转输而来的水谷精气和津液向下、向内通降，起充养与濡润作用，并将代谢后的水液降于肾，成为尿液生成之源
	通过肺气的向外运动，将汇聚于肺的血液经清浊之气交换后布散全身	通过肺气的向内运动，使一身之血流经于肺以去浊更清
	宣发卫气，布散全身，外表肌达，以护卫肌表，温养肌腠皮毛，调节和控制腠理开阖，汗液排泄	肃清肺和呼吸道异物，以保持其洁净的环境

（二）肺的生理功能

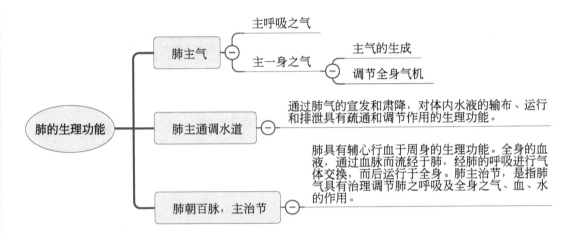

（三）肺与体、华、窍、液、志、时的关系

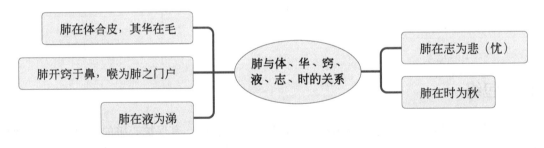

[附]咽

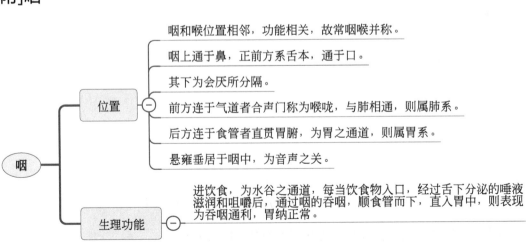

三、脾

（一）脾的主要功能及特性

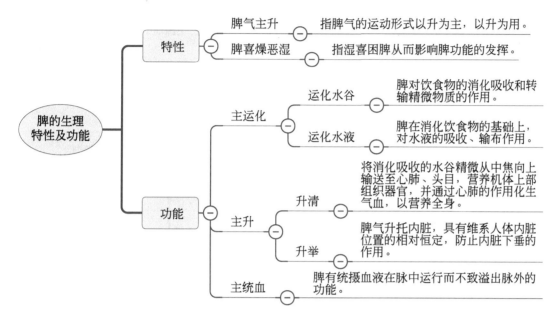

脾的生理特性及功能
- 特性
  - 脾气主升 —— 指脾气的运动形式以升为主，以升为用。
  - 脾喜燥恶湿 —— 指湿喜困脾从而影响脾功能的发挥。
- 功能
  - 主运化
    - 运化水谷 —— 脾对饮食物的消化吸收和转输精微物质的作用。
    - 运化水液 —— 脾在消化饮食物的基础上，对水液的吸收、输布作用。
  - 主升
    - 升清 —— 将消化吸收的水谷精微从中焦向上输送至心肺、头目，营养机体上部组织器官，并通过心肺的作用化生气血，以营养全身。
    - 升举 —— 脾气升托内脏，具有维系人体内脏位置的相对恒定，防止内脏下垂的作用。
  - 主统血 —— 脾有统摄血液在脉中运行而不致溢出脉外的功能。

（二）脾与体、华、窍、液、志、时的关系

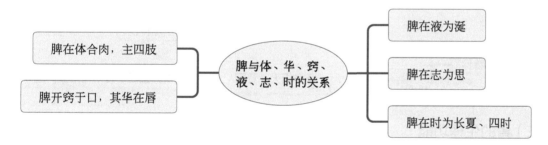

- 脾在体合肉，主四肢
- 脾开窍于口，其华在唇

脾与体、华、窍、液、志、时的关系
- 脾在液为涎
- 脾在志为思
- 脾在时为长夏、四时

[附]胰

胰位居上腹，在胃之后，与脾毗邻。胰的主要生理功能为主消化水谷。对于胰主消化水谷的生理功能，藏象学说多将其归属于脾主运化之中，因此其病亦多从脾论治。

四、肝

（一）肝的生理特性

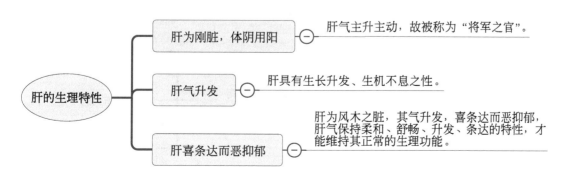

肝的生理特性
- 肝为刚脏，体阴用阳 —— 肝气主升主动，故被称为"将军之官"。
- 肝气升发 —— 肝具有生长升发、生机不息之性。
- 肝喜条达而恶抑郁 —— 肝为风木之脏，其气升发，喜条达而恶抑郁，肝气保持柔和、舒畅、升发、条达的特性，才能维持其正常的生理功能。

（二）肝的生理功能

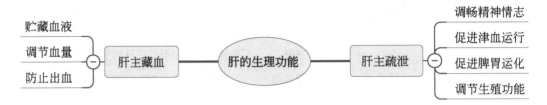

（三）肝与体、华、窍、液、志、时的关系

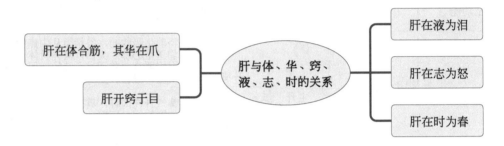

五、肾

（一）肾的生理特性

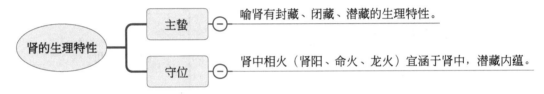

（二）肾的生理功能

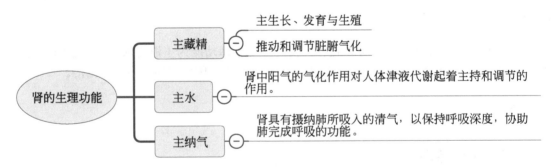

（三）肾与体、华、窍、液、志、时的关系

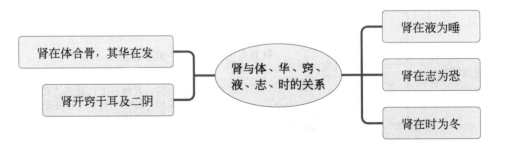

笔记

[附]命门

（一）命门的部位

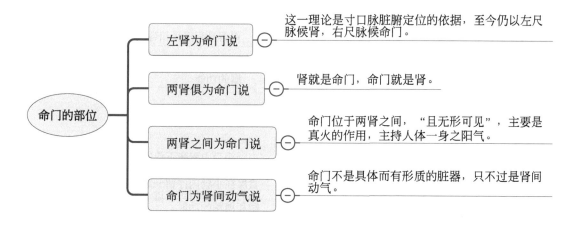

（二）命门的功能

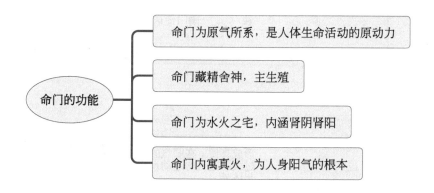

第三节　六腑

一、胆

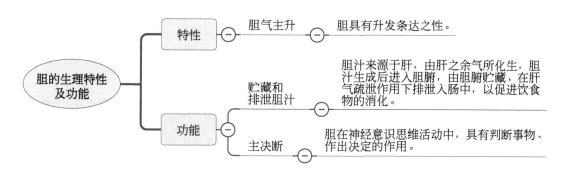

二、胃

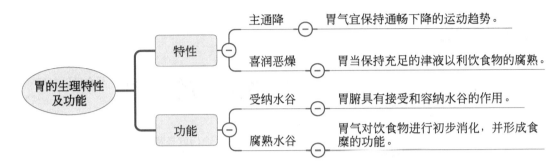

胃的生理特性
及功能
- 特性
  - 主通降 —— 胃气宜保持通畅下降的运动趋势。
  - 喜润恶燥 —— 胃当保持充足的津液以利饮食物的腐熟。
- 功能
  - 受纳水谷 —— 胃腑具有接受和容纳水谷的作用。
  - 腐熟水谷 —— 胃气对饮食物进行初步消化，并形成食糜的功能。

三、小肠

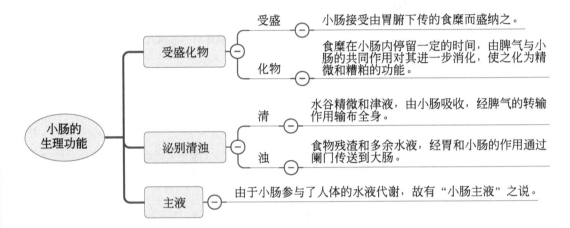

小肠的
生理功能
- 受盛化物
  - 受盛 —— 小肠接受由胃腑下传的食糜而盛纳之。
  - 化物 —— 食糜在小肠内停留一定的时间，由脾气与小肠的共同作用对其进一步消化，使之化为精微和糟粕的功能。
- 泌别清浊
  - 清 —— 水谷精微和津液，由小肠吸收，经脾气的转输作用输布全身。
  - 浊 —— 食物残渣和多余水液，经胃和小肠的作用通过阑门传送到大肠。
- 主液 —— 由于小肠参与了人体的水液代谢，故有"小肠主液"之说。

四、大肠

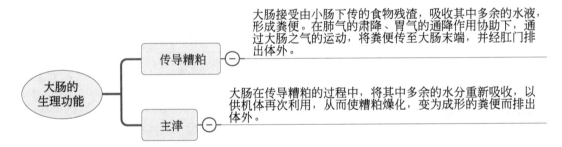

大肠的
生理功能
- 传导糟粕 —— 大肠接受由小肠下传的食物残渣，吸收其中多余的水液，形成粪便。在肺气的肃降、胃气的通降作用协助下，通过大肠之气的运动，将粪便传至大肠末端，并经肛门排出体外。
- 主津 —— 大肠在传导糟粕的过程中，将其中多余的水分重新吸收，以供机体再次利用，从而使糟粕燥化，变为成形的粪便而排出体外。

五、膀胱

　　膀胱贮尿和排尿的功能主要依赖于肾的气化和固摄功能。肾气充足，气化正常，固摄有权，则膀胱开合有度，表现为贮尿、排尿正常。若肾气不固，则膀胱不约，开多合少，可见遗尿、尿频、小便余沥，甚或小便失禁等症；若气化失司，合多开少，则可见尿少、尿闭、水肿等症。膀胱湿热，则见小便赤涩疼痛、尿急、尿频等症。

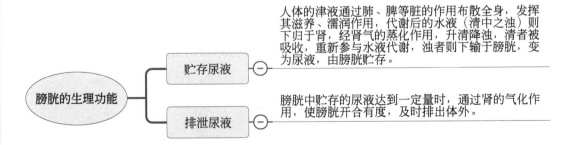

膀胱的生理功能
- 贮存尿液 —— 人体的津液通过肺、脾等脏的作用布散全身，发挥其滋养、濡润作用，代谢后的水液（清中之浊）则下归于肾，经肾气的蒸化作用，升清降浊，清者被吸收，重新参与水液代谢，浊者则下输于膀胱，变为尿液，由膀胱贮存。
- 排泄尿液 —— 膀胱中贮存的尿液达到一定量时，通过肾的气化作用，使膀胱开合有度，及时排出体外。

✏ 笔记

六、三焦

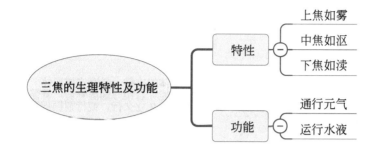

第四节 奇恒之腑

一、脑

（一）脑的生理功能

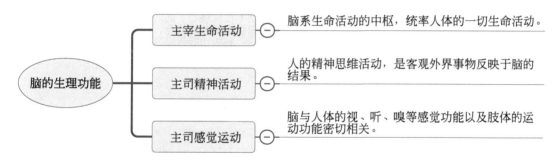

（二）脑与五脏的关系

脑虽是极其重要的器官，但中医藏象学说以五脏为中心，将脑的生理功能分属于五脏。脑为元神之府，神分为神、魂、魄、意、志五种不同的表现，分别归属于心、肝、肺、脾、肾五脏，即所谓"五神脏"。五脏中又以心、肝、肾三脏与脑的关系最为密切。这是由于心主神志，肝主疏泄而调畅情志，肾藏精而生髓充脑。

二、髓

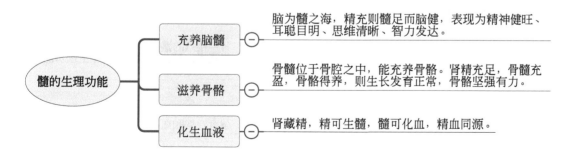

三、骨

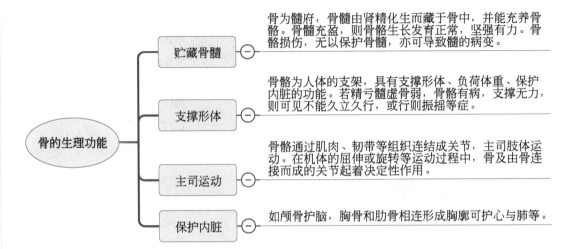

骨的生理功能

贮藏骨髓 — 骨为髓府，骨髓由肾精化生而藏于骨中，并能充养骨骼。骨髓充盈，则骨骼生长发育正常，坚强有力。骨骼损伤，无以保护骨髓，亦可导致髓的病变。

支撑形体 — 骨骼为人体的支架，具有支撑形体、负荷体重、保护内脏的功能。若精亏髓虚骨弱，骨骼有病，支撑无力，则可见不能久立久行，或行则振摇等症。

主司运动 — 骨骼通过肌肉、韧带等组织连结成关节，主司肢体运动。在机体的屈伸或旋转等运动过程中，骨及由骨连接而成的关节起着决定性作用。

保护内脏 — 如颅骨护脑，胸骨和肋骨相连形成胸廓可护心与肺等。

四、脉

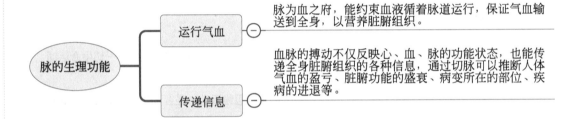

脉的生理功能

运行气血 — 脉为血之府，能约束血液循着脉道运行，保证气血输送到全身，以营养脏腑组织。

传递信息 — 血脉的搏动不仅反映心、血、脉的功能状态，也能传递全身脏腑组织的各种信息，通过切脉可以推断人体气血的盈亏、脏腑功能的盛衰、病变所在的部位、疾病的进退等。

五、女子胞

（一）女子胞的生理功能

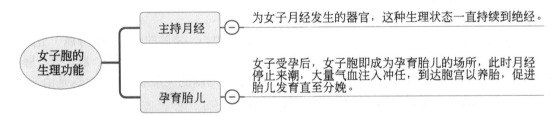

女子胞的生理功能

主持月经 — 为女子月经发生的器官，这种生理状态一直持续到绝经。

孕育胎儿 — 女子受孕后，女子胞即成为孕育胎儿的场所，此时月经停止来潮，大量气血注入冲任，到达胞宫以养胎，促进胎儿发育直至分娩。

（二）女子胞与脏腑经络的关系

女子月经来潮和胎儿的孕育，与经脉及脏腑有着广泛而又密切的关系。

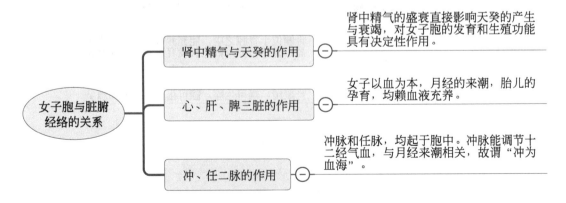

女子胞与脏腑经络的关系

肾中精气与天癸的作用 — 肾中精气的盛衰直接影响天癸的产生与衰竭，对女子胞的发育和生殖功能具有决定性作用。

心、肝、脾三脏的作用 — 女子以血为本，月经的来潮，胎儿的孕育，均赖血液充养。

冲、任二脉的作用 — 冲脉和任脉，均起于胞中。冲脉能调节十二经气血，与月经来潮相关，故谓"冲为血海"。

第五节　脏腑之间的关系

一、脏与脏之间的关系

　　脏与脏之间的关系，除了所属五行之间存在着相互资生、相互制约、相互转变的关系外，主要是各脏的生理功能及其生理特性之间的关系，还存在着阴阳的联系以及在精、气、血、津液、神等方面的密切关系，具体见下表。

脏与脏之间的关系

脏与脏	关系
心与肺	气血互助、宗气相联
心与脾	血液生成、血液运行
心与肝	血液运行、神志活动
心与肾	水火既济、精神互用、君相安位
肺与脾	气的生成、津液代谢
肺与肝	气机升降调节方面的对立制约
肺与肾	津液代谢、呼吸运动、阴阳互资
肝与脾	水谷消化、血液运行
肝与肾	精血同源、藏泄互用、阴阳互滋互制
脾与肾	先后天相互资生、津液代谢

二、脏与腑之间的关系

　　脏与腑之间的关系，即脏腑阴阳表里相合的关系。五脏属阴，六腑属阳；五脏为里，六腑为表。一脏一腑，一阴一阳，一表一里，相互配合。脏与腑之间在经络上相互络属，在功能上相互协调，在病理上相互影响，从而形成心合小肠、肺合大肠、脾合胃、肝合胆、肾合膀胱的密切联系，具体见下表。

脏与腑之间的关系

脏与腑	心与小肠	肺与大肠	脾与胃	肝与胆	肾与膀胱
关系	相互络属 表里相合	相互络属 表里相合	纳运相得 升降相因 燥湿相济	同司疏泄 虑决相成	相互络属 表里相合

三、腑与腑之间的关系

　　六腑共同的生理功能是受盛和传化水谷，故六腑间的关系主要表现为各腑在水谷的消化、吸收和排泄糟粕过程中的相互配合。

　　由于六腑传化水谷，是一个虚实更替、宜通而不宜滞的过程，故其共同的生理特点是泻而不藏，实而不满，以通为用，以降为顺。

第三章

精、气、血、津液

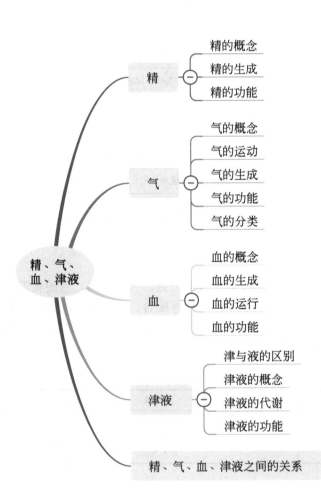

第一节　精

一、精的概念

精是禀受于父母的先天生命物质与脾胃运化之后天水谷精微等相互融合而形成的一种精华物质，贮藏于脏腑，布散于形体，具有生殖繁衍、促进生长发育、生髓充脑、养骨化血、滋养濡润的生理功能。

二、精的生成

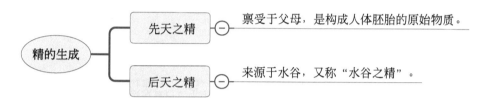

精的生成 —— 先天之精 —— 禀受于父母，是构成人体胚胎的原始物质。

后天之精 —— 来源于水谷，又称"水谷之精"。

三、精的功能

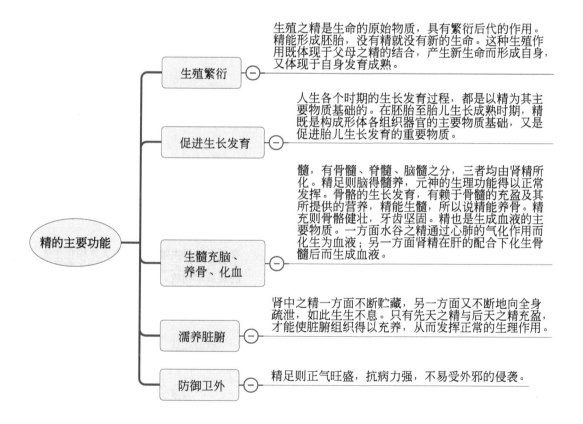

精的主要功能

生殖繁衍 —— 生殖之精是生命的原始物质，具有繁衍后代的作用。精能形成胚胎，没有精就没有新的生命。这种生殖作用既体现于父母之精的结合，产生新生命而形成自身，又体现于自身发育成熟。

促进生长发育 —— 人生各个时期的生长发育过程，都是以精为其主要物质基础的。在胚胎至胎儿生长成熟时期，精既是构成形体各组织器官的主要物质基础，又是促进胎儿生长发育的重要物质。

生髓充脑、养骨、化血 —— 髓，有骨髓、脊髓、脑髓之分，三者均由肾精所化。精足则脑得髓养，元神的生理功能得以正常发挥。骨骼的生长发育，有赖于骨髓的充盈及其所提供的营养，精能生髓，所以说精能养骨。精充则骨骼健壮，牙齿坚固。精也是生成血液的主要物质。一方面水谷之精通过心肺的气化作用而化生为血液；另一方面肾精在肝的配合下化生骨髓后而生成血液。

濡养脏腑 —— 肾中之精一方面不断贮藏，另一方面又不断地向全身疏泄，如此生生不息。只有先天之精与后天之精充盈，才能使脏腑组织得以充养，从而发挥正常的生理作用。

防御卫外 —— 精足则正气旺盛，抗病力强，不易受外邪的侵袭。

第二节　气

一、气的概念

气是构成人体和维持人体生命活动的具有很强活力的精微物质。气既是人体的重要组成部分，又是激发和调控人体生命活动的动力源泉，还是感受和传递各种生命信息的载体。

气又是维持人体生命活动的最基本物质。人体诸多生命活动的正常进行均以气为物质基础。

综上所述，气是存在于人体内的至精至微的生命物质，是生命活动的主要物质基础。人生所赖，惟气而已，气聚则生，气散则死。所以说气是构成人体和维持人体生命活动的最基本物质。

二、气的运动

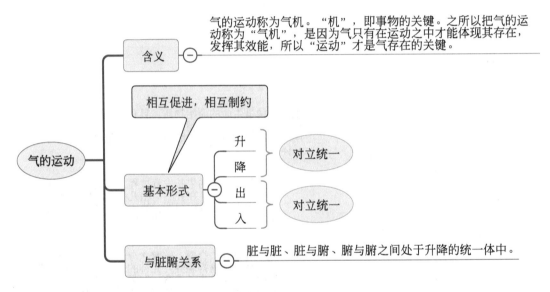

三、气的生成

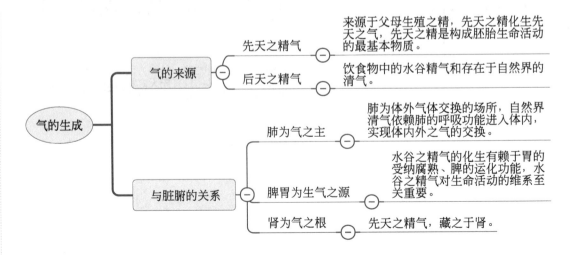

四、气的功能

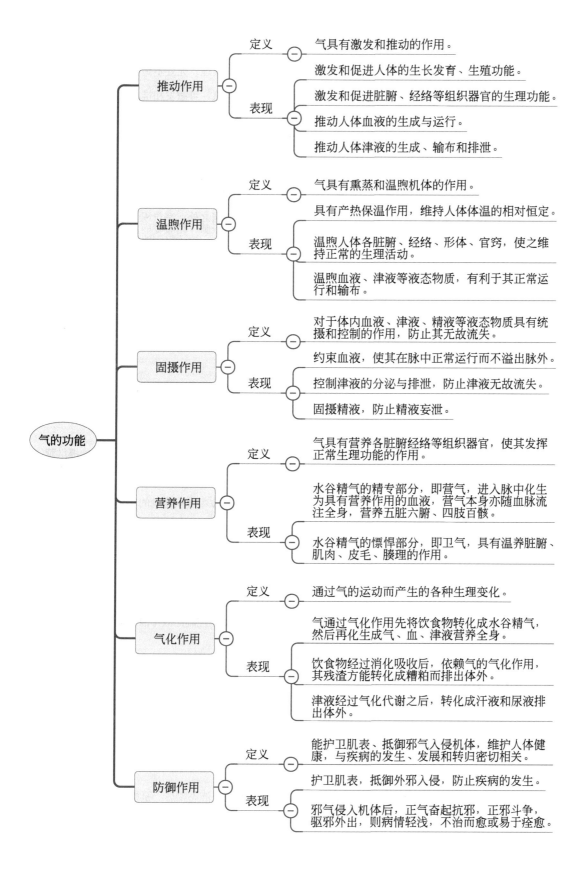

推动作用
定义 —— 气具有激发和推动的作用。
表现
- 激发和促进人体的生长发育、生殖功能。
- 激发和促进脏腑、经络等组织器官的生理功能。
- 推动人体血液的生成与运行。
- 推动人体津液的生成、输布和排泄。

温煦作用
定义 —— 气具有熏蒸和温煦机体的作用。
表现
- 具有产热保温作用，维持人体体温的相对恒定。
- 温煦人体各脏腑、经络、形体、官窍，使之维持正常的生理活动。
- 温煦血液、津液等液态物质，有利于其正常运行和输布。

固摄作用
定义 —— 对于体内血液、津液、精液等液态物质具有统摄和控制的作用，防止其无故流失。
表现
- 约束血液，使其在脉中正常运行而不溢出脉外。
- 控制津液的分泌与排泄，防止津液无故流失。
- 固摄精液，防止精液妄泄。

营养作用
定义 —— 气具有营养各脏腑经络等组织器官，使其发挥正常生理功能的作用。
表现
- 水谷精气的精专部分，即营气，进入脉中化生为具有营养作用的血液，营气本身亦随血脉流注全身，营养五脏六腑、四肢百骸。
- 水谷精气的慓悍部分，即卫气，具有温养脏腑、肌肉、皮毛、腠理的作用。

气化作用
定义 —— 通过气的运动而产生的各种生理变化。
表现
- 气通过气化作用先将饮食物转化成水谷精气，然后再化生成气、血、津液营养全身。
- 饮食物经过消化吸收后，依赖气的气化作用，其残渣方能转化成糟粕而排出体外。
- 津液经过气化代谢之后，转化成汗液和尿液排出体外。

防御作用
定义 —— 能护卫肌表、抵御邪气入侵机体，维护人体健康，与疾病的发生、发展和转归密切相关。
表现
- 护卫肌表，抵御外邪入侵，防止疾病的发生。
- 邪气侵入机体后，正气奋起抗邪，正邪斗争，驱邪外出，则病情轻浅，不治而愈或易于痊愈。

（气的功能）

笔记

五、气的分类

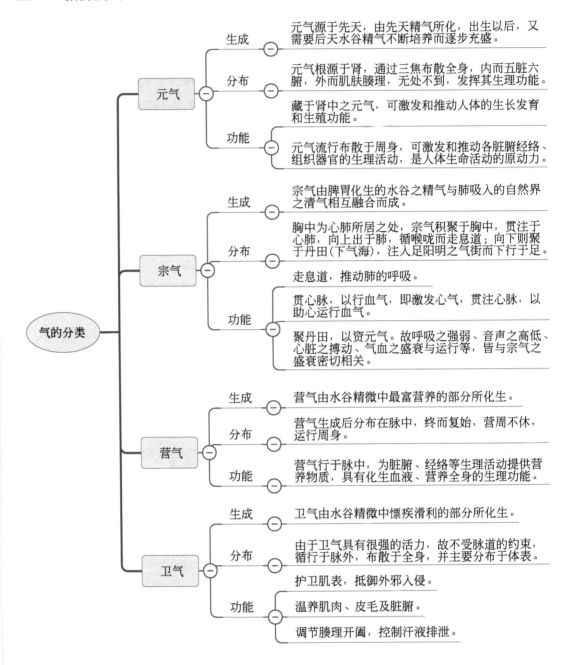

气的分类

元气
- 生成：元气源于先天，由先天精气所化，出生以后，又需要后天水谷精气不断培养而逐步充盛。
- 分布：元气根源于肾，通过三焦布散全身，内而五脏六腑，外而肌肤腠理，无处不到，发挥其生理功能。
- 功能：
  - 藏于肾中之元气，可激发和推动人体的生长发育和生殖功能。
  - 元气流行布散于周身，可激发和推动各脏腑经络、组织器官的生理活动，是人体生命活动的原动力。

宗气
- 生成：宗气由脾胃化生的水谷之精气与肺吸入的自然界之清气相互融合而成。
- 分布：胸中为心肺所居之处，宗气积聚于胸中，贯注于心肺，向上出于肺，循喉咙而走息道；向下则聚于丹田(下气海)，注入足阳明之气街而下行于足。
- 功能：
  - 走息道，推动肺的呼吸。
  - 贯心脉，以行血气，即激发心气，贯注心脉，以助心运行血气。
  - 聚丹田，以资元气。故呼吸之强弱、音声之高低、心脏之搏动、气血之盛衰与运行等，皆与宗气之盛衰密切相关。

营气
- 生成：营气由水谷精微中最富营养的部分所化生。
- 分布：营气生成后分布在脉中，终而复始，营周不休，运行周身。
- 功能：营气行于脉中，为脏腑、经络等生理活动提供营养物质，具有化生血液、营养全身的生理功能。

卫气
- 生成：卫气由水谷精微中慓疾滑利的部分所化生。
- 分布：由于卫气具有很强的活力，故不受脉道的约束，循行于脉外，布散于全身，并主要分布于体表。
- 功能：
  - 护卫肌表，抵御外邪入侵。
  - 温养肌肉、皮毛及脏腑。
  - 调节腠理开阖，控制汗液排泄。

第三节　血

一、血的概念

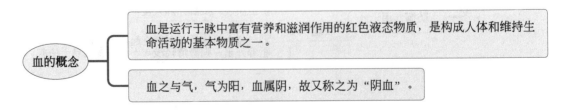

血的概念
- 血是运行于脉中富有营养和滋润作用的红色液态物质，是构成人体和维持生命活动的基本物质之一。
- 血之与气，气为阳，血属阴，故又称之为"阴血"。

二、血的生成

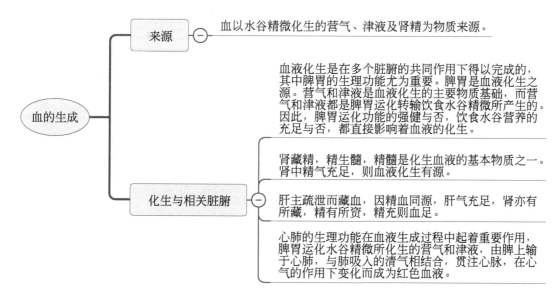

血的生成
- 来源 ── 血以水谷精微化生的营气、津液及肾精为物质来源。
- 化生与相关脏腑 ──
  - 血液化生是在多个脏腑的共同作用下得以完成的，其中脾胃的生理功能尤为重要。脾胃是血液化生之源。营气和津液是血液化生的主要物质基础，而营气和津液都是脾胃运化转输饮食水谷精微所产生的。因此，脾胃运化功能的强健与否，饮食水谷营养的充足与否，都直接影响着血液的化生。
  - 肾藏精，精生髓，精髓是化生血液的基本物质之一。肾中精气充足，则血液化生有源。
  - 肝主疏泄而藏血，因精血同源，肝气充足，肾亦有所藏，精有所资，精充则血足。
  - 心肺的生理功能在血液生成过程中起着重要作用，脾胃运化水谷精微所化生的营气和津液，由脾上输于心肺，与肺吸入的清气相结合，贯注心脉，在心气的作用下变化而成为红色血液。

三、血的运行

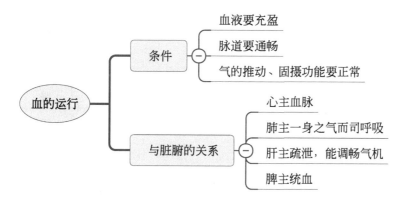

血的运行
- 条件 ──
  - 血液要充盈
  - 脉道要通畅
  - 气的推动、固摄功能要正常
- 与脏腑的关系 ──
  - 心主血脉
  - 肺主一身之气而司呼吸
  - 肝主疏泄，能调畅气机
  - 脾主统血

四、血的功能

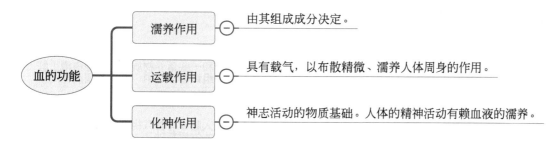

血的功能
- 濡养作用 ── 由其组成成分决定。
- 运载作用 ── 具有载气，以布散精微、濡养人体周身的作用。
- 化神作用 ── 神志活动的物质基础。人体的精神活动有赖血液的濡养。

第四节　津液

一、津与液的区别

津与液的区别见下表。

名称	质地	流动性	分布	功能
津	清稀	较大	体表皮肤、肌肉、孔窍、血脉等	滋润
液	稠厚	较小	骨节、脏腑、脑、髓等	濡养

津与液的区别

二、津液的概念

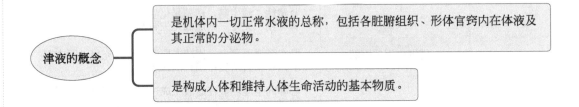

津液的概念

是机体内一切正常水液的总称，包括各脏腑组织、形体官窍内在体液及其正常的分泌物。

是构成人体和维持人体生命活动的基本物质。

三、津液的代谢

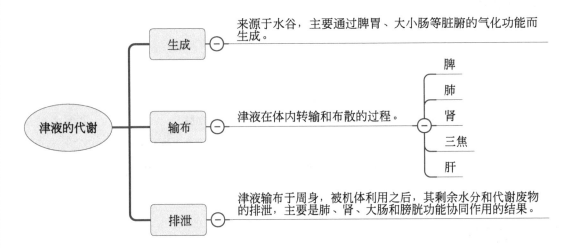

津液的代谢

生成：来源于水谷，主要通过脾胃、大小肠等脏腑的气化功能而生成。

输布：津液在体内转输和布散的过程。——脾、肺、肾、三焦、肝

排泄：津液输布于周身，被机体利用之后，其剩余水分和代谢废物的排泄，主要是肺、肾、大肠和膀胱功能协同作用的结果。

四、津液的功能

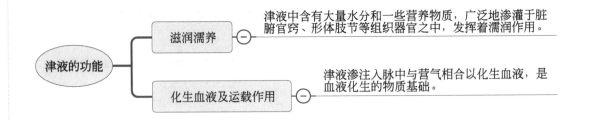

津液的功能

滋润濡养：津液中含有大量水分和一些营养物质，广泛地渗灌于脏腑官窍、形体肢节等组织器官之中，发挥着濡润作用。

化生血液及运载作用：津液渗注入脉中与营气相合以化生血液，是血液化生的物质基础。

第五节　精、气、血、津液之间的关系

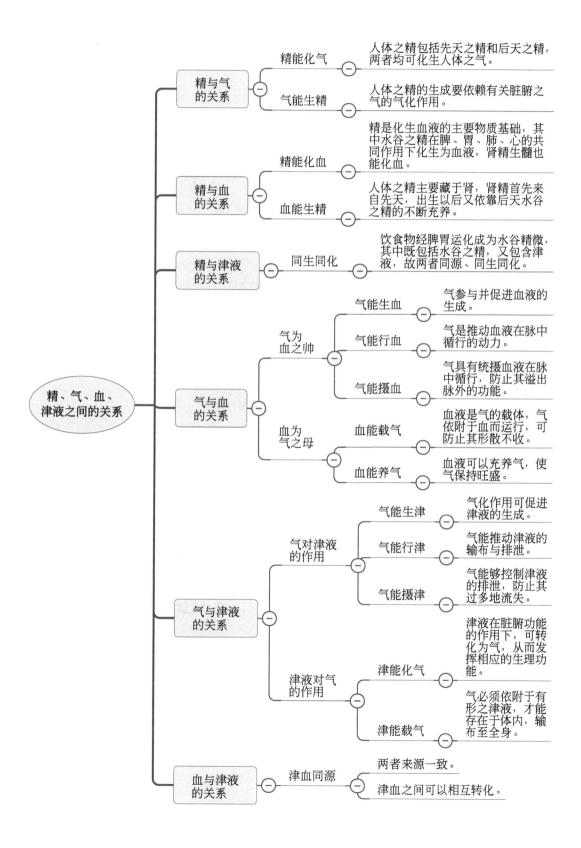

精、气、血、津液之间的关系
- 精与气的关系
  - 精能化气 —— 人体之精包括先天之精和后天之精，两者均可化生人体之气。
  - 气能生精 —— 人体之精的生成要依赖有关脏腑之气的气化作用。
- 精与血的关系
  - 精能化血 —— 精是化生血液的主要物质基础，其中水谷之精在脾、胃、肺、心的共同作用下化生为血液，肾精生髓也能化血。
  - 血能生精 —— 人体之精主要藏于肾，肾精首先来自先天，出生以后又依靠后天水谷之精的不断充养。
- 精与津液的关系
  - 同生同化 —— 饮食物经脾胃运化成为水谷精微，其中既包括水谷之精，又包含津液，故两者同源、同生同化。
- 气与血的关系
  - 气为血之帅
    - 气能生血 —— 气参与并促进血液的生成。
    - 气能行血 —— 气是推动血液在脉中循行的动力。
    - 气能摄血 —— 气具有统摄血液在脉中循行，防止其溢出脉外的功能。
  - 血为气之母
    - 血能载气 —— 血液是气的载体，气依附于血而运行，可防止其形散不收。
    - 血能养气 —— 血液可以充养气，使气保持旺盛。
- 气与津液的关系
  - 气对津液的作用
    - 气能生津 —— 气化作用可促进津液的生成。
    - 气能行津 —— 气能推动津液的输布与排泄。
    - 气能摄津 —— 气能够控制津液的排泄，防止其过多地流失。
  - 津液对气的作用
    - 津能化气 —— 津液在脏腑功能的作用下，可转化为气，从而发挥相应的生理功能。
    - 津能载气 —— 气必须依附于有形之津液，才能存在于体内，输布至全身。
- 血与津液的关系
  - 津血同源 —— 两者来源一致。
  - 津血之间可以相互转化。

第四章

经络

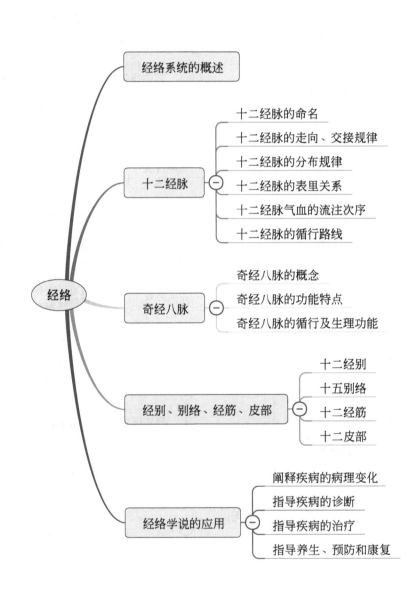

经络系统的概述

十二经脉
- 十二经脉的命名
- 十二经脉的走向、交接规律
- 十二经脉的分布规律
- 十二经脉的表里关系
- 十二经脉气血的流注次序
- 十二经脉的循行路线

经络

奇经八脉
- 奇经八脉的概念
- 奇经八脉的功能特点
- 奇经八脉的循行及生理功能

经别、别络、经筋、皮部
- 十二经别
- 十五别络
- 十二经筋
- 十二皮部

经络学说的应用
- 阐释疾病的病理变化
- 指导疾病的诊断
- 指导疾病的治疗
- 指导养生、预防和康复

第一节 经络系统的概述

一、经络的概念

经络，是经脉和络脉的总称，是运行全身气血、联络脏腑、沟通内外、贯穿上下、传递"信息"的通路。

二、经络系统的组成

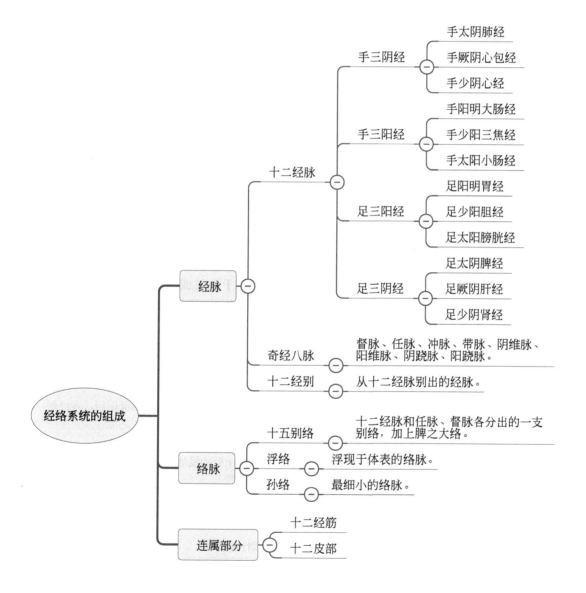

三、经络的生理功能

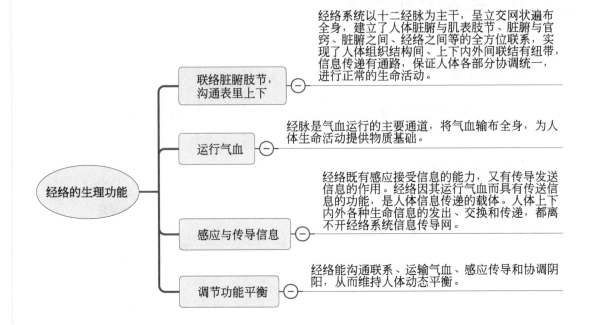

经络的生理功能

- 联络脏腑肢节，沟通表里上下 —— 经络系统以十二经脉为主干，呈立交网状遍布全身，建立了人体脏腑与肌表肢节、脏腑与官窍、脏腑之间、经络之间等的全方位联系，实现了人体组织结构间、上下内外间联结有纽带，信息传递有通路，保证人体各部分协调统一，进行正常的生命活动。

- 运行气血 —— 经脉是气血运行的主要通道，将气血输布全身，为人体生命活动提供物质基础。

- 感应与传导信息 —— 经络既有感应接受信息的能力，又有传导发送信息的作用。经络因其运行气血而具有传送信息的功能，是人体信息传递的载体。人体上下内外各种生命信息的发出、交换和传递，都离不开经络系统信息传导网。

- 调节功能平衡 —— 经络能沟通联系、运输气血、感应传导和协调阴阳，从而维持人体动态平衡。

第二节　十二经脉

一、十二经脉的命名

　　十二经脉左右对称地分布于人体的两侧，分别循行于上肢或下肢的内侧面或外侧面，每一条经脉又分别隶属于一个脏或一个腑。十二经脉是根据经脉所属络的脏腑、循行部位的上下内外，并结合阴阳理论来命名的。

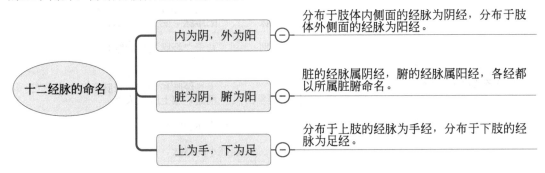

十二经脉的命名

- 内为阴，外为阳 —— 分布于肢体内侧面的经脉为阴经，分布于肢体外侧面的经脉为阳经。

- 脏为阴，腑为阳 —— 脏的经脉属阴经，腑的经脉属阳经，各经都以所属脏腑命名。

- 上为手，下为足 —— 分布于上肢的经脉为手经，分布于下肢的经脉为足经。

　　十二经脉分布、分类及循行部位见下表。

十二经脉分布、分类及循行部位

分布	阴经（属脏）	阳经（属腑）	循行部位（阴经行于内侧，阳经行于外侧）	
手	太阴肺经	阳明大肠经	上肢	前线
	厥阴心包经	少阳三焦经		中线
	少阴心经	太阳小肠经		后线
足	太阴脾经	阳明胃经	下肢	前线
	厥阴肝经	少阳胆经		中线
	少阴肾经	太阳膀胱经		后线

二、十二经脉的走向、交接规律

十二经脉的走向和交接有一定的规律。手三阴经从胸走手，手三阳经从手走头，足三阳经从头走足，足三阴经从足走胸腹。如此，十二经脉形成了"阴阳相贯，如环无端"的循环路径。从十二经脉的走向规律可以总结出其交接规律：阴经与阳经（表里经）在手足部交接；阳经与阳经（同名经）在头面部交接；阴经与阴经（手足三阴经）在胸部交接。

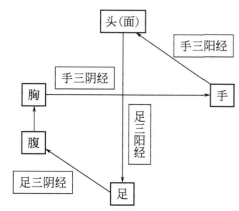

十二经脉的走向、交接规律示意图

三、十二经脉的分布规律

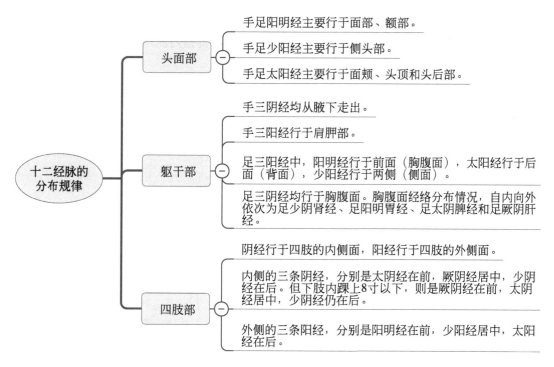

四、十二经脉的表里关系

表	手阳明大肠经	手少阳三焦经	手太阳小肠经	足阳明胃经	足少阳胆经	足太阳膀胱经
里	手太阴肺经	手厥阴心包经	手少阴心经	足太阴脾经	足厥阴肝经	足少阴肾经

五、十二经脉气血的流注次序

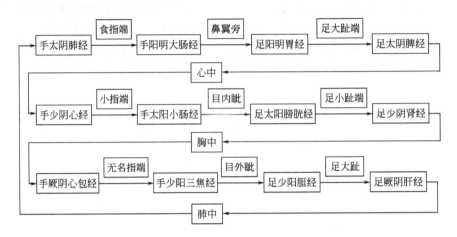

六、十二经脉的循行路线

（一）手太阴肺经

起于中焦，向下联络大肠，回绕过来沿着胃的上口（下口幽门，上口贲门），上行通过横膈，属肺脏，从"肺系"（肺与喉咙相联系的部位）横行至胸外上方（中府），向下沿着上臂内侧，行于手少阴经和手厥阴经的前面，下行到肘窝中，沿着前臂内侧前缘，进入寸口，经过鱼际，沿着鱼际的边缘，出拇指内侧端（少商）。

手腕后方的支脉：从列缺穴分出，沿掌背侧一直走向食指内侧端（商阳），交于手阳明大肠经。

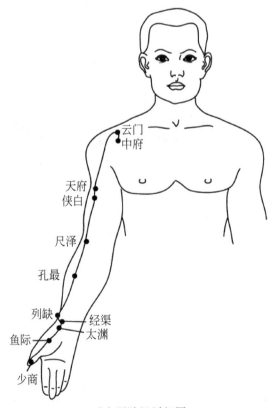

手太阴肺经循行图

（二）手阳明大肠经

起于食指末端（商阳），沿着食指内（桡）侧向上，通过一、二掌骨之间（合谷），向上进入两筋（拇长伸肌腱与拇短伸肌腱）之间的凹陷处（阳溪），沿前臂前方（偏历、温溜、下廉、上廉、手三里），至肘部外侧（曲池、肘髎），再沿上臂外侧前缘（手五里、臂臑），上走肩端（肩髃），沿肩峰前缘，向上出于颈椎"手足三阳经聚会处"（大椎），再向下进入缺盆（锁骨上窝）部，联络肺脏，通过横膈，属于大肠。

缺盆部支脉：上走颈部，通过面颊，进入下齿龈，回绕至上唇，交叉于人中，左脉向右，右脉向左，分布在鼻孔两侧（迎香），与足阳明胃经相交接。

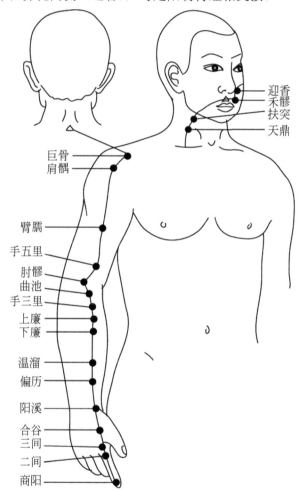

迎香
禾髎
扶突
天鼎

巨骨
肩髃

臂臑

手五里

肘髎
曲池
手三里
上廉
下廉

温溜
偏历

阳溪

合谷
三间
二间
商阳

手阳明大肠经循行图

（三）足阳明胃经

起于鼻翼两侧（迎香），上行到鼻根部，与足太阳经交会，向下沿着鼻的外侧（承泣），进入上齿龈内（巨髎），回出环绕口唇（地仓），向下交会于颏唇沟承浆（任脉）处，再向后沿着口腮后下方，出于下颌大迎处，沿着下颌角颊车，上行耳前，经过上关（足少阳经），沿着发际，到达前额（神庭）。

面部支脉：从大迎前向下，经颈动脉部（人迎），沿喉咙，进入缺盆部，向下通过横膈，属于胃，联络脾脏。

缺盆部直行的支脉：经乳头，向下挟脐旁，进入少腹两侧气冲。

胃下口部支脉：沿着腹内向下与气冲会合，再由此下行至髀关，直抵伏兔，下至膝盖，沿着胫骨外侧前线，下经足跗，进入第二足趾外侧端（厉兑）。

胫部支脉：从膝下3寸（足三里）处分出，进入足中趾外侧。

足跗部支脉：从跗上（冲阳）分出，进入足大趾内侧端（隐白），与足太阴脾经相接。

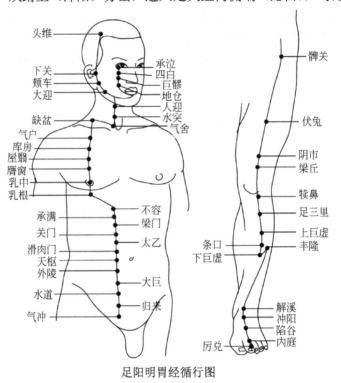

足阳明胃经循行图

（四）足太阴脾经

起于足大趾末端（隐白），沿着大趾内侧赤白肉际（大都），经过大趾本节后的第一跖趾关节后面，上行至内踝前面（商丘），再上腿肚，沿着胫骨后面（三阴交、漏谷），交出足厥阴经的前面（地机、阴陵泉），经膝股部内侧前缘，进入腹部，属于脾脏，联络胃，通过横膈上行，挟咽部两旁，连舌根，分散于舌下。

胃部支脉：向上通过横膈，流注于心中，与手少阴心经相接。

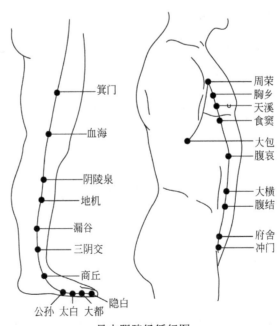

足太阴脾经循行图

（五）手少阴心经

起于心中，出属"心系"（心与其他脏器相连的部位），向下通过横膈，联络小肠。

"心系"向上的脉：挟着咽喉上行，连于"目系"（眼球连于脑的部位）。

"心系"直行的脉：上行于肺部，再向下出于腋窝部（极泉），沿着上臂内侧后缘，行于手太阴经和手厥阴经的后面，到达肘窝，沿前臂内侧后缘，至掌后豌豆骨部，进入掌内。沿小指内侧至末端（少冲），与手太阳小肠经相接。

（六）手太阳小肠经

起于小指外侧端（少泽），沿着手背外侧至腕部，出于尺骨茎突，直上沿着前臂外侧后缘，经尺骨鹰嘴与肱骨内上髁之间，沿上臂外侧后缘，出于肩关节，绕行肩胛部，交会于肩上（大椎），向下进入锁骨上窝，联络心脏，沿着食管通过横膈，到达胃部，属于小肠。

缺盆部支脉：沿着颈部，上达面颊，至目外眦，向后进入耳中（听宫）。

颊部支脉：上行目眶下，抵于鼻旁，至目内眦（睛明），与足太阳膀胱经相接，又斜行络于颧骨部。

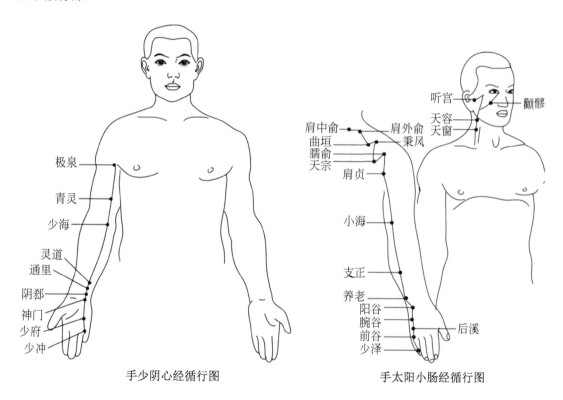

手少阴心经循行图　　　　手太阳小肠经循行图

（七）足太阳膀胱经

起于目内眦（睛明），上行额部交会于头顶（百会）。

头顶部支脉：从头顶到颞颥部。

头顶部直行的脉：从头顶入里联络于脑，回出项部分开下行，沿着肩胛部内侧，挟着脊柱，到达腰部，从脊旁肌肉进入体腔，联络肾脏，属于膀胱。

腰部的支脉：向下通过臀部，进入腘窝中。

后项的支脉：通过肩胛内缘直下，经过臀部（环跳，属足少阳胆经）下行，沿着大腿后外侧，与腰部下来的支脉会合于腘窝中。从此向下，通过腓肠肌，出于足跟的后面，沿着第五跖骨粗隆，至小趾外侧端（至阴），与足少阴经相接。

笔记

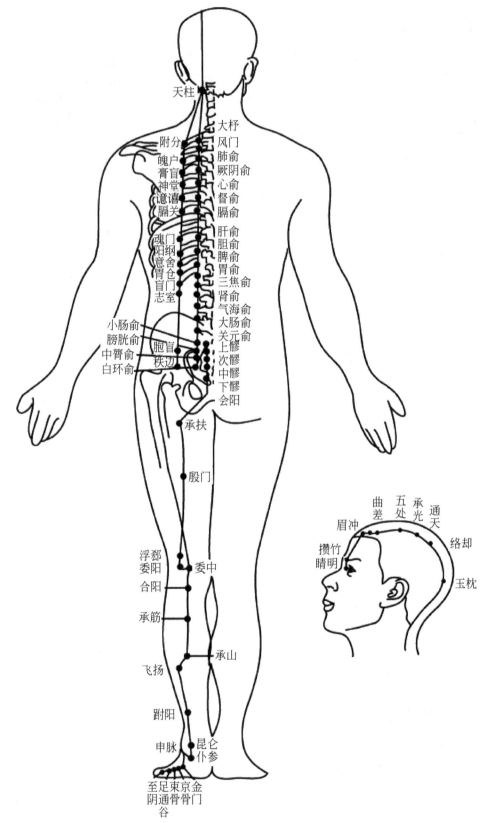

天柱

大杼
风门
肺俞
厥阴俞
心俞
督俞
膈俞

附分

魄户
膏肓
神堂
譩譆
膈关

肝俞
胆俞
脾俞
胃俞
三焦俞

魂门
阳纲
意舍
胃仓
肓门
志室

肾俞
气海俞
大肠俞
关元俞
上髎
次髎
中髎
下髎
会阳

小肠俞
膀胱俞
中膂俞
白环俞

胞肓
秩边

承扶

殷门

曲差
眉冲
攒竹
睛明

五处
承光
通天
络却
玉枕

浮郄
委阳
合阳

委中

承筋

承山

飞扬

跗阳

申脉

昆仑
仆参

至阴
通谷
阴谷
京骨
束骨
金门

足太阳膀胱经循行图

（八）足少阴肾经

起于足小趾之下，斜向足心（涌泉），出于舟骨粗隆下，沿内踝后，进入足跟，再向上行于腿肚内侧，出腘窝的内侧，向上行股内后缘，通向脊柱（长强，属督脉），属于肾脏（腧穴通路：还出于前，向上行腹部前正中线旁开 0.5 寸，胸部前正中线旁开 2 寸，终止于锁骨下缘俞府穴），联络膀胱。

肾脏部直行的脉：从肾向上通过肝和横膈，进入肺中，沿着喉咙，挟于舌根部。

肺部支脉：从肺部出来，联络心脏，流注于胸中，与手厥阴心包经相接。

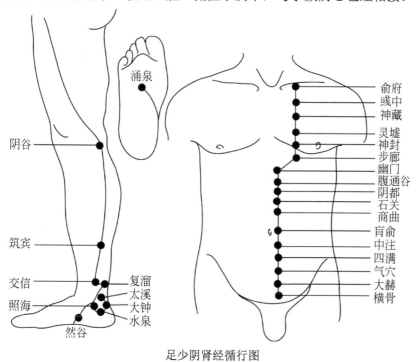

足少阴肾经循行图

（九）手厥阴心包经

起于胸中，出属心包络，向下通过横膈，从胸至腹依次联络上、中、下三焦。

胸部支脉：沿着胸中，出于胁部，至腋下 3 寸处（天池）上行到腋窝中，沿上臂内侧，行于手太阴和手少阴之间，进入肘窝中，向下行于前臂两筋（掌长肌腱与桡侧腕屈肌腱）的中间，进入掌中，沿着中指到指端（中冲）。

掌中支脉：从劳宫分出，沿着无名指到指端（关冲），与手少阳三焦经相接。

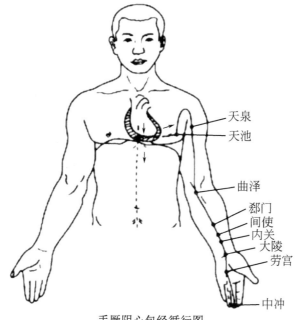

手厥阴心包经循行图

🖊 笔记

（十）手少阳三焦经

起于无名指末端（关冲），上行小指与无名指之间（液门），沿着腕背，出于前臂外侧桡骨和尺骨之间，向上通过肘尖，沿上臂外侧，向上通过肩部，交出足少阳经的后面，向前进入缺盆部，分布于胸中，联络心包，向下通过横膈，从胸至腹，属上、中、下三焦。

胸中支脉：从胸直上，出于缺盆部，上走项部，沿耳后向上，出于耳部上行额角，再屈而下行至面颊部，到达眶下部。

耳部支脉：从耳后进入耳中，出走耳前，与前脉交叉于面颊部，到达目外眦（丝竹空之下），与足少阳胆经相接。

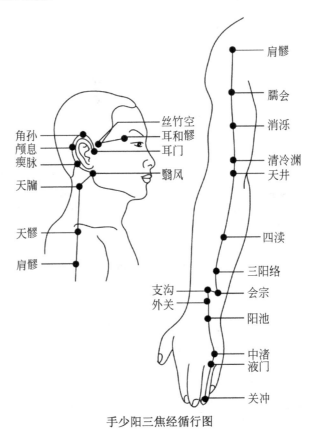

手少阳三焦经循行图

（十一）足少阳胆经

起于目外眦（瞳子髎），向上到达额角部（额厌），下行至耳后（风池），沿着颈旁行于手少阳经的前面，到肩上退后交出手少阳经的后面，向下进入缺盆部。

耳部的支脉：从耳后进入耳中，出走耳前，到目外眦后方。

外眦部的支脉：从目外眦处分出，下走大迎，会合于手少阳经到达目眶下，下行经颊车，由颈部向下会合前脉于缺盆，然后向下进入胸中，通过横膈，联络肝脏，属于胆，沿着胁肋内，出于少腹两侧腹股沟动脉部，经过外阴部毛际，横行入髋关节部（环跳）。

缺盆部直行的脉：下行腋部，沿着侧胸部，经过季胁，向下会合前脉于髋关节部，再向下沿着大腿的外侧，出于膝外侧，下行经腓骨前面，直下到达腓骨下段，再下到外踝的前面，沿足背部，进入足第四趾外侧端（足窍阴）。

足背部支脉：从足背分出，沿着第一、二跖骨之间，出于大趾端，穿过趾甲，回过来到趾甲后的毫毛部（大敦，属肝经），与足厥阴肝经相接。

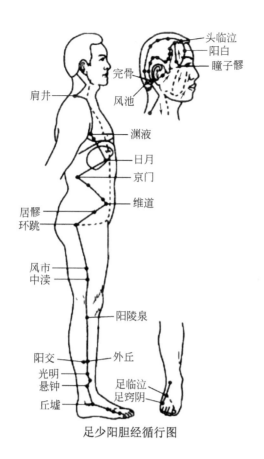

足少阳胆经循行图

（十二）足厥阴肝经

起于足大趾上毫毛部（大敦），向上沿着足背内侧，经过内踝前 1 寸处（中封），上行

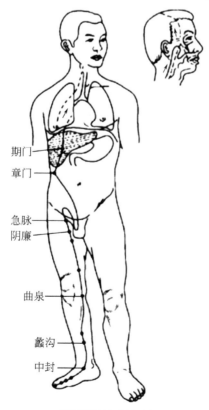

足厥阴肝经循行图

小腿内侧，离内踝 8 寸处交出于足太阴经的后面，上行膝内侧，沿着大腿内侧，进入阴毛中，绕过阴部，上达小腹，挟着胃旁，属于肝脏，联络胆腑，向上通过横膈，分布于胁肋部，沿着喉咙的后面，向上进入鼻咽部，连接于"目系"（眼球连于脑的部位），向上出于前额，与督脉会合于头顶。

"目系"的支脉：下行颊里，环绕唇内。

肝部支脉：从肝分出，通过横膈，向上流注于肺，与手太阴肺经相接。

第三节　奇经八脉

一、奇经八脉的概念

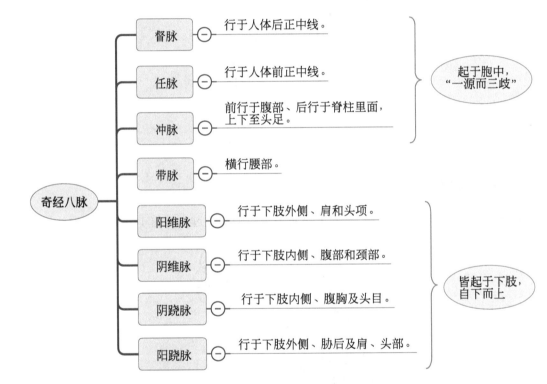

二、奇经八脉的功能特点

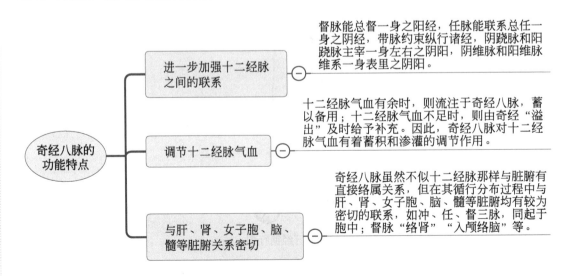

三、奇经八脉的循行及生理功能

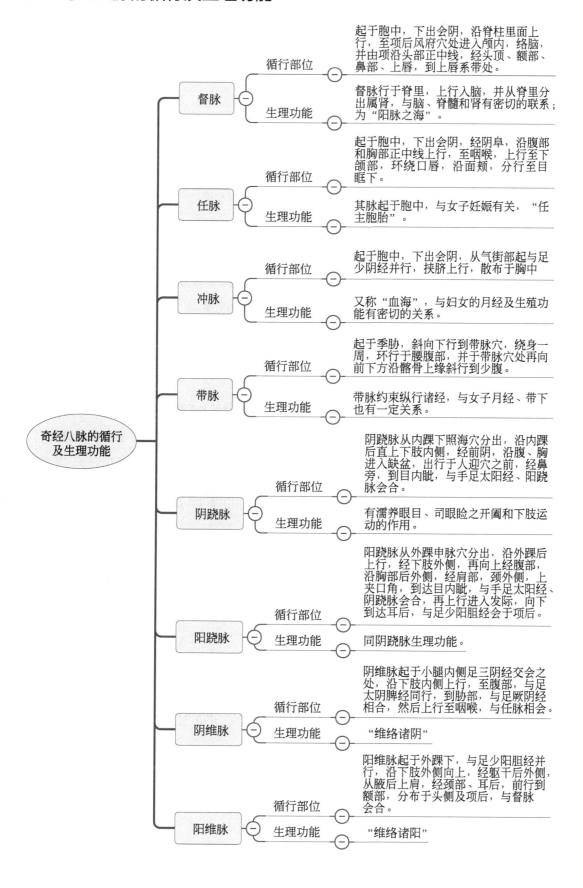

奇经八脉的循行及生理功能

督脉
- 循行部位：起于胞中，下出会阴，沿脊柱里面上行，至项后风府穴处进入颅内，络脑，并由项沿头部正中线，经头顶、额部、鼻部、上唇，到上唇系带处。
- 生理功能：督脉行于脊里，上行入脑，并从脊里分出属肾，与脑、脊髓和肾有密切的联系；为"阳脉之海"。

任脉
- 循行部位：起于胞中，下出会阴，经阴阜，沿腹部和胸部正中线上行，至咽喉，上行至下颌部，环绕口唇，沿面颊，分行至目眶下。
- 生理功能：其脉起于胞中，与女子妊娠有关，"任主胞胎"。

冲脉
- 循行部位：起于胞中，下出会阴，从气街部起与足少阴经并行，挟脐上行，散布于胸中
- 生理功能：又称"血海"，与妇女的月经及生殖功能有密切的关系。

带脉
- 循行部位：起于季胁，斜向下行到带脉穴，绕身一周，环行于腰腹部，并于带脉穴处再向前下方沿髂骨上缘斜行到少腹。
- 生理功能：带脉约束纵行诸经，与女子月经、带下也有一定关系。

阴跷脉
- 循行部位：阴跷脉从内踝下照海穴分出，沿内踝后直上下肢内侧，经前阴，沿腹、胸进入缺盆，出行于人迎穴之前，经鼻旁，到目内眦，与手足太阳经、阳跷脉会合。
- 生理功能：有濡养眼目、司眼睑之开阖和下肢运动的作用。

阳跷脉
- 循行部位：阳跷脉从外踝申脉穴分出，沿外踝后上行，经下肢外侧，再向上经腹部，沿胸部后外侧，经肩部、颈外侧，上夹口角，到达目内眦，与手足太阳经、阴跷脉会合，再上行进入发际，向下到达耳后，与足少阳胆经会于项后。
- 生理功能：同阴跷脉生理功能。

阴维脉
- 循行部位：阴维脉起于小腿内侧足三阴经交会之处，沿下肢内侧上行，至腹部，与足太阴脾经同行，到胁部，与足厥阴经相合，然后上行至咽喉，与任脉相会。
- 生理功能："维络诸阴"

阳维脉
- 循行部位：阳维脉起于外踝下，与足少阳胆经并行，沿下肢外侧向上，经躯干后外侧，从腋后上肩，经颈部、耳后，前行到额部，分布于头侧及项后，与督脉会合。
- 生理功能："维络诸阳"

✎ 笔记

第四节　经别、别络、经筋、皮部

一、十二经别

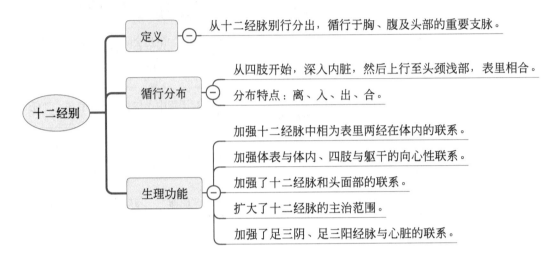

十二经别 ── 定义 ─── 从十二经脉别行分出，循行于胸、腹及头部的重要支脉。

循行分布 ─┬─ 从四肢开始，深入内脏，然后上行至头颈浅部，表里相合。
　　　　　　└─ 分布特点：离、入、出、合。

生理功能 ─┬─ 加强十二经脉中相为表里两经在体内的联系。
　　　　　　├─ 加强体表与体内、四肢与躯干的向心性联系。
　　　　　　├─ 加强了十二经脉和头面部的联系。
　　　　　　├─ 扩大了十二经脉的主治范围。
　　　　　　└─ 加强了足三阴、足三阳经脉与心脏的联系。

二、十五别络

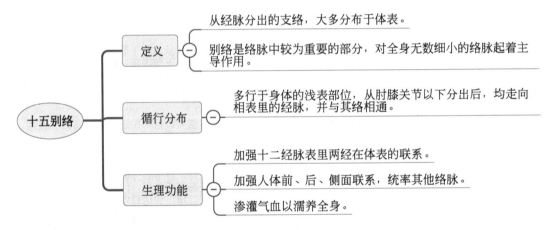

十五别络 ── 定义 ─┬─ 从经脉分出的支络，大多分布于体表。
　　　　　　　　　　└─ 别络是络脉中较为重要的部分，对全身无数细小的络脉起着主导作用。

循行分布 ─── 多行于身体的浅表部位，从肘膝关节以下分出后，均走向相表里的经脉，并与其络相通。

生理功能 ─┬─ 加强十二经脉表里两经在体表的联系。
　　　　　　├─ 加强人体前、后、侧面联系，统率其他络脉。
　　　　　　└─ 渗灌气血以濡养全身。

三、十二经筋

　　十二经筋是十二经脉之气结、聚、散、络于筋肉、关节的体系，为十二经脉附属的筋膜系统。经筋多附于骨和关节，具有约束骨骼、主司关节运动的功能。另外，除附于骨骼外，经筋还满布于躯体和四肢的浅部，对周身各部分的脏器组织能起到一定的固护作用。

四、十二皮部

　　十二皮部是十二经脉之气在体表皮肤一定部位的反映区。皮部受十二经脉及其络脉气血的濡养滋润而维持正常功能。在皮肤一定部位施行贴敷、艾灸、梅花针等疗法，可治疗内在脏腑的病变。

第五节 经络学说的应用

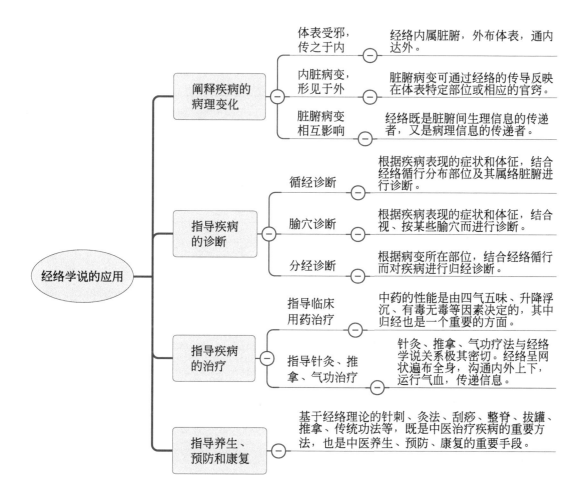

经络学说的应用

- 阐释疾病的病理变化
  - 体表受邪，传之于内 — 经络内属脏腑，外布体表，通内达外。
  - 内脏病变，形见于外 — 脏腑病变可通过经络的传导反映在体表特定部位或相应的官窍。
  - 脏腑病变相互影响 — 经络既是脏腑间生理信息的传递者，又是病理信息的传递者。
- 指导疾病的诊断
  - 循经诊断 — 根据疾病表现的症状和体征，结合经络循行分布部位及其属络脏腑进行诊断。
  - 腧穴诊断 — 根据疾病表现的症状和体征，结合视、按某些腧穴而进行诊断。
  - 分经诊断 — 根据病变所在部位，结合经络循行而对疾病进行归经诊断。
- 指导疾病的治疗
  - 指导临床用药治疗 — 中药的性能是由四气五味、升降浮沉、有毒无毒等因素决定的，其中归经也是一个重要的方面。
  - 指导针灸、推拿、气功治疗 — 针灸、推拿、气功疗法与经络学说关系极其密切。经络呈网状遍布全身，沟通内外上下，运行气血，传递信息。
- 指导养生、预防和康复 — 基于经络理论的针刺、灸法、刮痧、整脊、拔罐、推拿、传统功法等，既是中医治疗疾病的重要方法，也是中医养生、预防、康复的重要手段。

第五章

体质

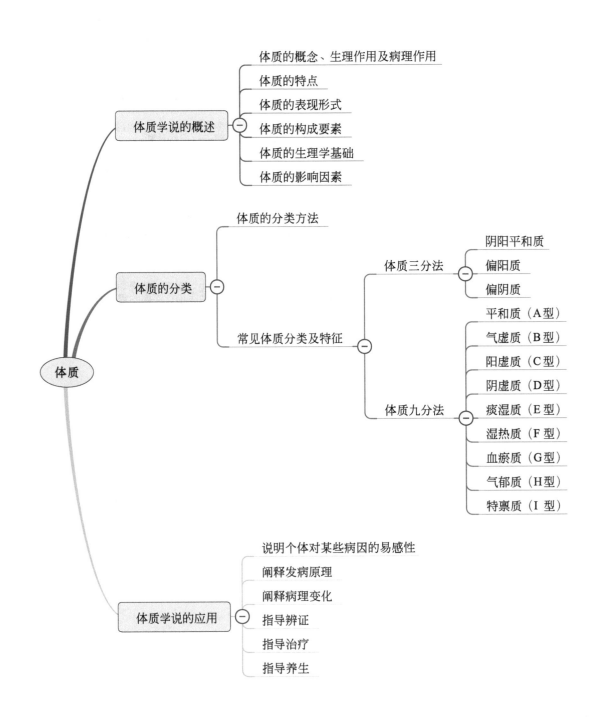

体质学说的概述
- 体质的概念、生理作用及病理作用
- 体质的特点
- 体质的表现形式
- 体质的构成要素
- 体质的生理学基础
- 体质的影响因素

体质的分类
- 体质的分类方法
- 常见体质分类及特征
  - 体质三分法
    - 阴阳平和质
    - 偏阳质
    - 偏阴质
  - 体质九分法
    - 平和质（A型）
    - 气虚质（B型）
    - 阳虚质（C型）
    - 阴虚质（D型）
    - 痰湿质（E型）
    - 湿热质（F型）
    - 血瘀质（G型）
    - 气郁质（H型）
    - 特禀质（I型）

体质

体质学说的应用
- 说明个体对某些病因的易感性
- 阐释发病原理
- 阐释病理变化
- 指导辨证
- 指导治疗
- 指导养生

第一节　体质学说的概述

一、体质的概念、生理作用及病理作用

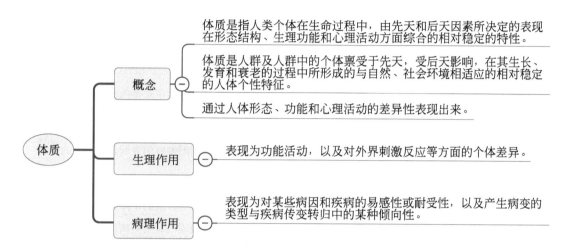

体质——概念——体质是指人类个体在生命过程中，由先天和后天因素所决定的表现在形态结构、生理功能和心理活动方面综合的相对稳定的特性。

体质是人群及人群中的个体禀受于先天，受后天影响，在其生长、发育和衰老的过程中所形成的与自然、社会环境相适应的相对稳定的人体个性特征。

通过人体形态、功能和心理活动的差异性表现出来。

生理作用——表现为功能活动，以及对外界刺激反应等方面的个体差异。

病理作用——表现为对某些病因和疾病的易感性或耐受性，以及产生病变的类型与疾病传变转归中的某种倾向性。

二、体质的特点

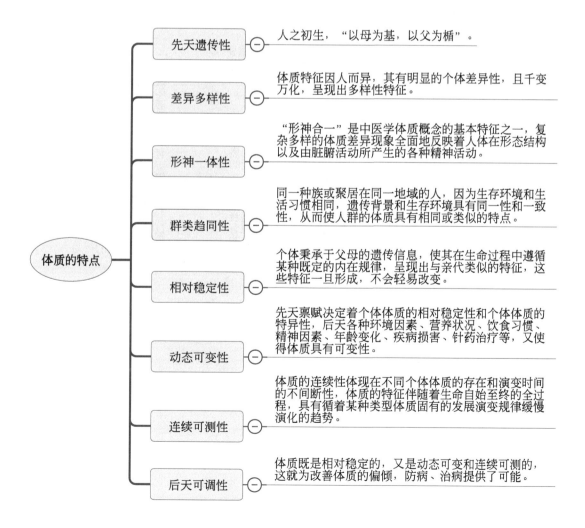

体质的特点

先天遗传性——人之初生，"以母为基，以父为楯"。

差异多样性——体质特征因人而异，其有明显的个体差异性，且千变万化，呈现出多样性特征。

形神一体性——"形神合一"是中医学体质概念的基本特征之一，复杂多样的体质差异现象全面地反映着人体在形态结构以及由脏腑活动所产生的各种精神活动。

群类趋同性——同一种族或聚居在同一地域的人，因为生存环境和生活习惯相同，遗传背景和生存环境具有同一性和一致性，从而使人群的体质具有相同或类似的特点。

相对稳定性——个体秉承于父母的遗传信息，使其在生命过程中遵循某种既定的内在规律，呈现出与亲代类似的特征，这些特征一旦形成，不会轻易改变。

动态可变性——先天禀赋决定着个体体质的相对稳定性和个体体质的特异性，后天各种环境因素、营养状况、饮食习惯、精神因素、年龄变化、疾病损害、针药治疗等，又使得体质具有可变性。

连续可测性——体质的连续性体现在不同个体体质的存在和演变时间的不间断性，体质的特征伴随着生命自始至终的全过程，具有循着某种类型体质固有的发展演变规律缓慢演化的趋势。

后天可调性——体质既是相对稳定的，又是动态可变和连续可测的，这就为改善体质的偏倾，防病、治病提供了可能。

三、体质的表现形式

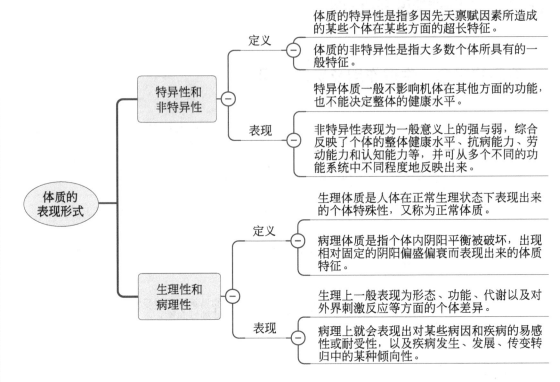

体质的表现形式

特异性和非特异性

定义
- 体质的特异性是指多因先天禀赋因素所造成的某些个体在某些方面的超长特征。
- 体质的非特异性是指大多数个体所具有的一般特征。

表现
- 特异体质一般不影响机体在其他方面的功能，也不能决定整体的健康水平。
- 非特异性表现为一般意义上的强与弱，综合反映了个体的整体健康水平、抗病能力、劳动能力和认知能力等，并可从多个不同的功能系统中不同程度地反映出来。

生理性和病理性

定义
- 生理体质是人体在正常生理状态下表现出来的个体特殊性，又称为正常体质。
- 病理体质是指个体内阴阳平衡被破坏，出现相对固定的阴阳偏盛偏衰而表现出来的体质特征。

表现
- 生理上一般表现为形态、功能、代谢以及对外界刺激反应等方面的个体差异。
- 病理上就会表现出对某些病因和疾病的易感性或耐受性，以及疾病发生、发展、传变转归中的某种倾向性。

四、体质的构成要素

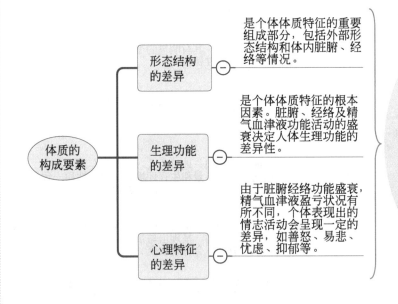

体质的构成要素

形态结构的差异
- 是个体体质特征的重要组成部分，包括外部形态结构和体内脏腑、经络等情况。

生理功能的差异
- 是个体体质特征的根本因素。脏腑、经络及精气血津液功能活动的盛衰决定人体生理功能的差异性。

心理特征的差异
- 由于脏腑经络功能盛衰，精气血津液盈亏状况有所不同，个体表现出的情志活动会呈现一定的差异，如善怒、易悲、忧虑、抑郁等。

人是形与神的统一体，体质是特定的形态结构、生理功能与相关心理状态的综合体，形态、功能、心理之间具有内在的关联性。一定的形态结构与生理功能是心理特征产生的基础，使个体容易出现某种心理特征，而心理特征又影响形态结构与生理功能，并表现出相应的行为特征。

五、体质的生理学基础

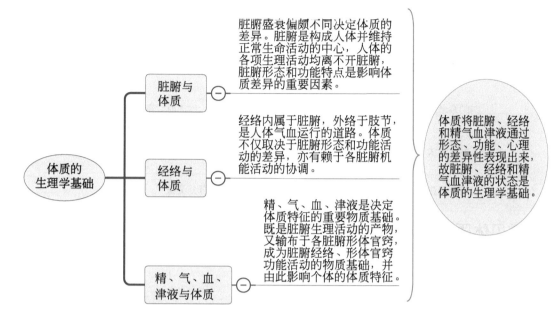

脏腑与体质—脏腑盛衰偏颇不同决定体质的差异。脏腑是构成人体并维持正常生命活动的中心，人体的各项生理活动均离不开脏腑，脏腑形态和功能特点是影响体质差异的重要因素。

经络与体质—经络内属于脏腑，外络于肢节，是人体气血运行的道路。体质不仅取决于脏腑形态和功能活动的差异，亦有赖于各脏腑机能活动的协调。

精、气、血、津液与体质—精、气、血、津液是决定体质特征的重要物质基础。既是脏腑生理活动的产物，又输布于各脏腑形体官窍，成为脏腑经络、形体官窍功能活动的物质基础，并由此影响个体的体质特征。

体质将脏腑、经络和精气血津液通过形态、功能、心理的差异性表现出来，故脏腑、经络和精气血津液的状态是体质的生理学基础。

六、体质的影响因素

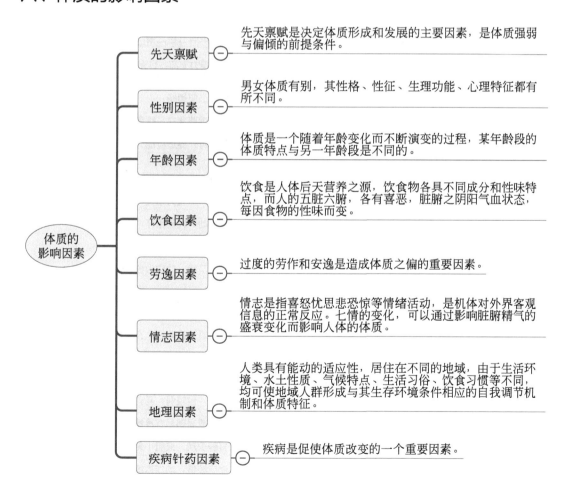

先天禀赋—先天禀赋是决定体质形成和发展的主要因素，是体质强弱与偏倾的前提条件。

性别因素—男女体质有别，其性格、性征、生理功能、心理特征都有所不同。

年龄因素—体质是一个随着年龄变化而不断演变的过程，某年龄段的体质特点与另一年龄段是不同的。

饮食因素—饮食是人体后天营养之源，饮食物各具不同成分和性味特点，而人的五脏六腑，各有喜恶，脏腑之阴阳气血状态，每因食物的性味而变。

劳逸因素—过度的劳作和安逸是造成体质之偏的重要因素。

情志因素—情志是指喜怒忧思悲恐惊等情绪活动，是机体对外界客观信息的正常反应。七情的变化，可以通过影响脏腑精气的盛衰变化而影响人体的体质。

地理因素—人类具有能动的适应性，居住在不同的地域，由于生活环境、水土性质、气候特点、生活习俗、饮食习惯等不同，均可使地域人群形成与其生存环境条件相应的自我调节机制和体质特征。

疾病针药因素—疾病是促使体质改变的一个重要因素。

第二节　体质的分类

一、体质的分类方法

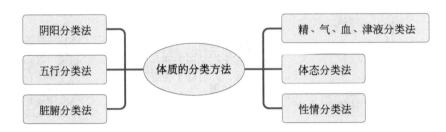

二、常见体质分类（阴阳分类法）及特征

（一）体质三分法

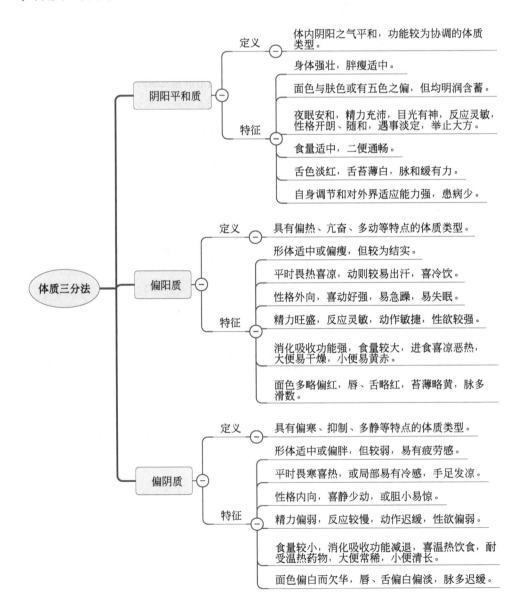

（二）体质九分法

1. 平和质（A 型）

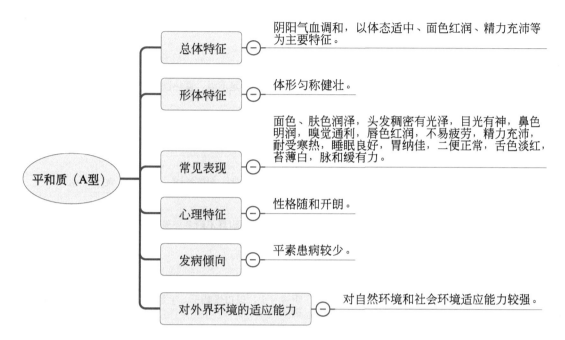

平和质（A型）

- 总体特征 —— 阴阳气血调和，以体态适中、面色红润、精力充沛等为主要特征。
- 形体特征 —— 体形匀称健壮。
- 常见表现 —— 面色、肤色润泽，头发稠密有光泽，目光有神，鼻色明润，嗅觉通利，唇色红润，不易疲劳，精力充沛，耐受寒热，睡眠良好，胃纳佳，二便正常，舌色淡红，苔薄白，脉和缓有力。
- 心理特征 —— 性格随和开朗。
- 发病倾向 —— 平素患病较少。
- 对外界环境的适应能力 —— 对自然环境和社会环境适应能力较强。

2. 气虚质（B 型）

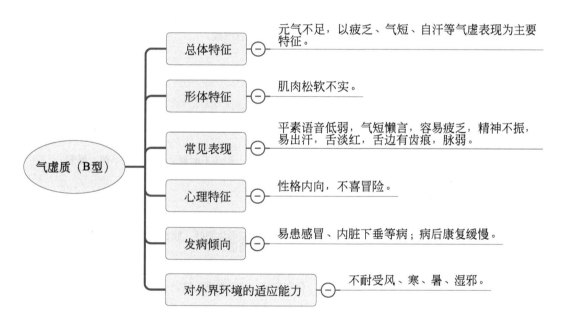

气虚质（B型）

- 总体特征 —— 元气不足，以疲乏、气短、自汗等气虚表现为主要特征。
- 形体特征 —— 肌肉松软不实。
- 常见表现 —— 平素语音低弱，气短懒言，容易疲乏，精神不振，易出汗，舌淡红，舌边有齿痕，脉弱。
- 心理特征 —— 性格内向，不喜冒险。
- 发病倾向 —— 易患感冒、内脏下垂等病；病后康复缓慢。
- 对外界环境的适应能力 —— 不耐受风、寒、暑、湿邪。

3. 阳虚质（C型）

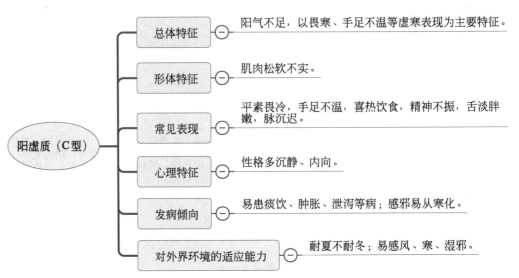

阳虚质（C型）

- **总体特征**　——　阳气不足，以畏寒、手足不温等虚寒表现为主要特征。
- **形体特征**　——　肌肉松软不实。
- **常见表现**　——　平素畏冷，手足不温，喜热饮食，精神不振，舌淡胖嫩，脉沉迟。
- **心理特征**　——　性格多沉静、内向。
- **发病倾向**　——　易患痰饮、肿胀、泄泻等病；感邪易从寒化。
- **对外界环境的适应能力**　——　耐夏不耐冬；易感风、寒、湿邪。

4. 阴虚质（D型）

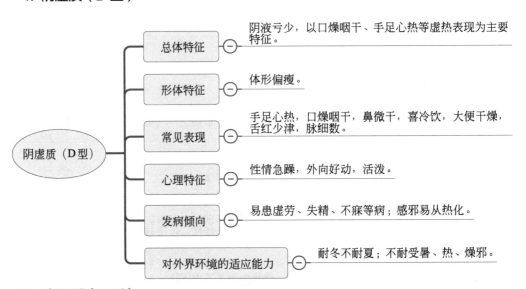

阴虚质（D型）

- **总体特征**　——　阴液亏少，以口燥咽干、手足心热等虚热表现为主要特征。
- **形体特征**　——　体形偏瘦。
- **常见表现**　——　手足心热，口燥咽干，鼻微干，喜冷饮，大便干燥，舌红少津，脉细数。
- **心理特征**　——　性情急躁，外向好动，活泼。
- **发病倾向**　——　易患虚劳、失精、不寐等病；感邪易从热化。
- **对外界环境的适应能力**　——　耐冬不耐夏；不耐受暑、热、燥邪。

5. 痰湿质（E型）

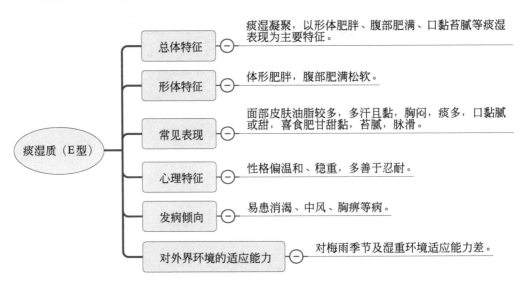

痰湿质（E型）

- **总体特征**　——　痰湿凝聚，以形体肥胖、腹部肥满、口黏苔腻等痰湿表现为主要特征。
- **形体特征**　——　体形肥胖，腹部肥满松软。
- **常见表现**　——　面部皮肤油脂较多，多汗且黏，胸闷，痰多，口黏腻或甜，喜食肥甘甜黏，苔腻，脉滑。
- **心理特征**　——　性格偏温和、稳重，多善于忍耐。
- **发病倾向**　——　易患消渴、中风、胸痹等病。
- **对外界环境的适应能力**　——　对梅雨季节及湿重环境适应能力差。

6. 湿热质（F 型）

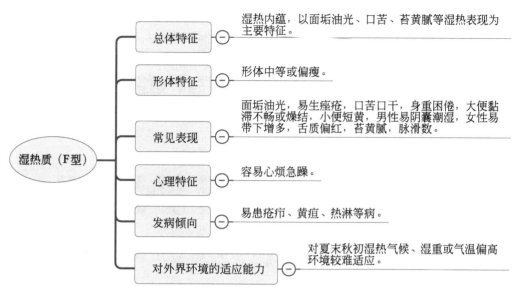

湿热质（F型）

- 总体特征 — 湿热内蕴，以面垢油光、口苦、苔黄腻等湿热表现为主要特征。
- 形体特征 — 形体中等或偏瘦。
- 常见表现 — 面垢油光，易生痤疮，口苦口干，身重困倦，大便黏滞不畅或燥结，小便短黄，男性易阴囊潮湿，女性易带下增多，舌质偏红，苔黄腻，脉滑数。
- 心理特征 — 容易心烦急躁。
- 发病倾向 — 易患疮疖、黄疸、热淋等病。
- 对外界环境的适应能力 — 对夏末秋初湿热气候、湿重或气温偏高环境较难适应。

7. 血瘀质（G 型）

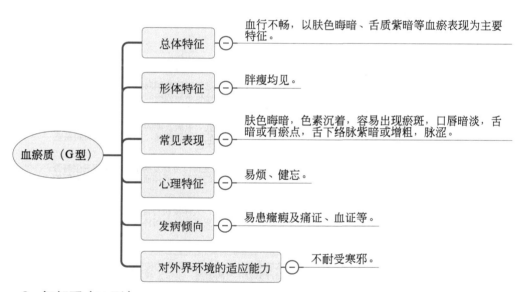

血瘀质（G型）

- 总体特征 — 血行不畅，以肤色晦暗、舌质紫暗等血瘀表现为主要特征。
- 形体特征 — 胖瘦均见。
- 常见表现 — 肤色晦暗，色素沉着，容易出现瘀斑，口唇暗淡，舌暗或有瘀点，舌下络脉紫暗或增粗，脉涩。
- 心理特征 — 易烦、健忘。
- 发病倾向 — 易患癥瘕及痛证、血证等。
- 对外界环境的适应能力 — 不耐受寒邪。

8. 气郁质（H 型）

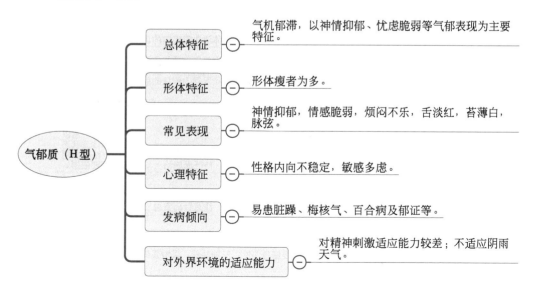

气郁质（H型）

- 总体特征 — 气机郁滞，以神情抑郁、忧虑脆弱等气郁表现为主要特征。
- 形体特征 — 形体瘦者为多。
- 常见表现 — 神情抑郁，情感脆弱，烦闷不乐，舌淡红，苔薄白，脉弦。
- 心理特征 — 性格内向不稳定，敏感多虑。
- 发病倾向 — 易患脏躁、梅核气、百合病及郁证等。
- 对外界环境的适应能力 — 对精神刺激适应能力较差；不适应阴雨天气。

笔记

9. 特禀质（Ⅰ型）

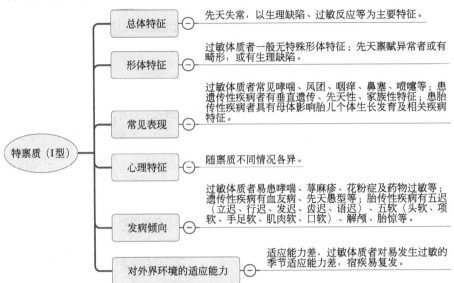

特禀质（Ⅰ型）

- 总体特征 —— 先天失常，以生理缺陷、过敏反应等为主要特征。
- 形体特征 —— 过敏体质者一般无特殊形体特征；先天禀赋异常者或有畸形，或有生理缺陷。
- 常见表现 —— 过敏体质者常见哮喘、风团、咽痒、鼻塞、喷嚏等；患遗传性疾病者有垂直遗传、先天性、家族性特征；患胎传性疾病者具有母体影响胎儿个体生长发育及相关疾病特征。
- 心理特征 —— 随禀质不同情况各异。
- 发病倾向 —— 过敏体质者易患哮喘、荨麻疹、花粉症及药物过敏等；遗传性疾病有血友病、先天愚型等；胎传性疾病有五迟（立迟、行迟、发迟、齿迟、语迟）、五软（头软、项软、手足软、肌肉软、口软）、解颅、胎惊等。
- 对外界环境的适应能力 —— 适应能力差，过敏体质者对易发生过敏的季节适应能力差，宿疾易复发。

第三节 体质学说的应用

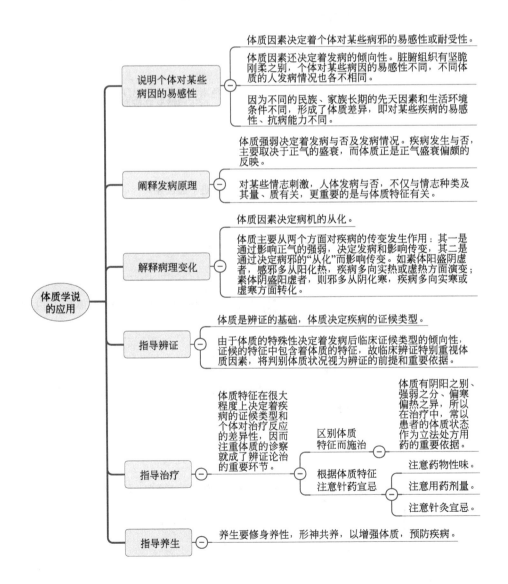

体质学说的应用

- 说明个体对某些病因的易感性
  - 体质因素决定着个体对某些病邪的易感性或耐受性。
  - 体质因素还决定着发病的倾向性。脏腑组织有坚脆刚柔之别，个体对某些病因的易感性不同，不同体质的人发病情况也各不相同。
  - 因为不同的民族、家族长期的先天因素和生活环境条件不同，形成了体质差异，即对某些疾病的易感性、抗病能力不同。

- 阐释发病原理
  - 体质强弱决定着发病与否及发病情况。疾病发生与否，主要取决于正气的盛衰，而体质正是正气盛衰偏颇的反映。
  - 对某些情志刺激，人体发病与否，不仅与情志种类及其量、质有关，更重要的是与体质特征有关。

- 解释病理变化
  - 体质因素决定病机的从化。
  - 体质主要从两个方面对疾病的传变发生作用：其一是通过影响正气的强弱，决定发病和影响传变，其二是通过决定病邪的"从化"而影响传变。如素体阳盛阴虚者，感邪多从阳化热，疾病多向实热或虚热方面演变；素体阴盛阳虚者，则邪多从阴化寒，疾病多向实寒或虚寒方面转化。

- 指导辨证
  - 体质是辨证的基础，体质决定疾病的证候类型。
  - 由于体质的特殊性决定着发病后临床证候类型的倾向性，证候的特征中包含着体质的特征，故临床辨证特别重视体质因素，将判别体质状况视为辨证的前提和重要依据。

- 指导治疗
  - 体质特征在很大程度上决定着疾病的证候类型和个体对治疗反应的差异性，因而注重体质的诊察就成了辨证论治的重要环节。
    - 区别体质特征而施治 —— 体质有阴阳之别、强弱之分、偏寒偏热之异，所以在治疗中，常以患者的体质状态作为立法处方用药的重要依据。
    - 根据体质特征注意针药宜忌
      - 注意药物性味。
      - 注意用药剂量。
      - 注意针灸宜忌。

- 指导养生 —— 养生要修身养性，形神共养，以增强体质，预防疾病。

第六章

病因

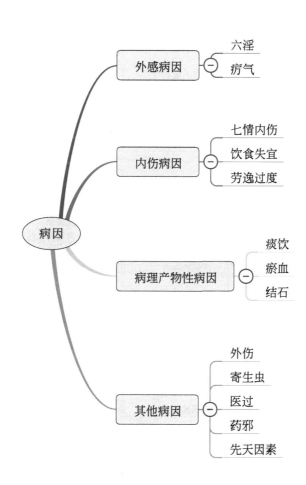

病因
- 外感病因 — 六淫 / 疠气
- 内伤病因 — 七情内伤 / 饮食失宜 / 劳逸过度
- 病理产物性病因 — 痰饮 / 瘀血 / 结石
- 其他病因 — 外伤 / 寄生虫 / 医过 / 药邪 / 先天因素

第一节　外感病因

一、六淫

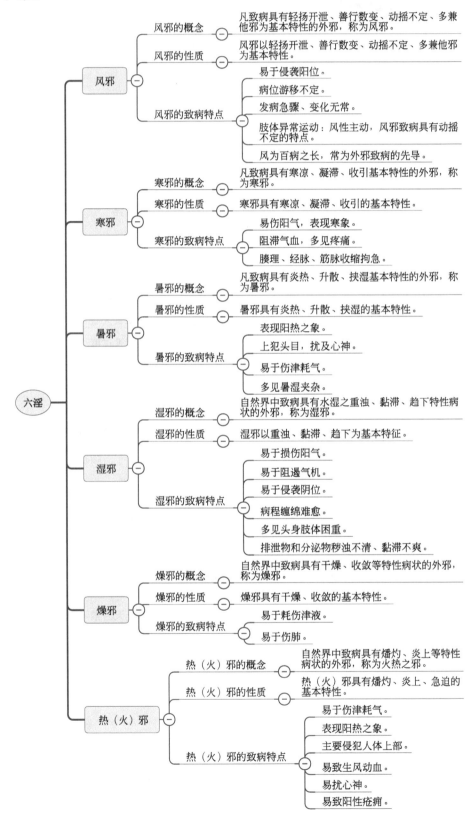

六淫
├─ 风邪
│　├─ 风邪的概念 ─ 凡致病具有轻扬开泄、善行数变、动摇不定、多兼他邪为基本特性的外邪，称为风邪。
│　├─ 风邪的性质 ─ 风邪以轻扬开泄、善行数变、动摇不定、多兼他邪为基本特性。
│　└─ 风邪的致病特点
│　　　├─ 易于侵袭阳位。
│　　　├─ 病位游移不定。
│　　　├─ 发病急骤、变化无常。
│　　　├─ 肢体异常运动：风性主动，风邪致病具有动摇不定的特点。
│　　　└─ 风为百病之长，常为外邪致病的先导。
├─ 寒邪
│　├─ 寒邪的概念 ─ 凡致病具有寒凉、凝滞、收引基本特性的外邪，称为寒邪。
│　├─ 寒邪的性质 ─ 寒邪具有寒凉、凝滞、收引的基本特性。
│　└─ 寒邪的致病特点
│　　　├─ 易伤阳气，表现寒象。
│　　　├─ 阻滞气血，多见疼痛。
│　　　└─ 腠理、经脉、筋脉收缩拘急。
├─ 暑邪
│　├─ 暑邪的概念 ─ 凡致病具有炎热、升散、挟湿基本特性的外邪，称为暑邪。
│　├─ 暑邪的性质 ─ 暑邪具有炎热、升散、挟湿的基本特性。
│　└─ 暑邪的致病特点
│　　　├─ 表现阳热之象。
│　　　├─ 上犯头目，扰及心神。
│　　　├─ 易于伤津耗气。
│　　　└─ 多见暑湿夹杂。
├─ 湿邪
│　├─ 湿邪的概念 ─ 自然界中致病具有水湿之重浊、黏滞、趋下特性病状的外邪，称为湿邪。
│　├─ 湿邪的性质 ─ 湿邪以重浊、黏滞、趋下为基本特征。
│　└─ 湿邪的致病特点
│　　　├─ 易于损伤阳气。
│　　　├─ 易于阻遏气机。
│　　　├─ 易于侵袭阴位。
│　　　├─ 病程缠绵难愈。
│　　　├─ 多见头身肢体困重。
│　　　└─ 排泄物和分泌物秽浊不清、黏滞不爽。
├─ 燥邪
│　├─ 燥邪的概念 ─ 自然界中致病具有干燥、收敛等特性病状的外邪，称为燥邪。
│　├─ 燥邪的性质 ─ 燥邪具有干燥、收敛的基本特性。
│　└─ 燥邪的致病特点
│　　　├─ 易于耗伤津液。
│　　　└─ 易于伤肺。
└─ 热（火）邪
　　├─ 热（火）邪的概念 ─ 自然界中致病具有燔灼、炎上等特性病状的外邪，称为火热之邪。
　　├─ 热（火）邪的性质 ─ 热（火）邪具有燔灼、炎上、急迫的基本特性。
　　└─ 热（火）邪的致病特点
　　　　├─ 易于伤津耗气。
　　　　├─ 表现阳热之象。
　　　　├─ 主要侵犯人体上部。
　　　　├─ 易致生风动血。
　　　　├─ 易扰心神。
　　　　└─ 易致阳性疮痈。

二、疠气

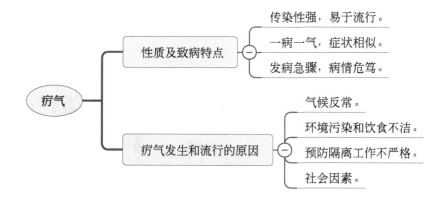

第二节　内伤病因

一、七情内伤

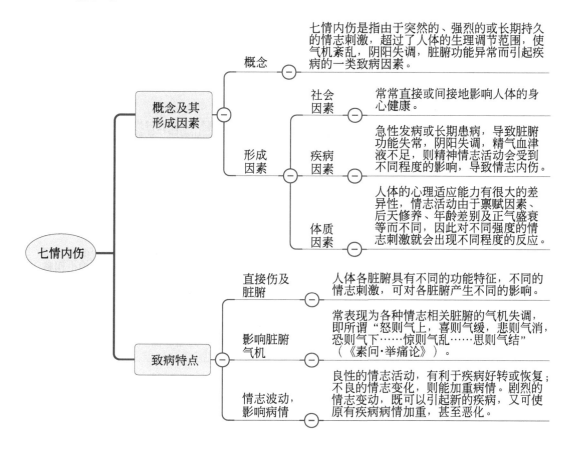

二、饮食失宜

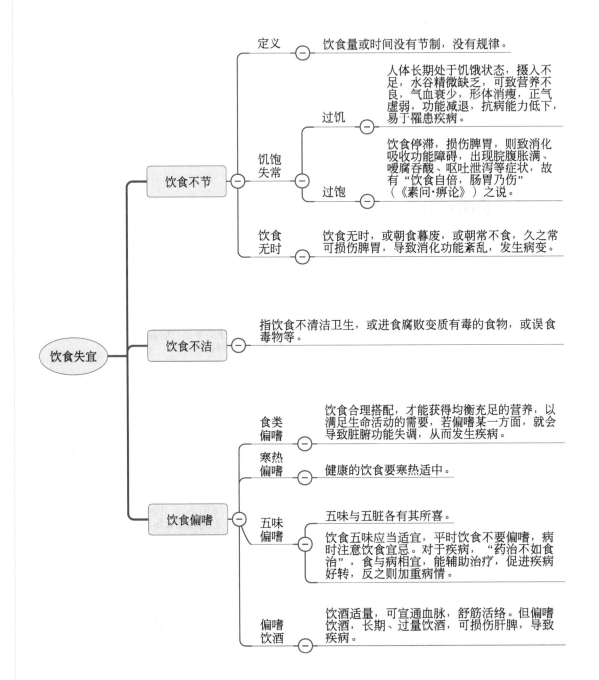

饮食失宜

- 饮食不节
  - 定义 —— 饮食量或时间没有节制，没有规律。
  - 饥饱失常
    - 过饥 —— 人体长期处于饥饿状态，摄入不足，水谷精微缺乏，可致营养不良，气血衰少，形体消瘦，正气虚弱，功能减退，抗病能力低下，易于罹患疾病。
    - 过饱 —— 饮食停滞，损伤脾胃，则致消化吸收功能障碍，出现脘腹胀满、嗳腐吞酸、呕吐泄泻等症状，故有"饮食自倍，肠胃乃伤"（《素问·痹论》）之说。
  - 饮食无时 —— 饮食无时，或朝食暮废，或朝常不食，久之常可损伤脾胃，导致消化功能紊乱，发生病变。
- 饮食不洁 —— 指饮食不清洁卫生，或进食腐败变质有毒的食物，或误食毒物等。
- 饮食偏嗜
  - 食类偏嗜 —— 饮食合理搭配，才能获得均衡充足的营养，以满足生命活动的需要，若偏嗜某一方面，就会导致脏腑功能失调，从而发生疾病。
  - 寒热偏嗜 —— 健康的饮食要寒热适中。
  - 五味偏嗜
    - 五味与五脏各有其所喜。
    - 饮食五味应当适宜，平时饮食不要偏嗜，病时注意饮食宜忌。对于疾病，"药治不如食治"，食与病相宜，能辅助治疗，促进疾病好转，反之则加重病情。
  - 偏嗜饮酒 —— 饮酒适量，可宣通血脉，舒筋活络。但偏嗜饮酒，长期、过量饮酒，可损伤肝脾，导致疾病。

三、劳逸过度

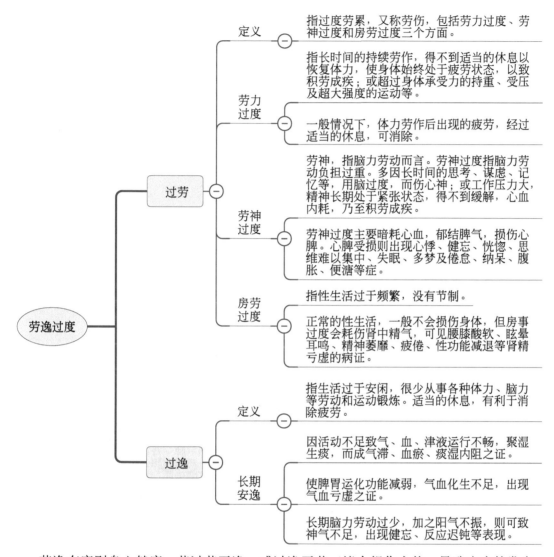

劳逸有度则身心健康，若过劳无逸，或过逸无劳，皆会损伤人体，导致疾病的发生。

第三节　病理产物性病因

一、痰饮

饮的性质较清稀，流动性较大，多停留在人体脏腑组织的间隙或疏松部位。因停留的部位不同，症状、名称各异。分为痰饮、悬饮、溢饮和支饮。

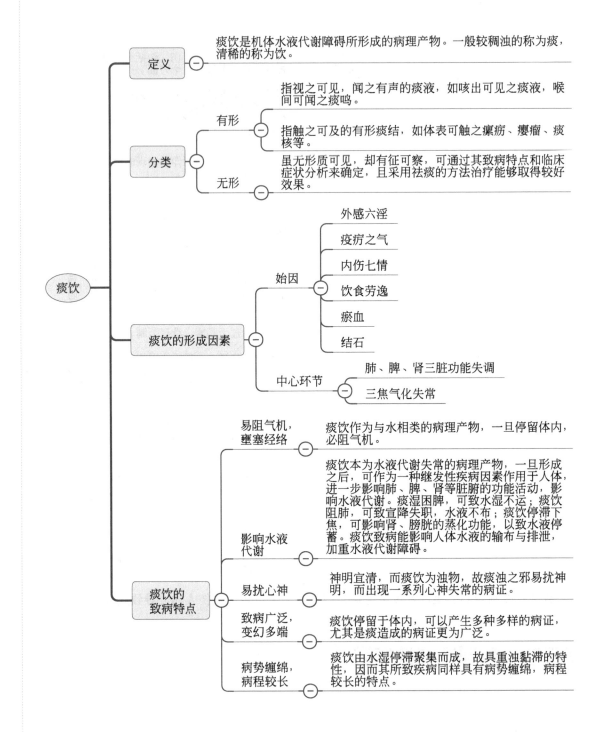

二、瘀血

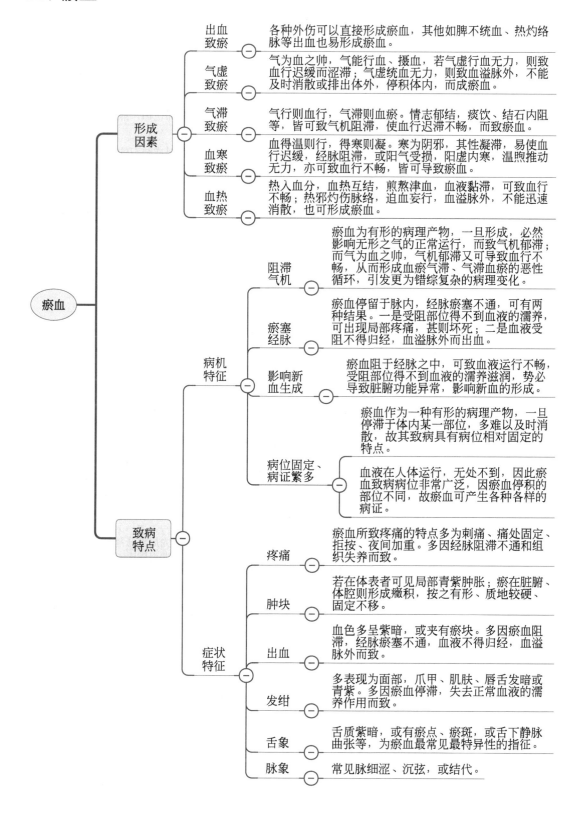

瘀血

形成因素

出血致瘀　各种外伤可以直接形成瘀血，其他如脾不统血、热灼络脉等出血也易形成瘀血。

气虚致瘀　气为血之帅，气能行血、摄血，若气虚行血无力，则致血行迟缓而涩滞；气虚统血无力，则致血溢脉外，不能及时消散或排出体外，停积体内，而成瘀血。

气滞致瘀　气行则血行，气滞则血瘀。情志郁结、痰饮、结石内阻等，皆可致气机阻滞，使血行迟缓不畅，而致瘀血。

血寒致瘀　血得温则行，得寒则凝。寒为阴邪，其性凝滞，易使血行迟缓，经脉阻滞，或阳气受损，阳虚内寒，温煦推动无力，亦可致血行不畅，皆可导致瘀血。

血热致瘀　热入血分，血热互结，煎熬津血，血液黏滞，可致血行不畅；热邪灼伤脉络，迫血妄行，血溢脉外，不能迅速消散，也可形成瘀血。

致病特点

病机特征

阻滞气机　瘀血为有形的病理产物，一旦形成，必然影响无形之气的正常运行，而致气机郁滞；而气为血之帅，气机郁滞又可导致血行不畅，从而形成血瘀气滞、气滞血瘀的恶性循环，引发更为错综复杂的病理变化。

瘀塞经脉　瘀血停留于脉内，经脉瘀塞不通，可有两种结果。一是受阻部位得不到血液的濡养，可出现局部疼痛，甚则坏死；二是血液受阻不得归经，血溢脉外而出血。

影响新血生成　瘀血阻于经脉之中，可致血液运行不畅，受阻部位得不到血液的濡养滋润，势必导致脏腑功能异常，影响新血的形成。

病位固定、病证繁多　瘀血作为一种有形的病理产物，一旦停滞于体内某一部位，多难以及时消散，故其致病具有病位相对固定的特点。

　　血液在人体运行，无处不到，因此瘀血致病病位非常广泛，因瘀血停积的部位不同，故瘀血可产生各种各样的病证。

症状特征

疼痛　瘀血所致疼痛的特点多为刺痛、痛处固定、拒按、夜间加重。多因经脉阻滞不通和组织失养而致。

肿块　若在体表者可见局部青紫肿胀；瘀在脏腑、体腔则形成癥积，按之有形、质地较硬、固定不移。

出血　血色多呈紫暗，或夹有瘀块。多因瘀血阻滞，经脉瘀塞不通，血液不得归经，血溢脉外而致。

发绀　多表现为面部，爪甲、肌肤、唇舌发暗或青紫。多因瘀血停滞，失去正常血液的濡养作用而致。

舌象　舌质紫暗，或有瘀点、瘀斑，或舌下静脉曲张等，为瘀血最常见最特异性的指征。

脉象　常见脉细涩、沉弦，或结代。

三、结石

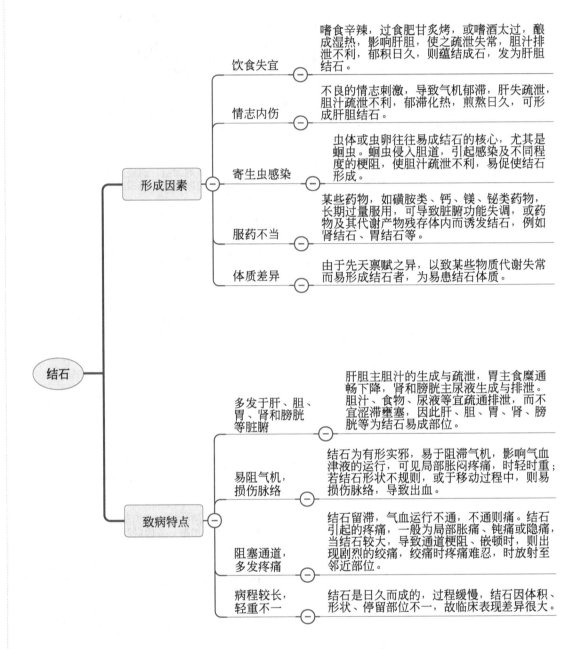

结石

形成因素

饮食失宜
嗜食辛辣，过食肥甘炙烤，或嗜酒太过，酿成湿热，影响肝胆，使之疏泄失常，胆汁排泄不利，郁积日久，则蕴结成石，发为肝胆结石。

情志内伤
不良的情志刺激，导致气机郁滞，肝失疏泄，胆汁疏泄不利，郁滞化热，煎熬日久，可形成肝胆结石。

寄生虫感染
虫体或虫卵往往易成结石的核心，尤其是蛔虫。蛔虫侵入胆道，引起感染及不同程度的梗阻，使胆汁疏泄不利，易促使结石形成。

服药不当
某些药物，如磺胺类、钙、镁、铋类药物，长期过量服用，可导致脏腑功能失调，或药物及其代谢产物残存体内而诱发结石，例如肾结石、胃结石等。

体质差异
由于先天禀赋之异，以致某些物质代谢失常而易形成结石者，为易患结石体质。

致病特点

多发于肝、胆、胃、肾和膀胱等脏腑
肝胆主胆汁的生成与疏泄，胃主食糜通畅下降，肾和膀胱主尿液生成与排泄。胆汁、食物、尿液等宜疏通排泄，而不宜涩滞壅塞，因此肝、胆、胃、肾、膀胱等为结石易成部位。

易阻气机，损伤脉络
结石为有形实邪，易于阻滞气机，影响气血津液的运行，可见局部胀闷疼痛，时轻时重；若结石形状不规则，或于移动过程中，则易损伤脉络，导致出血。

阻塞通道，多发疼痛
结石留滞，气血运行不通，不通则痛。结石引起的疼痛，一般为局部胀痛、钝痛或隐痛，当结石较大，导致通道梗阻、嵌顿时，则出现剧烈的绞痛，绞痛时疼痛难忍，时放射至邻近部位。

病程较长，轻重不一
结石是日久而成的，过程缓慢，结石因体积、形状、停留部位不一，故临床表现差异很大。

第四节　其他病因

一、外伤

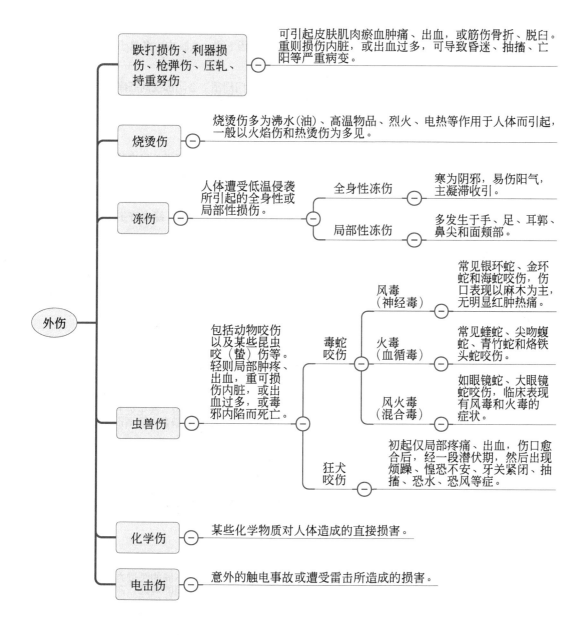

外伤

跌打损伤、利器损伤、枪弹伤、压轧、持重努伤 —— 可引起皮肤肌肉瘀血肿痛、出血，或筋伤骨折、脱臼。重则损伤内脏，或出血过多，可导致昏迷、抽搐、亡阳等严重病变。

烧烫伤 —— 烧烫伤多为沸水（油）、高温物品、烈火、电热等作用于人体而引起，一般以火焰伤和热烫伤为多见。

冻伤 —— 人体遭受低温侵袭所引起的全身性或局部性损伤。
- 全身性冻伤 —— 寒为阴邪，易伤阳气，主凝滞收引。
- 局部性冻伤 —— 多发生于手、足、耳郭、鼻尖和面颊部。

虫兽伤 —— 包括动物咬伤以及某些昆虫咬（蜇）伤等。轻则局部肿疼、出血，重可损伤内脏，或出血过多，或毒邪内陷而死亡。
- 毒蛇咬伤
  - 风毒（神经毒）—— 常见银环蛇、金环蛇和海蛇咬伤，伤口表现以麻木为主，无明显红肿热痛。
  - 火毒（血循毒）—— 常见蝰蛇、尖吻蝮蛇、青竹蛇和烙铁头蛇咬伤。
  - 风火毒（混合毒）—— 如眼镜蛇、大眼镜蛇咬伤，临床表现有风毒和火毒的症状。
- 狂犬咬伤 —— 初起仅局部疼痛、出血，伤口愈合后，经一段潜伏期，然后出现烦躁、惶恐不安、牙关紧闭、抽搐、恐水、恐风等症。

化学伤 —— 某些化学物质对人体造成的直接损害。

电击伤 —— 意外的触电事故或遭受雷击所造成的损害。

二、寄生虫

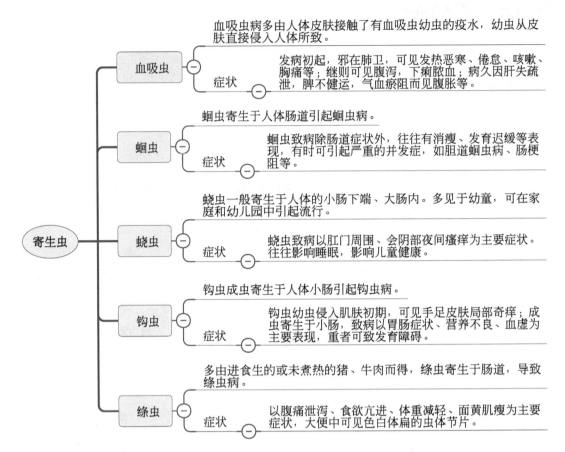

寄生虫
- 血吸虫
  - 血吸虫病多由人体皮肤接触了有血吸虫幼虫的疫水，幼虫从皮肤直接侵入人体所致。
  - 症状——发病初起，邪在肺卫，可见发热恶寒、倦怠、咳嗽、胸痛等；继则可见腹泻，下痢脓血；病久因肝失疏泄，脾不健运，气血瘀阻而见腹胀等。
- 蛔虫
  - 蛔虫寄生于人体肠道引起蛔虫病。
  - 症状——蛔虫致病除肠道症状外，往往有消瘦、发育迟缓等表现，有时可引起严重的并发症，如胆道蛔虫病、肠梗阻等。
- 蛲虫
  - 蛲虫一般寄生于人体的小肠下端、大肠内。多见于幼童，可在家庭和幼儿园中引起流行。
  - 症状——蛲虫致病以肛门周围、会阴部夜间瘙痒为主要症状。往往影响睡眠，影响儿童健康。
- 钩虫
  - 钩虫成虫寄生于人体小肠引起钩虫病。
  - 症状——钩虫幼虫侵入肌肤初期，可见手足皮肤局部奇痒；成虫寄生于小肠，致病以胃肠症状、营养不良、血虚为主要表现，重者可致发育障碍。
- 绦虫
  - 多由进食生的或未煮熟的猪、牛肉而得，绦虫寄生于肠道，导致绦虫病。
  - 症状——以腹痛泄泻、食欲亢进、体重减轻、面黄肌瘦为主要症状，大便中可见色白体扁的虫体节片。

三、医过

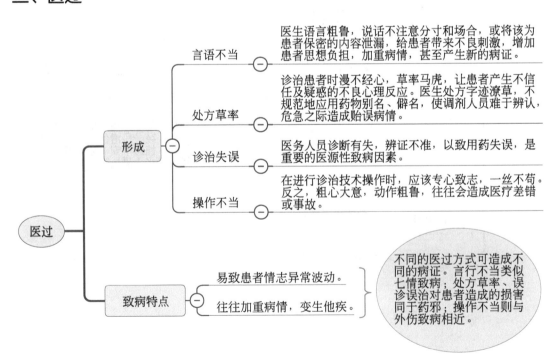

医过
- 形成
  - 言语不当——医生语言粗鲁，说话不注意分寸和场合，或将该为患者保密的内容泄漏，给患者带来不良刺激，增加患者思想负担，加重病情，甚至产生新的病证。
  - 处方草率——诊治患者时漫不经心，草率马虎，让患者产生不信任及疑惑的不良心理反应。医生处方字迹潦草，不规范地应用药物别名、僻名，使调剂人员难于辨认，危急之际造成贻误病情。
  - 诊治失误——医务人员诊断有失，辨证不准，以致用药失误，是重要的医源性致病因素。
  - 操作不当——在进行诊治技术操作时，应该专心致志，一丝不苟。反之，粗心大意，动作粗鲁，往往会造成医疗差错或事故。
- 致病特点
  - 易致患者情志异常波动。
  - 往往加重病情，变生他疾。

不同的医过方式可造成不同的病证。言行不当类似七情致病；处方草率、误诊误治对患者造成的损害同于药邪；操作不当则与外伤致病相近。

四、药邪

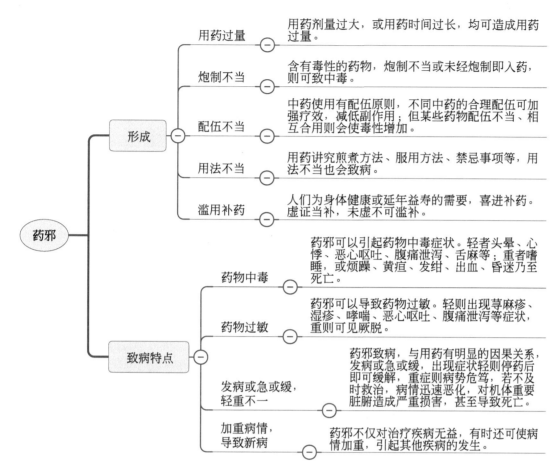

五、先天因素

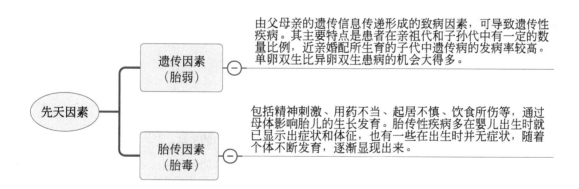

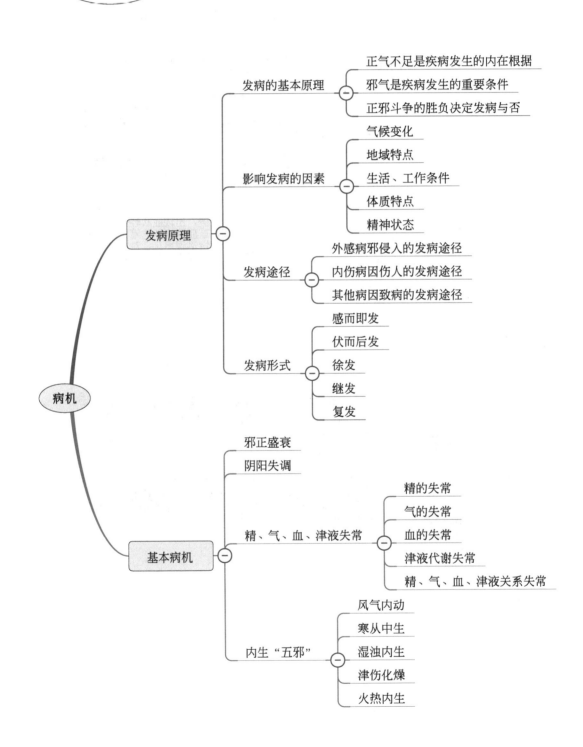

病机

发病原理
　发病的基本原理
　　正气不足是疾病发生的内在根据
　　邪气是疾病发生的重要条件
　　正邪斗争的胜负决定发病与否
　影响发病的因素
　　气候变化
　　地域特点
　　生活、工作条件
　　体质特点
　　精神状态
　发病途径
　　外感病邪侵入的发病途径
　　内伤病因伤人的发病途径
　　其他病因致病的发病途径
　发病形式
　　感而即发
　　伏而后发
　　徐发
　　继发
　　复发

基本病机
　邪正盛衰
　阴阳失调
　精、气、血、津液失常
　　精的失常
　　气的失常
　　血的失常
　　津液代谢失常
　　精、气、血、津液关系失常
　内生"五邪"
　　风气内动
　　寒从中生
　　湿浊内生
　　津伤化燥
　　火热内生

第一节 发病原理

一、发病的基本原理

```
                                        ┌─ 正气既包括构成人体和维持人体生命活动的精微物
                                        │  质，又包括机体对外界环境的适应能力、抗病祛邪
                                        │  能力和康复自愈能力。
                        正气不足是疾病    │
                        发生的内在根据 ──┤─ 正气具有抵御邪气侵袭，祛除病邪，防止发病，以
                                        │  及自我调节、修复作用。
                                        │
                                        └─ 正气不足是疾病发生的内在根据，是决定发病的关
                                           键因素。


                                        ┌─ 邪气主要影响机体的生理功能，造成脏腑组织的损
                                        │  害，或者改变个体的体质类型。
                                        │
  发病的                 邪气是疾病发生   │─ 中医学强调正气在疾病发生过程中的主导地位，但
  基本原理 ──────────── 的重要条件 ──────┤  并不排除邪气对疾病发生的重要影响。
                                        │
                                        └─ 不同邪气具有不同的致病性，其侵害人体时，不仅
                                           影响发病的性质、类型和特点，还与病势和病位密
                                           切相关。


                                        ┌─ 正邪相争，是指正气与邪气的相互斗争。邪正斗争
                                        │  的胜负不仅决定疾病是否发生，而且影响疾病的发
                                        │  展及转归。
                                        │
                        正邪斗争的胜负    │─ 正胜邪却则不病。邪气侵犯人体，若正气充盛，抗
                        决定发病与否 ────┤  邪有力，可及时祛邪外出，则不会产生病理反应。
                                        │
                                        └─ 邪胜正负则发病。在正邪斗争的过程中，若邪气偏
                                           胜，正气相对不足，或邪气过于强盛，正气不能制
                                           止邪气的损害而出现邪胜正负，可使脏腑阴阳气血
                                           失调，疾病由生。
```

二、影响发病的因素

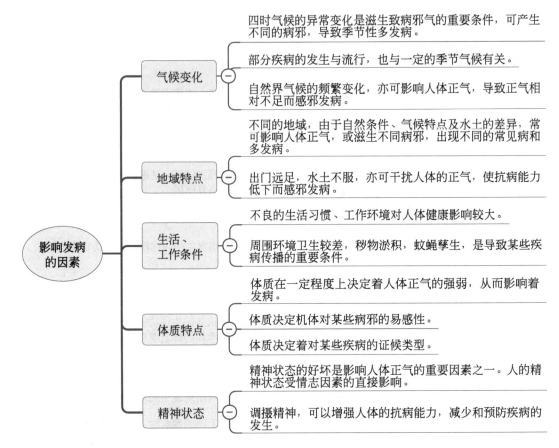

影响发病的因素

气候变化
- 四时气候的异常变化是滋生致病邪气的重要条件，可产生不同的病邪，导致季节性多发病。
- 部分疾病的发生与流行，也与一定的季节气候有关。
- 自然界气候的频繁变化，亦可影响人体正气，导致正气相对不足而感邪发病。

地域特点
- 不同的地域，由于自然条件、气候特点及水土的差异，常可影响人体正气，或滋生不同病邪，出现不同的常见病和多发病。
- 出门远足，水土不服，亦可干扰人体的正气，使抗病能力低下而感邪发病。

生活、工作条件
- 不良的生活习惯、工作环境对人体健康影响较大。
- 周围环境卫生较差，秽物淤积，蚊蝇孳生，是导致某些疾病传播的重要条件。

体质特点
- 体质在一定程度上决定着人体正气的强弱，从而影响着发病。
- 体质决定机体对某些病邪的易感性。
- 体质决定着对某些疾病的证候类型。

精神状态
- 精神状态的好坏是影响人体正气的重要因素之一。人的精神状态受情志因素的直接影响。
- 调摄精神，可以增强人体的抗病能力，减少和预防疾病的发生。

三、发病途径

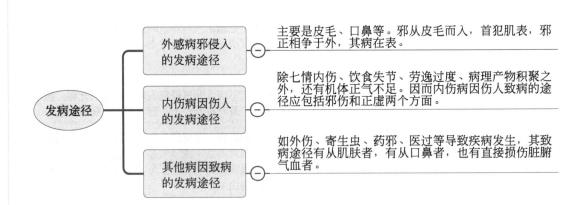

发病途径

外感病邪侵入的发病途径
- 主要是皮毛、口鼻等。邪从皮毛而入，首犯肌表，邪正相争于外，其病在表。

内伤病因伤人的发病途径
- 除七情内伤、饮食失节、劳逸过度、病理产物积聚之外，还有机体正气不足。因而内伤病因伤人致病的途径应包括邪伤和正虚两个方面。

其他病因致病的发病途径
- 如外伤、寄生虫、药邪、医过等导致疾病发生，其致病途径有从肌肤者，有从口鼻者，也有直接损伤脏腑气血者。

四、发病形式

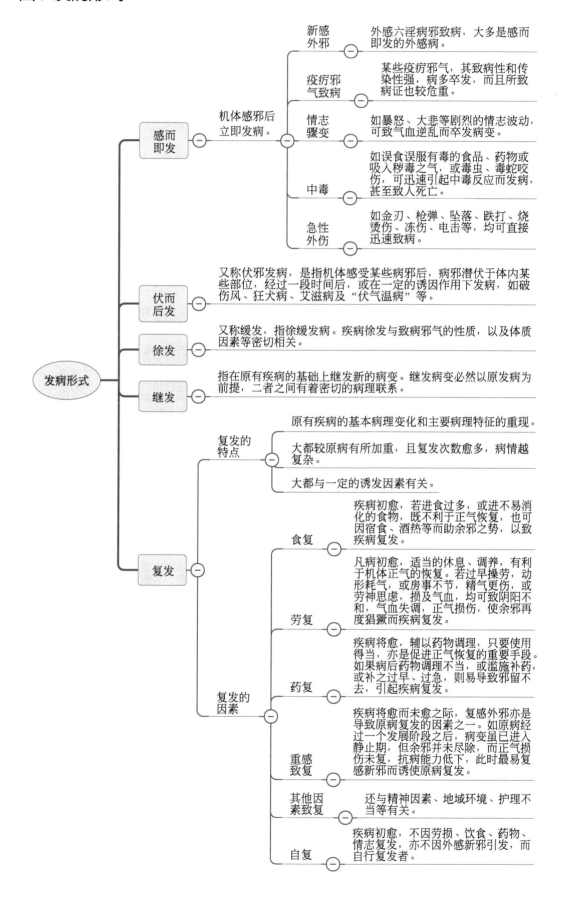

发病形式

感而即发 — 机体感邪后立即发病。

新感外邪 — 外感六淫病邪致病，大多是感而即发的外感病。

疫疠邪气致病 — 某些疫疠邪气，其致病性和传染性强，病多卒发，而且所致病证也较危重。

情志骤变 — 如暴怒、大悲等剧烈的情志波动，可致气血逆乱而卒发病变。

中毒 — 如误食误服有毒的食品、药物或吸入秽毒之气，或毒虫、毒蛇咬伤，可迅速引起中毒反应而发病，甚至致人死亡。

急性外伤 — 如金刃、枪弹、坠落、跌打、烧烫伤、冻伤、电击等，均可直接迅速致病。

伏而后发 — 又称伏邪发病，是指机体感受某些病邪后，病邪潜伏于体内某些部位，经过一段时间后，或在一定的诱因作用下发病，如破伤风、狂犬病、艾滋病及"伏气温病"等。

徐发 — 又称缓发，指徐缓发病。疾病徐发与致病邪气的性质，以及体质因素等密切相关。

继发 — 指在原有疾病的基础上继发新的病变。继发病变必然以原发病为前提，二者之间有着密切的病理联系。

复发

复发的特点
- 原有疾病的基本病理变化和主要病理特征的重现。
- 大都较原病有所加重，且复发次数愈多，病情越复杂。
- 大都与一定的诱发因素有关。

复发的因素

食复 — 疾病初愈，若进食过多，或进不易消化的食物，既不利于正气恢复，也可因宿食、酒热等而助余邪之势，以致疾病复发。

劳复 — 凡病初愈，适当的休息、调养，有利于机体正气的恢复。若过早操劳，动形耗气，或房事不节，精气更伤，或劳神思虑，损及气血，均可致阴阳不和，气血失调，正气损伤，使余邪再度猖獗而疾病复发。

药复 — 疾病将愈，辅以药物调理，只要使用得当，亦是促进正气恢复的重要手段。如果病后药物调理不当，或滥施补药，或补之过早、过急，则易导致邪留不去，引起疾病复发。

重感致复 — 疾病将愈而未愈之际，复感外邪亦是导致原病复发的因素之一。如原病经过一个发展阶段之后，病变虽已进入静止期，但余邪并未尽除，而正气损伤未复，抗病能力低下，此时最易复感新邪而诱使原病复发。

其他因素致复 — 还与精神因素、地域环境、护理不当等有关。

自复 — 疾病初愈，不因劳损、饮食、药物、情志复发，亦不因外感新邪引发，而自行复发者。

第二节　基本病机

一、邪正盛衰

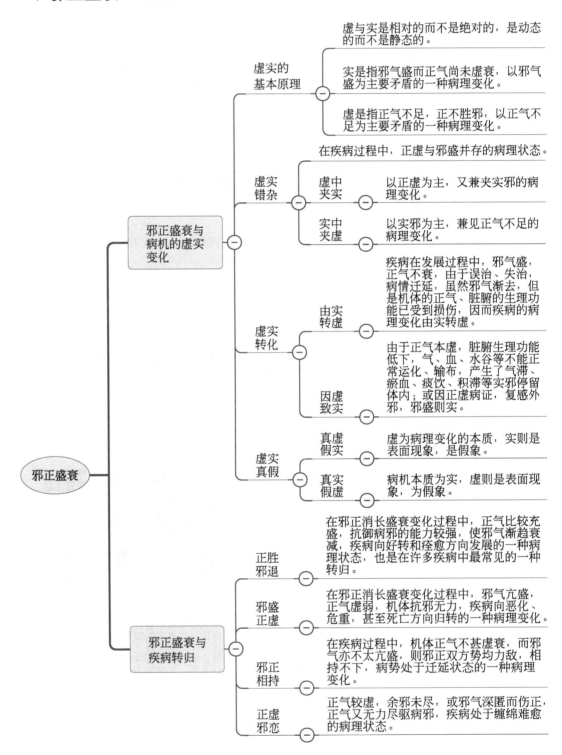

邪正盛衰

邪正盛衰与病机的虚实变化

- 虚实的基本原理
  - 虚与实是相对的而不是绝对的，是动态的而不是静态的。
  - 实是指邪气盛而正气尚未虚衰，以邪气盛为主要矛盾的一种病理变化。
  - 虚是指正气不足，正不胜邪，以正气不足为主要矛盾的一种病理变化。

- 虚实错杂
  - 在疾病过程中，正虚与邪盛并存的病理状态。
  - 虚中夹实：以正虚为主，又兼夹实邪的病理变化。
  - 实中夹虚：以实邪为主，兼见正气不足的病理变化。

- 虚实转化
  - 由实转虚：疾病在发展过程中，邪气盛，正气不衰，由于误治、失治，病情迁延，虽然邪气渐去，但是机体的正气、脏腑的生理功能已受到损伤，因而疾病的病理变化由实转虚。
  - 因虚致实：由于正气本虚，脏腑生理功能低下，气、血、水谷等不能正常运化、输布，产生了气滞、瘀血、痰饮、积滞等实邪停留体内；或因正虚病证，复感外邪，邪盛则实。

- 虚实真假
  - 真虚假实：虚为病理变化的本质，实则是表面现象，是假象。
  - 真实假虚：病机本质为实，虚则是表面现象，为假象。

邪正盛衰与疾病转归

- 正胜邪退：在邪正消长盛衰变化过程中，正气比较充盛，抗御病邪的能力较强，使邪气渐趋衰减，疾病向好转和痊愈方向发展的一种病理状态，也是在许多疾病中最常见的一种转归。
- 邪盛正虚：在邪正消长盛衰变化过程中，邪气亢盛，正气虚弱，机体抗邪无力，疾病向恶化、危重，甚至死亡方向归转的一种病理变化。
- 邪正相持：在疾病过程中，机体正气不甚虚衰，而邪气亦不太亢盛，则邪正双方势均力敌，相持不下，病势处于迁延状态的一种病理变化。
- 正虚邪恋：正气较虚，余邪未尽，或邪气深匿而伤正，正气又无力尽驱病邪，疾病处于缠绵难愈的病理状态。

二、阴阳失调

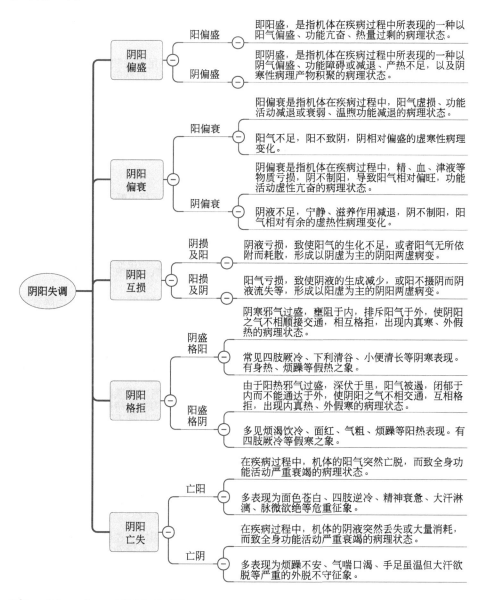

阴阳失调
- 阴阳偏盛
  - 阳偏盛 —— 即阳盛，是指机体在疾病过程中所表现的一种以阳气偏盛、功能亢奋、热量过剩的病理状态。
  - 阴偏盛 —— 即阴盛，是指机体在疾病过程中所表现的一种以阴气偏盛、功能障碍或减退、产热不足，以及阴寒性病理产物积聚的病理状态。
- 阴阳偏衰
  - 阳偏衰 —— 阳偏衰是指机体在疾病过程中，阳气虚损、功能活动减退或衰弱、温煦功能减退的病理状态。
    阳气不足，阳不致阴，阴相对偏盛的虚寒性病理变化。
  - 阴偏衰 —— 阴偏衰是指机体在疾病过程中，精、血、津液等物质亏损，阴不制阳，导致阳气相对偏旺，功能活动虚性亢奋的病理状态。
    阴液不足，宁静、滋养作用减退，阴不制阳，阳气相对有余的虚热性病理变化。
- 阴阳互损
  - 阴损及阳 —— 阴液亏损，致使阳气的生化不足，或者阳气无所依附而耗散，形成以阴虚为主的阴阳两虚病变。
  - 阳损及阴 —— 阳气亏损，致使阴液的生成减少，或阳不摄阴而阴液流失等，形成以阳虚为主的阴阳两虚病变。
- 阴阳格拒
  - 阴盛格阳 —— 阴寒邪气过盛，壅阻于内，排斥阳气于外，使阴阳之气不相顺接交通，相互格拒，出现内真寒、外假热的病理状态。
    常见四肢厥冷、下利清谷、小便清长等阴寒表现。有身热、烦躁等假热之象。
  - 阳盛格阴 —— 由于阳热邪气过盛，深伏于里，阳气被遏，闭郁于内而不能通达于外，使阴阳之气不相交通，互相格拒，出现内真热、外假寒的病理状态。
    多见烦渴饮冷、面红、气粗、烦躁等阳热表现。有四肢厥冷等假寒之象。
- 阴阳亡失
  - 亡阳 —— 在疾病过程中，机体的阳气突然亡脱，而致全身功能活动严重衰竭的病理状态。
    多表现为面色苍白、四肢逆冷、精神衰惫、大汗淋漓、脉微欲绝等危重征象。
  - 亡阴 —— 在疾病过程中，机体的阴液突然丢失或大量消耗，而致全身功能活动严重衰竭的病理状态。
    多表现为烦躁不安、气喘口渴、手足虽温但大汗欲脱等严重的外脱不守征象。

三、精、气、血、津液失常

（一）精的失常

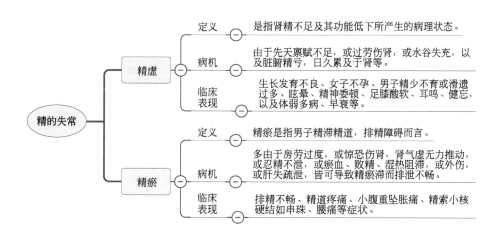

精的失常
- 精虚
  - 定义 —— 是指肾精不足及其功能低下所产生的病理状态。
  - 病机 —— 由于先天禀赋不足，或过劳伤肾，或水谷失充，以及脏腑精亏，日久累及于肾等。
  - 临床表现 —— 生长发育不良、女子不孕、男子精少不育或滑遗过多、眩晕、精神委顿、足膝酸软、耳鸣、健忘，以及体弱多病、早衰等。
- 精瘀
  - 定义 —— 精瘀是指男子精滞精道，排精障碍而言。
  - 病机 —— 多由于房劳过度，或惊恐伤肾，肾气虚无力推动，或忍精不泄，或瘀血、败精、湿热阻滞，或外伤，或肝失疏泄，皆可导致精瘀滞而排泄不畅。
  - 临床表现 —— 排精不畅、精道疼痛、小腹重坠胀痛、精索小核硬结如串珠、腰痛等症状。

（二）气的失常

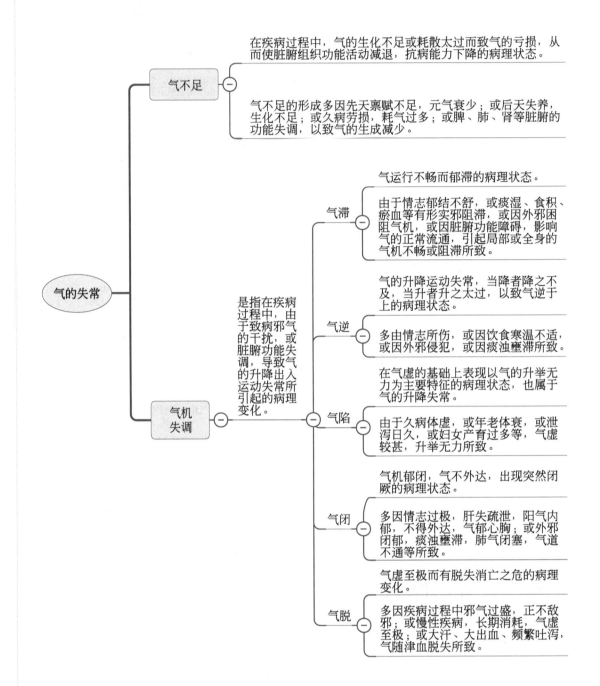

气的失常

气不足
在疾病过程中，气的生化不足或耗散太过而致气的亏损，从而使脏腑组织功能活动减退，抗病能力下降的病理状态。

气不足的形成多因先天禀赋不足，元气衰少；或后天失养，生化不足；或久病劳损，耗气过多；或脾、肺、肾等脏腑的功能失调，以致气的生成减少。

气机失调
是指在疾病过程中，由于致病邪气的干扰，或脏腑功能失调，导致气的升降出入运动失常所引起的病理变化。

气滞
气运行不畅而郁滞的病理状态。

由于情志郁结不舒，或痰湿、食积、瘀血等有形实邪阻滞，或因外邪困阻气机，或因脏腑功能障碍，影响气的正常流通，引起局部或全身的气机不畅或阻滞所致。

气逆
气的升降运动失常，当降者降之不及，当升者升之太过，以致气逆于上的病理状态。

多由情志所伤，或因饮食寒温不适，或因外邪侵犯，或因痰浊壅滞所致。

气陷
在气虚的基础上表现以气的升举无力为主要特征的病理状态，也属于气的升降失常。

由于久病体虚，或年老体衰，或泄泻日久，或妇女产育过多等，气虚较甚，升举无力所致。

气闭
气机郁闭，气不外达，出现突然闭厥的病理状态。

多因情志过极，肝失疏泄，阳气内郁，不得外达，气郁心胸；或外邪闭郁，痰浊壅滞，肺气闭塞，气道不通等所致。

气脱
气虚至极而有脱失消亡之危的病理变化。

多因疾病过程中邪气过盛，正不敌邪；或慢性疾病，长期消耗，气虚至极；或大汗、大出血、频繁吐泻，气随津血脱失所致。

（三）血的失常

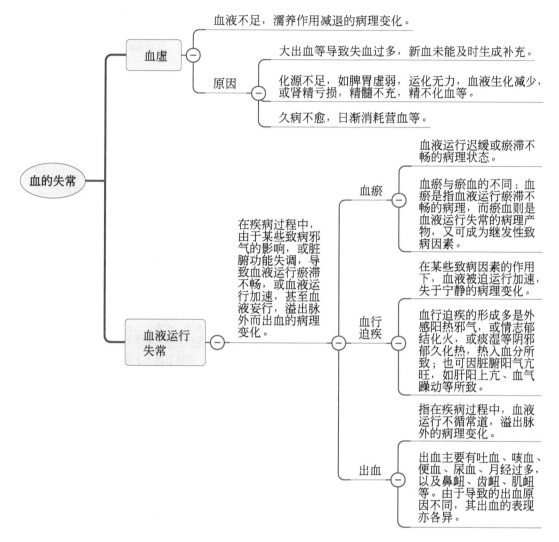

血的失常

血虚
- 血液不足，濡养作用减退的病理变化。
- 原因
  - 大出血等导致失血过多，新血未能及时生成补充。
  - 化源不足，如脾胃虚弱，运化无力，血液生化减少，或肾精亏损，精髓不充，精不化血等。
  - 久病不愈，日渐消耗营血等。

血液运行失常
- 在疾病过程中，由于某些致病邪气的影响，或脏腑功能失调，导致血液运行瘀滞不畅，或血液运行加速，甚至血液妄行，溢出脉外而出血的病理变化。
  - 血瘀
    - 血液运行迟缓或瘀滞不畅的病理状态。
    - 血瘀与瘀血的不同：血瘀是指血液运行瘀滞不畅的病理，而瘀血则是血液运行失常的病理产物，又可成为继发性致病因素。
  - 血行迫疾
    - 在某些致病因素的作用下，血液被迫运行加速，失于宁静的病理变化。
    - 血行迫疾的形成多是外感阳热邪气，或情志郁结化火，或痰湿等阴邪郁久化热，热入血分所致；也可因脏腑阳气亢旺，如肝阳上亢、血气躁动等所致。
  - 出血
    - 指在疾病过程中，血液运行不循常道，溢出脉外的病理变化。
    - 出血主要有吐血、咳血、便血、尿血、月经过多，以及鼻衄、齿衄、肌衄等。由于导致的出血原因不同，其出血的表现亦各异。

（四）津液代谢失常

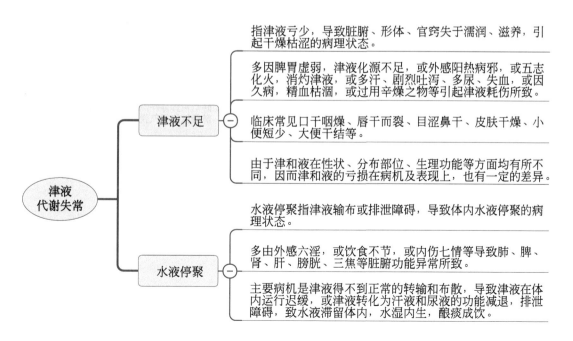

津液代谢失常

津液不足
- 指津液亏少，导致脏腑、形体、官窍失于濡润、滋养，引起干燥枯涩的病理状态。
- 多因脾胃虚弱，津液化源不足，或外感阳热病邪，或五志化火，消灼津液，或多汗、剧烈吐泻、多尿、失血，或因久病，精血枯涸，或过用辛燥之物等引起津液耗伤所致。
- 临床常见口干咽燥、唇干而裂、目涩鼻干、皮肤干燥、小便短少、大便干结等。
- 由于津和液在性状、分布部位、生理功能等方面均有所不同，因而津和液的亏损在病机及表现上，也有一定的差异。

水液停聚
- 水液停聚指津液输布或排泄障碍，导致体内水液停聚的病理状态。
- 多由外感六淫，或饮食不节，或内伤七情等导致肺、脾、肾、肝、膀胱、三焦等脏腑功能异常所致。
- 主要病机是津液得不到正常的转输和布散，导致津液在体内运行迟缓，或津液转化为汗液和尿液的功能减退，排泄障碍，致水液滞留体内，水湿内生，酿痰成饮。

（五）精、气、血、津液关系失常

精、气、血、津液关系失常

精血两虚
- 指精亏与血虚同时存在的病理状态。
- 精与血都由水谷精微化生和充养，化源相同，两者之间又互相资生，互相转化。
- 常表现为眩晕、耳鸣、神倦健忘、头发稀疏脱落、腰膝酸软，或男子精少、不育，或女子月经失调、不孕等。

气滞血瘀
- 指气滞和血瘀同时存在的病理状态。
- 由于气滞和血瘀互为因果，多同时并存，在临床表现上常见气滞和血瘀的症状与体征同时存在。
- 气的运行阻滞，可导致血液运行障碍，而血行瘀滞又必将进一步加重气滞。

气虚血瘀
- 指气虚运血无力而致血行不畅，甚至瘀阻不行的病理状态。
- 气虚和气滞可与血瘀并存，三者常相互影响。

气不摄血
- 指气不足，固摄血液的功能减弱，血不循经，溢出脉外，导致各种出血的病理状态。
- 主要病机是脾气亏虚，统血无力，血不循常道而外溢。在临床上可见气虚表现与肌衄、便血、尿血、崩漏等出血症状同时出现。

气血两虚
- 指气虚与血虚同时存在的病理状态。
- 多因久病消耗，渐致气血两伤，或先有失血，气随血脱；或先因气虚，血液生化无源而日渐衰少等所致。
- 气血两虚，导致脏腑经络、形体官窍失于濡养，各种功能失于推动及调节，常见症状有面色淡白、头晕眼花、少气懒言、疲乏无力、自汗、形体消瘦、舌淡、脉细弱等。

气随血脱
- 指在大量出血的同时，气也随着血液的流失而散脱的病理状态。
- 血为气之母，血脱则气失去依附而随之散脱亡失，形成气血并脱。气随血脱是以大量出血为前提，如外伤失血、呕血、妇女崩漏、产后大失血等。
- 症见精神萎靡、眩晕或昏厥、四肢厥冷、冷汗淋漓、口干，或有抽搐，脉芤或微细欲绝。

血随气逆
- 指气机上逆的同时，血亦随之而冲逆于上的病理状态。
- 血随气逆的病变，以气机上逆为前提，因肝之气主升、主动，故以肝气上逆，导致血随气逆而出现吐血、昏厥为多见。

水停气阻
- 指津液代谢障碍，水湿痰饮停留导致气机阻滞的病理状态。
- 因水湿痰饮皆有形之邪，易阻碍气的运行，每因水液停蓄的部位不同而临床表现各异。

气随津脱
- 指津液丢失太多，气无所附而随津液之外泄而散脱的病理状态。
- 多由高热伤津，或大汗，或严重吐泻等，耗伤津液，津不载气，气随津脱而致。
- 临床多在严重的汗、下、吐后出现冷汗淋漓、呼吸微弱、四肢厥冷、口干、手撒、脉微欲绝等气脱症状。

津枯血燥
- 指由于津液亏乏而导致血燥虚热内生或血燥生风的病理状态。
- 由于津液是血液的重要组成部分，津血又同源于水谷精微，所以津伤可致血亏，失血可致津少。

津亏血瘀
- 指津亏损，导致血液运行瘀滞不畅的病理状态。
- 高热、大汗、大吐、大泻等，可致津液大量亏耗，而使血液浓稠，运行涩滞不畅而发生血瘀病变。

血瘀水停
- 指血行瘀滞，致水液停聚，形成血水停滞或痰瘀互结的病理状态。

四、生内"五邪"

（一）风气内动

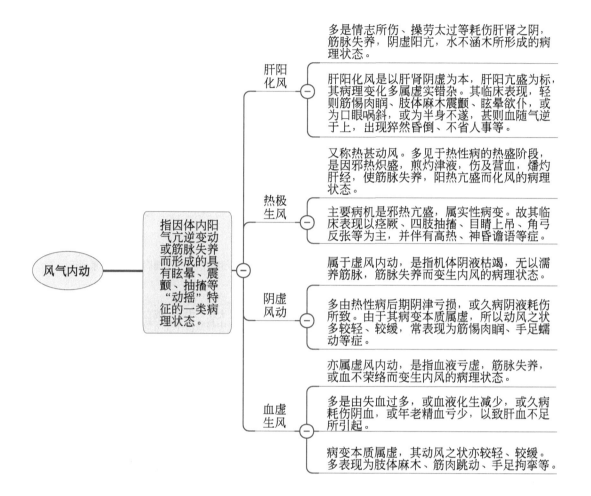

风气内动 — 指因体内阳气亢逆变动或筋脉失养而形成的具有眩晕、震颤、抽搐等"动摇"特征的一类病理状态。

肝阳化风
- 多是情志所伤、操劳太过等耗伤肝肾之阴，筋脉失养，阴虚阳亢，水不涵木所形成的病理状态。
- 肝阳化风是以肝肾阴虚为本，肝阳亢盛为标，其病理变化多属虚实错杂。其临床表现，轻则筋惕肉瞤、肢体麻木震颤、眩晕欲仆，或为口眼㖞斜，或为半身不遂，甚则血随气逆于上，出现猝然昏倒、不省人事等。

热极生风
- 又称热甚动风。多见于热性病的热盛阶段，是因邪热炽盛，煎灼津液，伤及营血，燔灼肝经，使筋脉失养，阳热亢盛而化风的病理状态。
- 主要病机是邪热亢盛，属实性病变。故其临床表现以痉厥、四肢抽搐、目睛上吊、角弓反张等为主，并伴有高热、神昏谵语等症。

阴虚风动
- 属于虚风内动，是指机体阴液枯竭，无以濡养筋脉，筋脉失养而变生内风的病理状态。
- 多由热性病后期阴津亏损，或久病阴液耗伤所致。由于其病变本质属虚，所以动风之状多较轻、较缓，常表现为筋惕肉瞤、手足蠕动等症。

血虚生风
- 亦属虚风内动，是指血液亏虚，筋脉失养，或血不荣络而变生内风的病理状态。
- 多是由失血过多，或血液化生减少，或久病耗伤阴血，或年老精血亏少，以致肝血不足所引起。
- 病变本质属虚，其动风之状亦较轻、较缓。多表现为肢体麻木、筋肉跳动、手足拘挛等。

（二）寒从中生

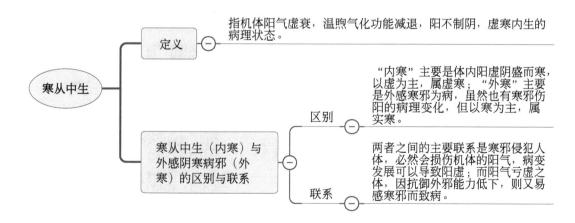

寒从中生

定义
- 指机体阳气虚衰，温煦气化功能减退，阳不制阴，虚寒内生的病理状态。

寒从中生（内寒）与外感阴寒病邪（外寒）的区别与联系

区别
- "内寒"主要是体内阳虚阴盛而寒，以虚为主，属虚寒；"外寒"主要是外感寒邪为病，虽然也有寒邪伤阳的病理变化，但以寒为主，属实寒。

联系
- 两者之间的主要联系是寒邪侵犯人体，必然会损伤机体的阳气，病变发展可以导致阳虚；而阳气亏虚之体，因抗御外邪能力低下，则又易感寒邪而致病。

（三）湿浊内生

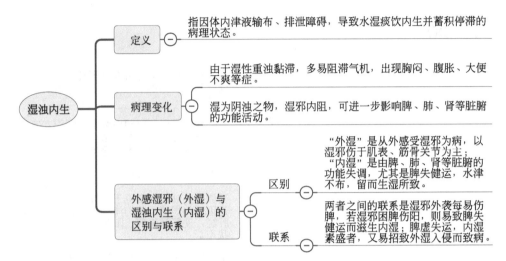

（四）津伤化燥

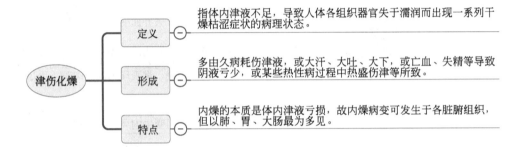

（五）火热内生

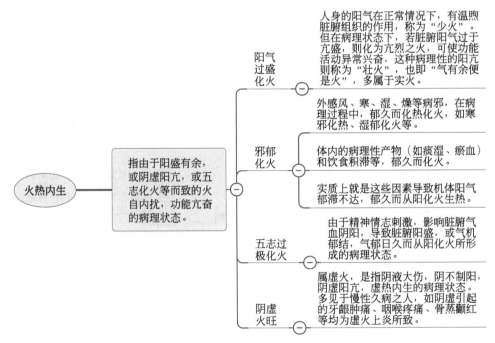

　　综上所述，内生"五邪"病机是疾病过程中，以脏腑、阴阳、气血、津液失调为主所形成的病理变化。结合基本病机所阐述的内容，内风、内寒、内湿、内燥、内热（火）病变，都是阴阳失调、气血失常、津液代谢失常病机的具体体现。

第八章

诊法

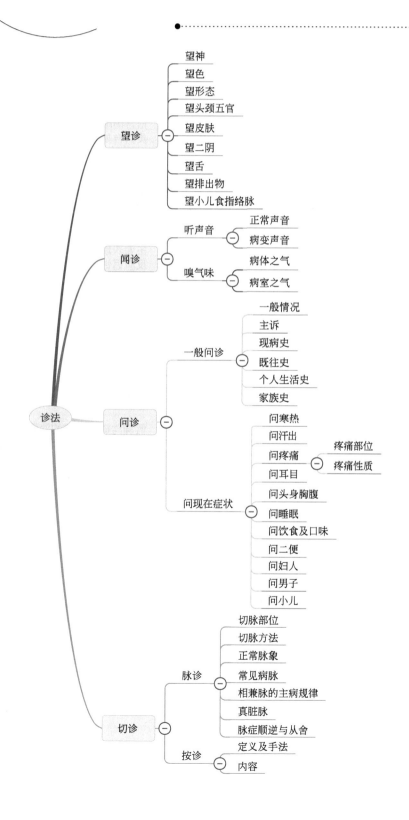

- 望诊
  - 望神
  - 望色
  - 望形态
  - 望头颈五官
  - 望皮肤
  - 望二阴
  - 望舌
  - 望排出物
  - 望小儿食指络脉

- 闻诊
  - 听声音
    - 正常声音
    - 病变声音
  - 嗅气味
    - 病体之气
    - 病室之气

- 诊法
  - 问诊
    - 一般问诊
      - 一般情况
      - 主诉
      - 现病史
      - 既往史
      - 个人生活史
      - 家族史
    - 问现在症状
      - 问寒热
      - 问汗出
      - 问疼痛
        - 疼痛部位
        - 疼痛性质
      - 问耳目
      - 问头身胸腹
      - 问睡眠
      - 问饮食及口味
      - 问二便
      - 问妇人
      - 问男子
      - 问小儿

  - 切诊
    - 脉诊
      - 切脉部位
      - 切脉方法
      - 正常脉象
      - 常见病脉
      - 相兼脉的主病规律
      - 真脏脉
      - 脉症顺逆与从舍
    - 按诊
      - 定义及手法
      - 内容

第一节　望诊

一、望神

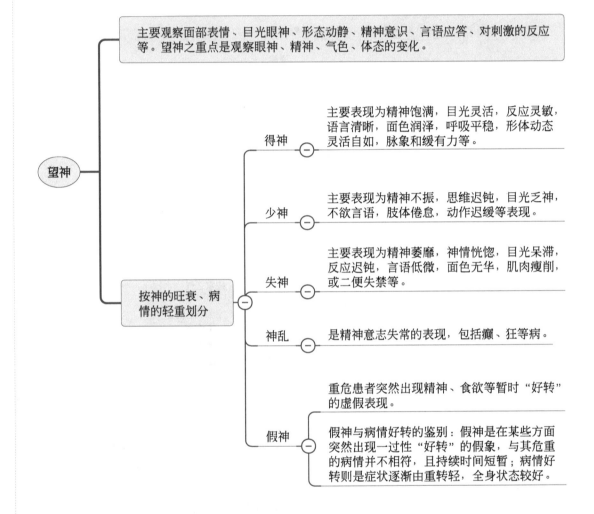

望神

主要观察面部表情、目光眼神、形态动静、精神意识、言语应答、对刺激的反应等。望神之重点是观察眼神、精神、气色、体态的变化。

按神的旺衰、病情的轻重划分

得神　主要表现为精神饱满，目光灵活，反应灵敏，语言清晰，面色润泽，呼吸平稳，形体动态灵活自如，脉象和缓有力等。

少神　主要表现为精神不振，思维迟钝，目光乏神，不欲言语，肢体倦怠，动作迟缓等表现。

失神　主要表现为精神萎靡，神情恍惚，目光呆滞，反应迟钝，言语低微，面色无华，肌肉瘦削，或二便失禁等。

神乱　是精神意志失常的表现，包括癫、狂等病。

假神　重危患者突然出现精神、食欲等暂时"好转"的虚假表现。

假神与病情好转的鉴别：假神是在某些方面突然出现一过性"好转"的假象，与其危重的病情并不相符，且持续时间短暂；病情好转则是症状逐渐由重转轻，全身状态较好。

二、望色

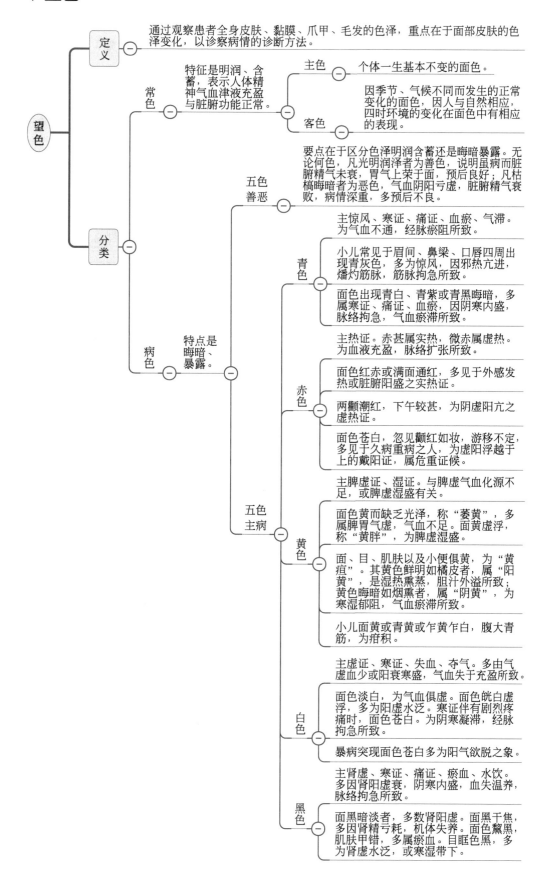

望色

定义 —— 通过观察患者全身皮肤、黏膜、爪甲、毛发的色泽，重点在于面部皮肤的色泽变化，以诊察病情的诊断方法。

分类

常色 —— 特征是明润、含蓄，表示人体精神气血津液充盈与脏腑功能正常。

主色 —— 个体一生基本不变的面色。

客色 —— 因季节、气候不同而发生的正常变化的面色，因人与自然相应，四时环境的变化在面色中有相应的表现。

病色 —— 特点是晦暗、暴露。

五色善恶 —— 要点在于区分色泽明润含蓄还是晦暗暴露。无论何色，凡光明润泽者为善色，说明虽病而脏腑精气未衰，胃气上荣于面，预后良好；凡枯槁晦暗者为恶色，气血阴阳亏虚，脏腑精气衰败，病情深重，多预后不良。

五色主病

青色
- 主惊风、寒证、痛证、血瘀、气滞。为气血不通，经脉瘀阻所致。
- 小儿常见于眉间、鼻梁、口唇四周出现青灰色，多为惊风，因邪热亢进，燔灼筋脉，筋脉拘急所致。
- 面色出现青白、青紫或青黑晦暗，多属寒证、痛证、血瘀，因阴寒内盛，脉络拘急，气血瘀滞所致。

赤色
- 主热证。赤甚属实热，微赤属虚热。为血液充盈，脉络扩张所致。
- 面色红赤或满面通红，多见于外感发热或脏腑阳盛之实热证。
- 两颧潮红，下午较甚，为阴虚阳亢之虚热证。
- 面色苍白，忽见颧红如妆，游移不定，多见于久病重病之人，为虚阳浮越于上的戴阳证，属危重证候。

黄色
- 主脾虚证、湿证。与脾虚气血化源不足，或脾虚湿盛有关。
- 面色黄而缺乏光泽，称"萎黄"，多属脾胃气虚，气血不足。面黄虚浮，称"黄胖"，为脾虚湿盛。
- 面、目、肌肤以及小便俱黄，为"黄疸"。其黄色鲜明如橘皮者，属"阳黄"，是湿热熏蒸，胆汁外溢所致；黄色晦暗如烟熏者，属"阴黄"，为寒湿郁阻，气血瘀滞所致。
- 小儿面黄或青黄或乍黄乍白，腹大青筋，为疳积。

白色
- 主虚证、寒证、失血、夺气。多由气虚血少或阳衰寒盛，气血失于充盈所致。
- 面色淡白，为气血俱虚。面色㿠白虚浮，多为阳虚水泛。寒证伴有剧烈疼痛时，面色苍白。为阴寒凝滞，经脉拘急所致。
- 暴病突现面色苍白多为阳气欲脱之象。

黑色
- 主肾虚、寒证、痛证、瘀血、水饮。多因肾阳虚衰，阴寒内盛，血失温养，脉络拘急所致。
- 面黑暗淡者，多数肾阳虚。面黑干焦，多因肾精亏耗，机体失养。面色黧黑，肌肤甲错，多属瘀血。目眶色黑，多为肾虚水泛，或寒湿带下。

三、望形态

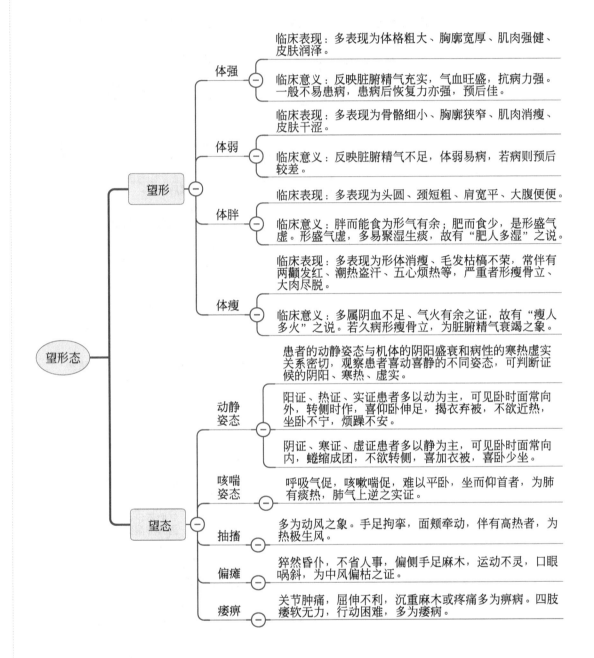

望形态

望形

体强
临床表现：多表现为体格粗大、胸廓宽厚、肌肉强健、皮肤润泽。
临床意义：反映脏腑精气充实，气血旺盛，抗病力强。一般不易患病，患病后恢复力亦强，预后佳。

体弱
临床表现：多表现为骨骼细小、胸廓狭窄、肌肉消瘦、皮肤干涩。
临床意义：反映脏腑精气不足，体弱易病，若病则预后较差。

体胖
临床表现：多表现为头圆、颈短粗、肩宽平、大腹便便。
临床意义：胖而能食为形气有余；肥而食少，是形盛气虚。形盛气虚，多易聚湿生痰，故有"肥人多湿"之说。

体瘦
临床表现：多表现为形体消瘦、毛发枯槁不荣，常伴有两颧发红、潮热盗汗、五心烦热等，严重者形瘦骨立、大肉尽脱。
临床意义：多属阴血不足、气火有余之证，故有"瘦人多火"之说。若久病形瘦骨立，为脏腑精气衰竭之象。

望态

动静姿态
患者的动静姿态与机体的阴阳盛衰和病性的寒热虚实关系密切，观察患者喜动喜静的不同姿态，可判断证候的阴阳、寒热、虚实。
阳证、热证、实证患者多以动为主，可见卧时面常向外，转侧时作，喜仰卧伸足，揭衣弃被，不欲近热，坐卧不宁，烦躁不安。
阴证、寒证、虚证患者多以静为主，可见卧时面常向内，蜷缩成团，不欲转侧，喜加衣被，喜卧少坐。

咳喘姿态
呼吸气促，咳嗽喘促，难以平卧，坐而仰首者，为肺有痰热，肺气上逆之实证。

抽搐
多为动风之象。手足拘挛，面颊牵动，伴有高热者，为热极生风。

偏瘫
猝然昏仆，不省人事，偏侧手足麻木，运动不灵，口眼㖞斜，为中风偏枯之证。

痿痹
关节肿痛，屈伸不利，沉重麻木或疼痛多为痹病。四肢痿软无力，行动困难，多为痿病。

四、望头颈五官

（一）望头面

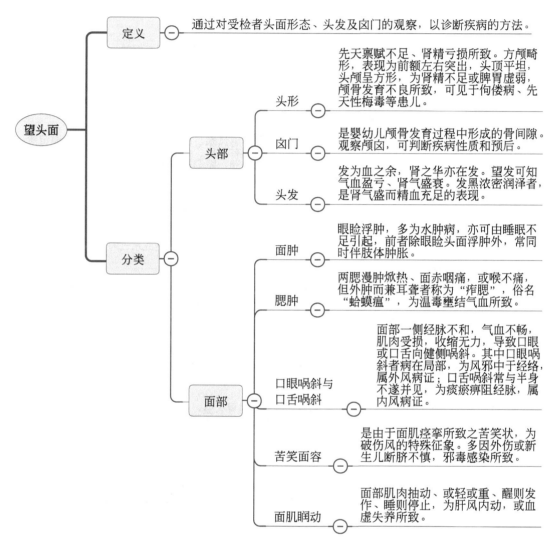

望头面
- 定义 —— 通过对受检者头面形态、头发及囟门的观察，以诊断疾病的方法。
- 分类
  - 头部
    - 头形 —— 先天禀赋不足、肾精亏损所致。方颅畸形，表现为前额左右突出，头顶平坦，头颅呈方形，为肾精不足或脾胃虚弱，颅骨发育不良所致，可见于佝偻病、先天性梅毒等患儿。
    - 囟门 —— 是婴幼儿颅骨发育过程中形成的骨间隙。观察颅囟，可判断疾病性质和预后。
    - 头发 —— 发为血之余，肾之华亦在发。望发可知气血盈亏、肾气盛衰。发黑浓密润泽者，是肾气盛而精血充足的表现。
  - 面部
    - 面肿 —— 眼睑浮肿，多为水肿病，亦可由睡眠不足引起，前者除眼睑头面浮肿外，常同时伴肢体肿胀。
    - 腮肿 —— 两腮漫肿焮热、面赤咽痛，或喉不痛，但外肿而兼耳聋者称为"痄腮"，俗名"蛤蟆瘟"，为温毒壅结气血所致。
    - 口眼㖞斜与口舌㖞斜 —— 面部一侧经脉不和，气血不畅，肌肉受损，收缩无力，导致口眼或口舌向健侧㖞斜。其中口眼㖞斜者病在局部，为风邪中于经络，属外风病证；口舌㖞斜常与半身不遂并见，为痰瘀痹阻经脉，属内风病证。
    - 苦笑面容 —— 是由于面肌痉挛所致之苦笑状，为破伤风的特殊征象。多因外伤或新生儿断脐不慎，邪毒感染所致。
    - 面肌瞤动 —— 面部肌肉抽动、或轻或重、醒则发作、睡则停止，为肝风内动，或血虚失养所致。

（二）望五官

定义：通过观察头面器官的异常变化，以察知疾病的方法。

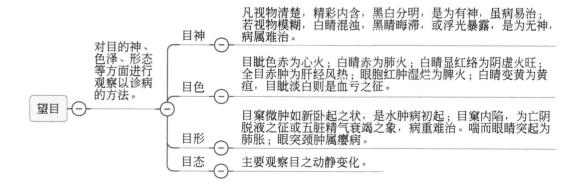

望目 —— 对目的神、色泽、形态等方面进行观察以诊病的方法。
- 目神 —— 凡视物清楚，精彩内含，黑白分明，是为有神，虽病易治；若视物模糊，白睛混浊，黑睛晦滞，或浮光暴露，是为无神，病属难治。
- 目色 —— 目眦色赤为心火；白睛赤为肺火；白睛显红络为阴虚火旺；全目赤肿为肝经风热；眼胞红肿湿烂为脾火；白睛变黄为黄疸，目眦淡白则是血亏之征。
- 目形 —— 目窠微肿如新卧起之状，是水肿病初起；目窠内陷，为亡阴脱液之征或五脏精气衰竭之象，病重难治。喘而眼睛突起为肺胀；眼突颈肿属瘿病。
- 目态 —— 主要观察目之动静变化。

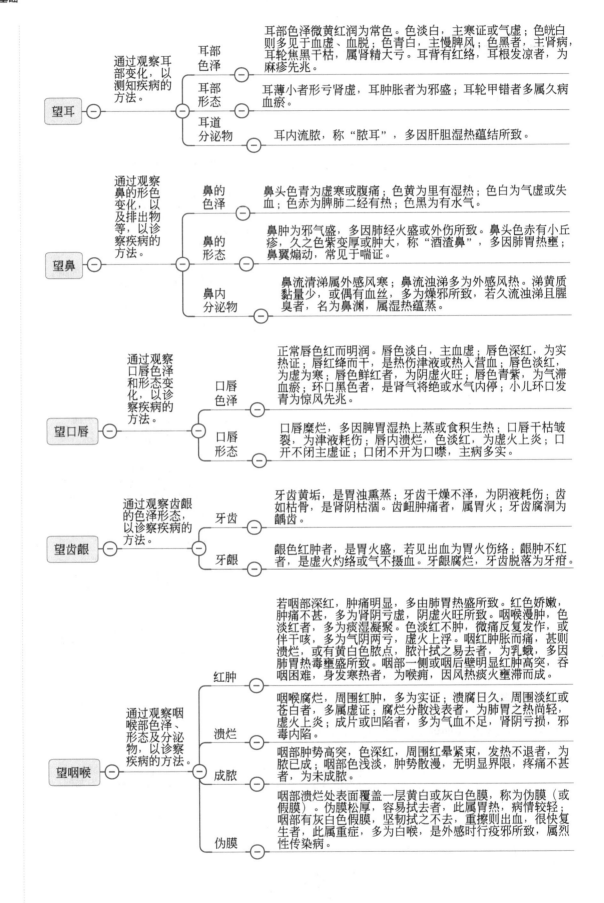

望耳　—　通过观察耳部变化，以测知疾病的方法。

耳部色泽　—　耳部色泽微黄红润为常色。色淡白，主寒证或气虚；色㿠白则多见于血虚、血脱；色青白，主慢脾风；色黑者，主肾病，耳轮焦黑干枯，属肾精大亏。耳背有红络，耳根发凉者，为麻疹先兆。

耳部形态　—　耳薄小者形亏肾虚，耳肿胀者为邪盛；耳轮甲错者多属久病血瘀。

耳道分泌物　—　耳内流脓，称"脓耳"，多因肝胆湿热蕴结所致。

望鼻　—　通过观察鼻的形色变化，以及排出物等，以诊察疾病的方法。

鼻的色泽　—　鼻头色青为虚寒或腹痛；色黄为里有湿热；色白为气虚或失血；色赤为脾肺二经有热；色黑为有水气。

鼻的形态　—　鼻肿为邪气盛，多因肺经火盛或外伤所致。鼻头色赤有小丘疹，久之色紫变厚或肿大，称"酒渣鼻"，多因肺胃热壅；鼻翼煽动，常见于喘证。

鼻内分泌物　—　鼻流清涕属外感风寒；鼻流浊涕多为外感风热。涕黄质黏量少，或偶有血丝，多为燥邪所致，若久流浊涕且腥臭者，名为鼻渊，属湿热蕴蒸。

望口唇　—　通过观察口唇色泽和形态变化，以诊察疾病的方法。

口唇色泽　—　正常唇色红而明润。唇色淡白，主血虚；唇色深红，为实热证；唇红绛而干，是热伤津液或热入营血；唇色淡红，为虚为寒，唇色鲜红者，为阴虚火旺；唇色青紫，为气滞血瘀；环口黑色者，是肾气将绝或水气内停；小儿环口发青为惊风先兆。

口唇形态　—　口唇糜烂，多因脾胃湿热上蒸或食积生热；口唇干枯皲裂，为津液耗伤。唇内溃烂，色淡红，为虚火上炎；口开不闭主虚证；口闭不开为口噤，主病多实。

望齿龈　—　通过观察齿龈的色泽形态，以诊察疾病的方法。

牙齿　—　牙齿黄垢，是胃浊熏蒸；牙齿干燥不泽，为阴液耗伤；齿如枯骨，是肾阴枯涸。齿龈肿痛者，属胃火；牙齿腐洞为龋齿。

牙龈　—　龈色红肿者，是胃火盛，若见出血为胃火伤络；龈肿不红者，是虚火灼络或气不摄血。牙龈腐烂，牙齿脱落为牙疳。

望咽喉　—　通过观察咽喉部色泽、形态及分泌物，以诊察疾病的方法。

红肿　—　若咽部深红，肿痛明显，多由肺胃热盛所致。红色娇嫩，肿痛不甚，多为肾阴亏虚，阴虚火旺所致。咽喉漫肿，色淡红者，多为痰湿凝聚。色淡红不肿，微痛反复发作，或伴干咳，多为气阴两亏，虚火上浮。咽红肿胀而痛，甚则溃烂，或有黄白色脓点，脓汁拭之易去者，为乳蛾，多因肺胃热毒壅盛所致。咽部一侧或咽后壁明显红肿高突，吞咽困难，身发寒热者，为喉痈，因风热痰火壅滞而成。

溃烂　—　咽喉腐烂，周围红肿，多为实证；溃腐日久，周围淡红或苍白者，多属虚证；腐烂分散浅表者，为肺胃之热尚轻，虚火上炎；成片或凹陷者，多为气血不足，肾阴亏损，邪毒内陷。

成脓　—　咽部肿势高突，色深红，周围红晕紧束，发热不退者，为脓已成；咽部色浅淡，肿势散漫，无明显界限，疼痛不甚者，为未成脓。

伪膜　—　咽部溃烂处表面覆盖一层黄白或灰白色膜，称为伪膜（或假膜）。伪膜松厚，容易拭去者，此属胃热，病情较轻；咽部有灰白色假膜，坚韧拭之不去，重擦则出血，很快复生者，此属重症，多为白喉，是外感时行疫邪所致，属烈性传染病。

（三）望颈项

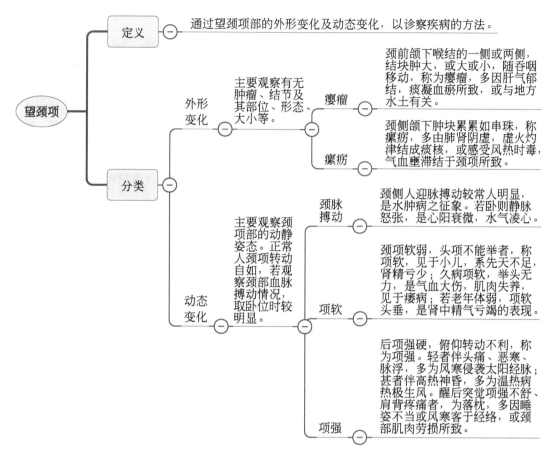

望颈项
- 定义 ○— 通过望颈项部的外形变化及动态变化，以诊察疾病的方法。
- 分类 ○—
  - 外形变化 ○— 主要观察有无肿瘤、结节及其部位、形态、大小等。
    - 瘿瘤 ○— 颈前颌下喉结的一侧或两侧，结块肿大，或大或小，随吞咽移动，称为瘿瘤，多因肝气郁结，痰凝血瘀所致，或与地方水土有关。
    - 瘰疬 ○— 颈侧颌下肿块累累如串珠，称瘰疬，多由肺肾阴虚，虚火灼津结成痰核，或感受风热时毒，气血壅滞结于颈项所致。
  - 动态变化 ○— 主要观察颈项部的动静姿态。正常人颈项转动自如，若观察颈部血脉搏动情况，取卧位时较明显。
    - 颈脉搏动 ○— 颈侧人迎脉搏动较常人明显，是水肿病之征象。若卧则静脉怒张，是心阳衰微，水气凌心。
    - 项软 ○— 颈项软弱，头项不能举者，称项软，见于小儿，系先天不足，肾精亏少；久病项软，举头无力，是气血大伤，肌肉失养，见于痿病；若老年体弱，项软头垂，是肾中精气亏竭的表现。
    - 项强 ○— 后项强硬，俯仰转动不利，称为项强。轻者伴头痛、恶寒、脉浮，多为风寒侵袭太阳经脉；甚者伴高热神昏，多为温热病热极生风。醒后突觉项强不舒、肩背疼痛者，为落枕，多因睡姿不当或风寒客于经络，或颈部肌肉劳损所致。

五、望皮肤

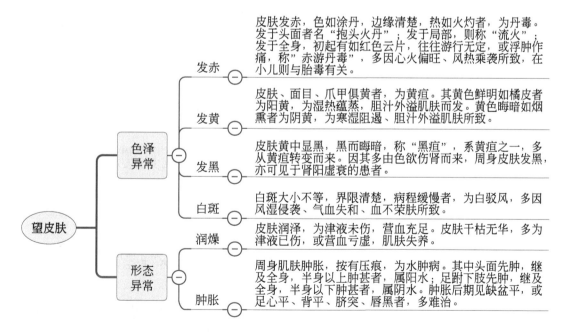

望皮肤
- 色泽异常 ○—
  - 发赤 ○— 皮肤发赤，色如涂丹，边缘清楚，热如火灼者，为丹毒。发于头面者名"抱头火丹"；发于局部，则称"流火"；发于全身，初起有如红色云片，往往游行无定，或浮肿作痛，称"赤游丹毒"，多因心火偏旺、风热乘袭所致，在小儿则与胎毒有关。
  - 发黄 ○— 皮肤、面目、爪甲俱黄者，为黄疸。其黄色鲜明如橘皮者为阳黄，为湿热蕴蒸，胆汁外溢肌肤而发。黄色晦暗如烟熏者为阴黄，为寒湿阻遏、胆汁外溢肌肤所致。
  - 发黑 ○— 皮肤黄中显黑，黑而晦暗，称"黑疸"，系黄疸之一，多从黄疸转变而来。因其多由色欲伤肾而来，周身皮肤发黑，亦可见于肾阳虚衰的患者。
  - 白斑 ○— 白斑大小不等，界限清楚，病程缓慢者，为白驳风，多因风湿侵袭、气血失和、血不荣肤所致。
- 形态异常 ○—
  - 润燥 ○— 皮肤润泽，为津液未伤，营血充足。皮肤干枯无华，多为津液已伤，或营血亏虚，肌肤失养。
  - 肿胀 ○— 周身肌肤肿胀，按有压痕，为水肿病。其中头面先肿，继及全身，半身以上肿甚者，属阳水；足跗下肢先肿，继及全身，半身以下肿甚者，属阴水。肿胀后期见缺盆平，或足心平、背平、脐突、唇黑者，多难治。

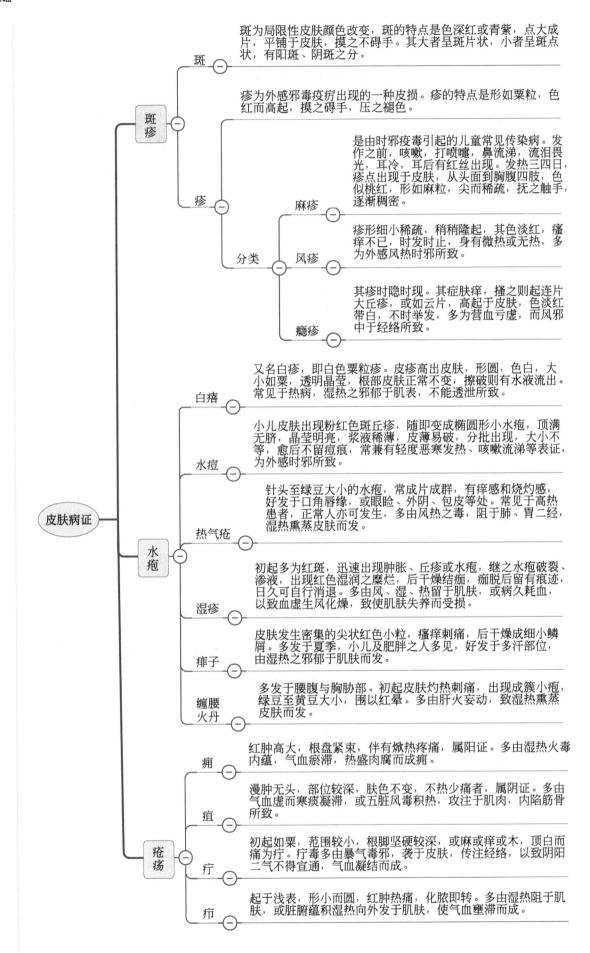

斑疹

斑　斑为局限性皮肤颜色改变，斑的特点是色深红或青紫，点大成片，平铺于皮肤，摸之不碍手。其大者呈斑片状，小者呈斑点状，有阳斑、阴斑之分。

疹　疹为外感邪毒疫疠出现的一种皮损。疹的特点是形如粟粒，色红而高起，摸之碍手，压之褪色。

分类

麻疹　是由时邪疫毒引起的儿童常见传染病。发作之前，咳嗽，打喷嚏，鼻流涕，流泪畏光，耳冷，耳后有红丝出现。发热三四日，疹点出现于皮肤，从头面到胸腹四肢，色似桃红，形如麻粒，尖而稀疏，抚之触手，逐渐稠密。

风疹　疹形细小稀疏，稍稍隆起，其色淡红，瘙痒不已，时发时止，身有微热或无热，多为外感风热时邪所致。

瘾疹　其疹时隐时现。其症肤痒，搔之则起连片大丘疹，或如云片，高起于皮肤，色淡红带白，不时举发，多为营血亏虚，而风邪中于经络所致。

水疱

白痦　又名白疹，即白色粟粒疹。皮疹高出皮肤，形圆，色白，大小如粟，透明晶莹，根部皮肤正常不变，擦破则有水液流出。常见于热病，湿热之邪郁于肌表，不能透泄所致。

水痘　小儿皮肤出现粉红色斑丘疹，随即变成椭圆形小水疱，顶满无脐，晶莹明亮，浆液稀薄，皮薄易破，分批出现，大小不等，愈后不留痘痕，常兼有轻度恶寒发热、咳嗽流涕等表证，为外感时邪所致。

热气疮　针头至绿豆大小的水疱，常成片成群，有痒感和烧灼感，好发于口角唇缘，或眼睑、外阴、包皮等处。常见于高热患者，正常人亦可发生，多由风热之毒，阻于肺、胃二经，湿热熏蒸皮肤而发。

湿疹　初起多为红斑，迅速出现肿胀、丘疹或水疱，继之水疱破裂、渗液，出现红色湿润之糜烂，后干燥结痂，痂脱后留有痕迹，日久可自行消退。多由风、湿、热留于肌肤，或病久耗血，以致血虚生风化燥，致使肌肤失养而受损。

痱子　皮肤发生密集的尖状红色小粒，瘙痒刺痛，后干燥成细小鳞屑。多发于夏季，小儿及肥胖之人多见，好发于多汗部位，由湿热之邪郁于肌肤而发。

缠腰火丹　多发于腰腹与胸胁部。初起皮肤灼热刺痛，出现成簇小疱，绿豆至黄豆大小，围以红晕。多由肝火妄动，致湿热熏蒸皮肤而发。

疮疡

痈　红肿高大，根盘紧束，伴有焮热疼痛，属阳证。多由湿热火毒内蕴，气血瘀滞，热盛肉腐而成痈。

疽　漫肿无头，部位较深，肤色不变，不热少痛者，属阴证。多由气血虚而寒痰凝滞，或五脏风毒积热，攻注于肌肉，内陷筋骨所致。

疔　初起如粟，范围较小，根脚坚硬较深，或麻或痒或木，顶白而痛为疔。疔毒多由暴气毒邪，袭于皮肤，传注经络，以致阴阳二气不得宣通，气血凝结而成。

疖　起于浅表，形小而圆，红肿热痛，化脓即转。多由湿热阻于肌肤，或脏腑蕴积湿热向外发于肌肤，使气血壅滞而成。

皮肤病证

六、望二阴

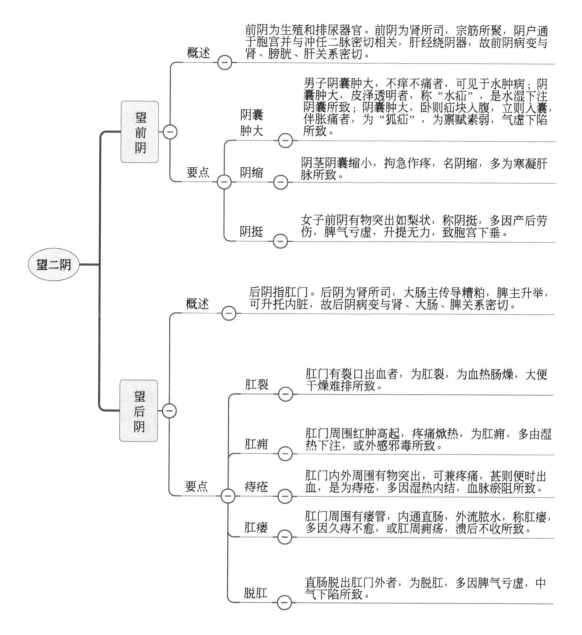

望二阴

望前阴

概述 — 前阴为生殖和排尿器官。前阴为肾所司，宗筋所聚，阴户通于胞宫并与冲任二脉密切相关，肝经绕阴器，故前阴病变与肾、膀胱、肝关系密切。

要点

阴囊肿大 — 男子阴囊肿大，不痒不痛者，可见于水肿病；阴囊肿大，皮泽透明者，称"水疝"，是水湿下注阴囊所致；阴囊肿大，卧则疝块入腹，立则入囊，伴胀痛者，为"狐疝"，为禀赋素弱，气虚下陷所致。

阴缩 — 阴茎阴囊缩小，拘急作疼，名阴缩，多为寒凝肝脉所致。

阴挺 — 女子前阴有物突出如梨状，称阴挺，多因产后劳伤，脾气亏虚，升提无力，致胞宫下垂。

望后阴

概述 — 后阴指肛门。后阴为肾所司，大肠主传导糟粕，脾主升举，可升托内脏，故后阴病变与肾、大肠、脾关系密切。

要点

肛裂 — 肛门有裂口出血者，为肛裂，为血热肠燥，大便干燥难排所致。

肛痈 — 肛门周围红肿高起，疼痛灼热，为肛痈，多由湿热下注，或外感邪毒所致。

痔疮 — 肛门内外周围有物突出，可兼疼痛，甚则便时出血，是为痔疮，多因湿热内结，血脉瘀阻所致。

肛瘘 — 肛门周围有瘘管，内通直肠，外流脓水，称肛瘘，多因久痔不愈，或肛周痈疡，溃后不收所致。

脱肛 — 直肠脱出肛门外者，为脱肛，多因脾气亏虚，中气下陷所致。

七、望舌

（一）舌诊的定义、原理、方法及注意事项

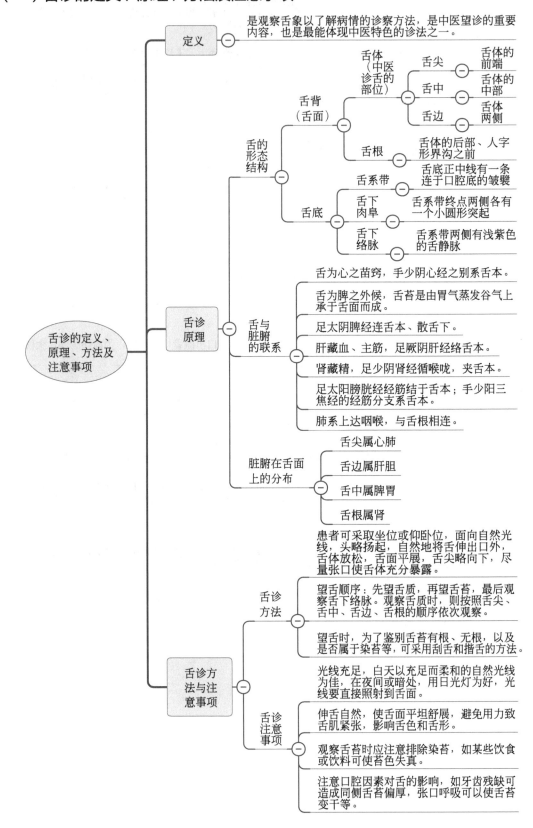

舌诊的定义、原理、方法及注意事项

定义 —— 是观察舌象以了解病情的诊察方法，是中医望诊的重要内容，也是最能体现中医特色的诊法之一。

舌诊原理

- 舌的形态结构
  - 舌背（舌面）
    - 舌体（中医诊舌的部位）
      - 舌尖 —— 舌体的前端
      - 舌中 —— 舌体的中部
      - 舌边 —— 舌体两侧
    - 舌根 —— 舌体的后部、人字形界沟之前
  - 舌底
    - 舌系带 —— 舌底正中线有一条连于口腔底的皱襞
    - 舌下肉阜 —— 舌系带终点两侧各有一个小圆形突起
    - 舌下络脉 —— 舌系带两侧有浅紫色的舌静脉
- 舌与脏腑的联系
  - 舌为心之苗窍，手少阴心经之别系舌本。
  - 舌为脾之外候，舌苔是由胃气蒸发谷气上承于舌面而成。
  - 足太阴脾经连舌本、散舌下。
  - 肝藏血、主筋，足厥阴肝经络舌本。
  - 肾藏精，足少阴肾经循喉咙，夹舌本。
  - 足太阳膀胱经经筋结于舌本；手少阳三焦经的经筋分支系舌本。
  - 肺系上达咽喉，与舌根相连。
- 脏腑在舌面上的分布
  - 舌尖属心肺
  - 舌边属肝胆
  - 舌中属脾胃
  - 舌根属肾

舌诊方法与注意事项

- 舌诊方法
  - 患者可采取坐位或仰卧位，面向自然光线，头略扬起，自然地将舌伸出口外，舌体放松，舌面平展，舌尖略向下，尽量张口使舌体充分暴露。
  - 望舌顺序：先望舌质，再望舌苔，最后观察舌下络脉。观察舌质时，则按照舌尖、舌中、舌边、舌根的顺序依次观察。
  - 望舌时，为了鉴别舌苔有根、无根，以及是否属于染苔等，可采用刮舌和揩舌的方法。
- 舌诊注意事项
  - 光线充足，白天以充足而柔和的自然光线为佳，在夜间或暗处，用日光灯为好，光线要直接照射到舌面。
  - 伸舌自然，使舌面平坦舒展，避免用力致舌肌紧张，影响舌色和舌形。
  - 观察舌苔时应注意排除染苔，如某些饮食或饮料可使苔色失真。
  - 注意口腔因素对舌的影响，如牙齿残缺可造成同侧舌苔偏厚，张口呼吸可以使舌苔变干等。

（二）舌诊的内容

1. 正常舌象

正常舌象 ─┤

舌质淡红、鲜明、滋润，舌体大小适中，柔软灵活；舌苔均匀、薄白而湿润，简称为"淡红舌，薄白苔"，说明胃气旺盛，气血津液充盈，脏腑功能正常。

正常舌象受年龄、性别、体质、禀赋、气候环境等的影响，可以产生生理性变异。

2. 望舌质

定义：通过观察舌质的神、色、形、态及舌下络脉的改变，以测知脏腑病变的方法。

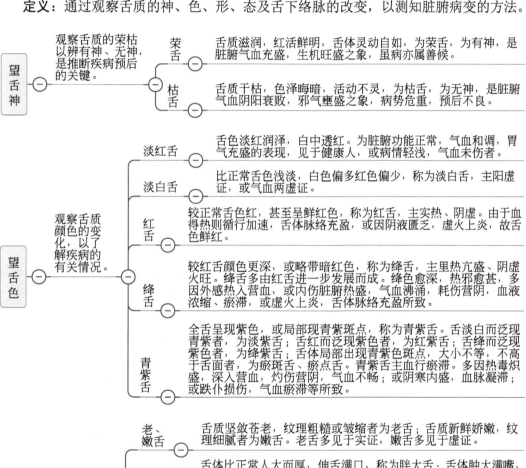

望舌神 ─ 观察舌质的荣枯以辨有神、无神，是推断疾病预后的关键。

荣舌：舌质滋润，红活鲜明，舌体灵动自如，为荣舌，为有神，是脏腑气血充盛，生机旺盛之象，虽病亦属善候。

枯舌：舌质干枯，色泽晦暗，活动不灵，为枯舌，为无神，是脏腑气血阴阳衰败，邪气壅盛之象，病势危重，预后不良。

望舌色 ─ 观察舌质颜色的变化，以了解疾病的有关情况。

淡红舌：舌色淡红润泽，白中透红。为脏腑功能正常，气血和调，胃气充盛的表现，见于健康人，或病情轻浅，气血未伤者。

淡白舌：比正常舌色浅淡，白色偏多红色偏少，称为淡白舌，主阳虚证，或气血两虚证。

红舌：较正常舌色红，甚至呈鲜红色，称为红舌，主实热、阴虚。由于血得热则循行加速，舌体脉络充盈，或因阴液匮乏，虚火上炎，故舌色鲜红。

绛舌：较红舌颜色更深，或略带暗红色，称为绛舌，主里热亢盛、阴虚火旺。绛舌多由红舌进一步发展而成。绛色愈深，热邪愈甚，多因外感热入营血，或内伤脏腑热盛，气血沸涌，耗伤营阴，血液浓缩、瘀滞，或虚火上炎，舌体脉络充盈所致。

青紫舌：全舌呈现紫色，或局部现青紫斑点，称为青紫舌。舌淡白而泛现青紫者，为淡紫舌；舌红而泛现紫色者，为红紫舌；舌绛而泛现紫色者，为绛紫舌；舌体局部出现青紫色斑点，大小不等，不高于舌面者，为瘀斑舌、瘀点舌。青紫舌主血行瘀滞。多因热毒炽盛，深入营血，灼伤营阴，气血不畅；或阴寒内盛，血脉凝滞；或跌仆损伤，气血瘀滞等所致。

望舌形 ─ 舌形指舌质的形状，包括老嫩、胖瘦、点刺、齿痕、裂纹等方面的特征。

老、嫩舌：舌质坚敛苍老，纹理粗糙或皱缩者为老舌；舌质新鲜娇嫩，纹理细腻者为嫩舌。老舌多见于实证，嫩舌多见于虚证。

胖、瘦舌：舌体比正常人大而厚，伸舌满口，称为胖大舌；舌体肿大满嘴，甚至不能闭口，不能缩回，称为肿胀舌；舌体比正常舌瘦小而薄，称为瘦薄舌。

点、刺舌：点，指突起于舌面的红色或紫红色星点。大者为星，称红星舌；小者为点，称红点舌。刺，指舌乳头突起如刺，摸之棘手，称为芒刺舌。点刺舌主脏腑热盛，或血分热盛。

裂纹舌：舌面上出现各种形状的裂纹、裂沟，沟裂中并无舌苔覆盖。舌上裂纹可多少不等，深浅不一，可见于舌之各个部位。多主邪热炽盛、阴液亏虚、血虚不润、脾虚湿盛。

齿痕舌：舌体边缘有牙齿压迫的痕迹。主脾虚、水湿内盛证。舌边有齿痕，多因舌体胖大而受牙齿挤压所致，故多与胖大舌同见。

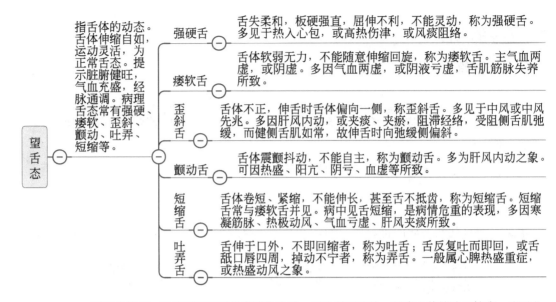

3. 望舌苔

望舌苔是通过诊察舌苔苔质和苔色情况，判断疾病的方法。

（1）望苔色

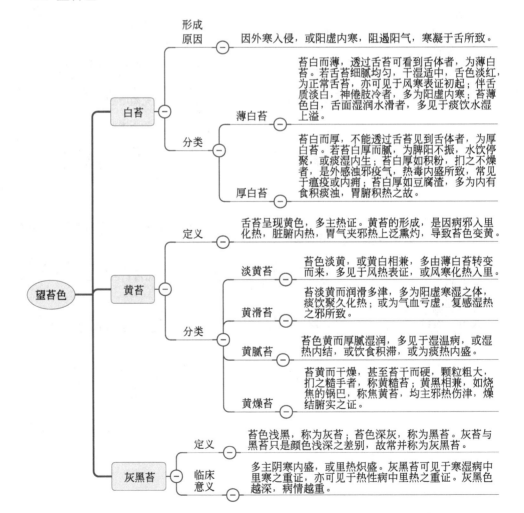

（2）望苔质

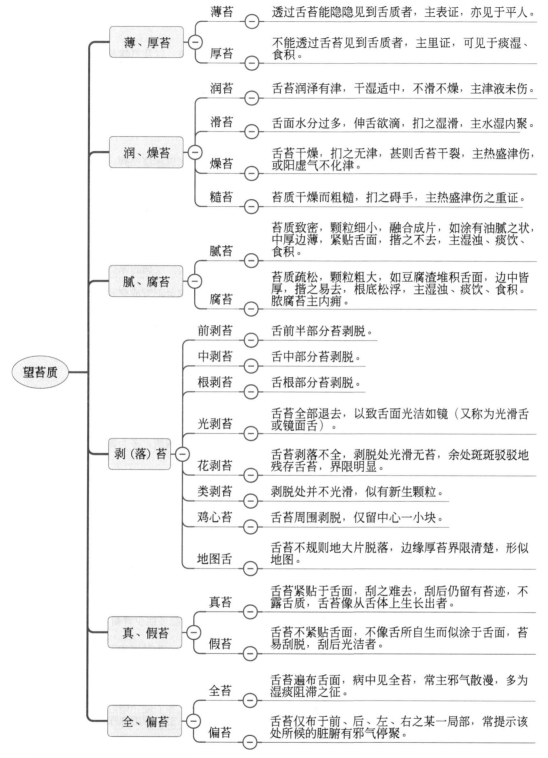

望苔质
- 薄、厚苔
  - 薄苔 — 透过舌苔能隐隐见到舌质者，主表证，亦见于平人。
  - 厚苔 — 不能透过舌苔见到舌质者，主里证，可见于痰湿、食积。
- 润、燥苔
  - 润苔 — 舌苔润泽有津，干湿适中，不滑不燥，主津液未伤。
  - 滑苔 — 舌面水分过多，伸舌欲滴，扪之湿滑，主水湿内聚。
  - 燥苔 — 舌苔干燥，扪之无津，甚则舌苔干裂，主热盛津伤，或阳虚气不化津。
  - 糙苔 — 苔质干燥而粗糙，扪之碍手，主热盛津伤之重证。
- 腻、腐苔
  - 腻苔 — 苔质致密，颗粒细小，融合成片，如涂有油腻之状，中厚边薄，紧贴舌面，揩之不去，主湿浊、痰饮、食积。
  - 腐苔 — 苔质疏松，颗粒粗大，如豆腐渣堆积舌面，边中皆厚，揩之易去，根底松浮，主湿浊、痰饮、食积。脓腐苔主内痈。
- 剥（落）苔
  - 前剥苔 — 舌前半部分苔剥脱。
  - 中剥苔 — 舌中部分苔剥脱。
  - 根剥苔 — 舌根部分苔剥脱。
  - 光剥苔 — 舌苔全部退去，以致舌面光洁如镜（又称为光滑舌或镜面舌）。
  - 花剥苔 — 舌苔剥落不全，剥脱处光滑无苔，余处斑斑驳驳地残存舌苔，界限明显。
  - 类剥苔 — 剥脱处并不光滑，似有新生颗粒。
  - 鸡心苔 — 舌苔周围剥脱，仅留中心一小块。
  - 地图舌 — 舌苔不规则地大片脱落，边缘厚苔界限清楚，形似地图。
- 真、假苔
  - 真苔 — 舌苔紧贴于舌面，刮之难去，刮后仍留有苔迹，不露舌质，舌苔像从舌体上生长出者。
  - 假苔 — 舌苔不紧贴舌面，不像舌所自生而似涂于舌面，苔易刮脱，刮后光洁者。
- 全、偏苔
  - 全苔 — 舌苔遍布舌面，病中见全苔，常主邪气散漫，多为湿痰阻滞之征。
  - 偏苔 — 舌苔仅布于前、后、左、右之某一局部，常提示该处所候的脏腑有邪气停聚。

4. 舌质和舌苔的综合诊察

一般情况下，舌质与舌苔的变化是一致的，其主病往往是两者的综合。但是也常有舌质与舌苔变化不一致的情况，需四诊合参，综合判断。灰黑苔主热证，亦主寒证。有时舌质与舌苔的主病虽不一致，但实际上也是二者的综合。

八、望排出物

望排出物

- **定义** — 通过观察患者的排泄物和分泌物的变化，以了解疾病情况的方法。

- **望痰、涎、涕、唾**
  - **望痰** — 通过观察痰的形质，以及气味及排出量等，推测相关脏腑的病变的方法。痰是机体水液代谢障碍所形成的的病理产物，有广义和狭义之分。此指由呼吸道排出的黏液，即狭义之痰。
  - **望涎** — 即观察涎的形质及量的多少，了解脏腑病变情况。涎为脾（胃）之液，亦与肾有关。
  - **望涕** — 即观察涕液的变化以诊察疾病。涕为肺之液，涕的色、质及量的变化常反映肺的病变。
  - **望唾** — 即观察唾液的分泌情况，了解相关脏腑病变。唾为肾之液，亦与脾胃相关。故唾液分泌量的变化常与肾、脾胃功能失调有关。

- **望呕吐物** — 呕吐是胃气上逆所致，外感内伤皆可引起。观察呕吐物的色、质、量的变化，可了解胃气上逆的原因和疾病的寒热虚实。
  - 呕吐物清稀无臭，多为寒呕。由脾肾阳衰或寒邪犯胃所致。
  - 呕吐物秽浊酸臭，多为热呕。因邪热犯胃，或肝经郁火，致胃热上逆。
  - 呕吐清水痰涎，胃脘有振水声，多属痰饮。
  - 呕吐黄绿苦水，多为肝胆湿热。
  - 呕吐物酸腐，夹杂不消化食物，多为食积。
  - 呕吐鲜血或血紫暗有块，夹杂食物残渣，多为胃有积热或肝火犯胃。若脓血混杂，多为胃痈。

- **望大便**
  - 大便清稀水样，多为寒湿泄泻。由外感寒湿，或饮食生冷，脾失健运，清浊不分所致。
  - 大便黄褐如糜而臭，多为湿热泄泻。由湿热或暑湿伤及胃肠，大肠传导失常所致。
  - 大便清稀，完谷不化，或如鸭溏，多属脾虚泄泻或肾虚泄泻。因脾胃虚弱，运化失职，或火不温土，清浊不分所致。
  - 大便如黏冻，夹有脓血，多为痢疾。由湿热蕴结大肠所致。其中血多脓少者偏于热，病在血分；脓多血少者偏于湿，病在气分。
  - 大便燥结，干如羊屎，排出困难，为肠道津亏。多因热盛伤津，或胃火偏亢，大肠液亏，传化不行所致。亦可见于噎膈患者。
  - 大便带血，或便血相混，称为便血。其中血色鲜红，附在大便表面或于排便前后沥出者，为近血，可见于风热灼伤肠络所致的肠风下血，或痔疮、肛裂出血等；便色暗红或紫黑称为黑便，为远血，可因内伤劳倦、肝气不舒、胃腑血瘀等所致。

- **望小便**
  - 小便清长，多见于虚寒证。因阳虚气化不利，水液下趋膀胱所致。
  - 小便短黄，多见于热证。因热伤津液所致。
  - 尿中带血，多因热伤血络，或脾肾不固所致。
  - 尿有砂石，多因湿热内蕴，煎熬尿中杂质结为砂石所致。
  - 小便混浊如米泔或滑腻如脂膏，多因脾肾亏虚，清浊不分，或湿热下注，气化不利，不能制约脂液下流所致。

九、望小儿食指络脉

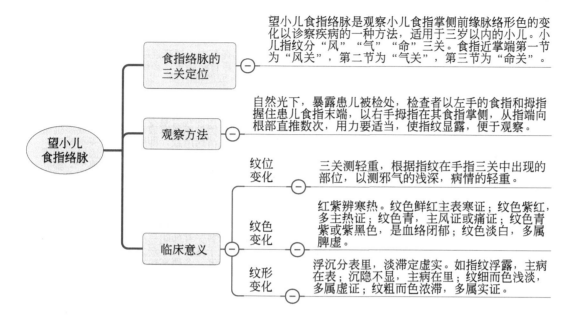

望小儿
食指络脉

食指络脉的
三关定位 ── 望小儿食指络脉是观察小儿食指掌侧前缘脉络形色的变化以诊察疾病的一种方法，适用于三岁以内的小儿。小儿指纹分"风""气""命"三关。食指近掌端第一节为"风关"，第二节为"气关"，第三节为"命关"。

观察方法 ── 自然光下，暴露患儿被检处，检查者以左手的食指和拇指握住患儿食指末端，以右手拇指在其食指掌侧，从指端向根部直推数次，用力要适当，使指纹显露，便于观察。

临床意义

纹位变化 ── 三关测轻重，根据指纹在手指三关中出现的部位，以测邪气的浅深，病情的轻重。

纹色变化 ── 红紫辨寒热。纹色鲜红主表寒证；纹色紫红，多主热证；纹色青，主风证或痛证；纹色青紫或紫黑色，是血络闭郁；纹色淡白，多属脾虚。

纹形变化 ── 浮沉分表里，淡滞定虚实。如指纹浮露，主病在表；沉隐不显，主病在里；纹细而色浅淡，多属虚证；纹粗而色浓滞，多属实证。

第二节 闻诊

闻诊是医师利用听觉和嗅觉来诊察了解患者病况的诊断方法。包括听声音和嗅气味两个方面。

一、听声音

（一）正常声音

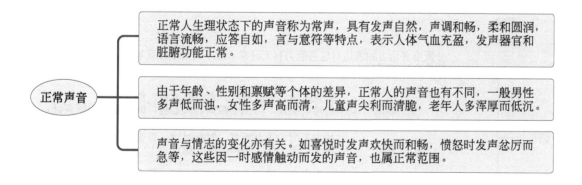

正常声音

正常人生理状态下的声音称为常声，具有发声自然，声调和畅，柔和圆润，语言流畅，应答自如，言与意符等特点，表示人体气血充盈，发声器官和脏腑功能正常。

由于年龄、性别和禀赋等个体的差异，正常人的声音也有不同，一般男性多声低而浊，女性多声高而清，儿童声尖利而清脆，老年人多浑厚而低沉。

声音与情志的变化亦有关。如喜悦时发声欢快而和畅，愤怒时发声忿厉而急等，这些因一时感情触动而发的声音，也属正常范围。

笔记

（二）病变声音

1. 发声

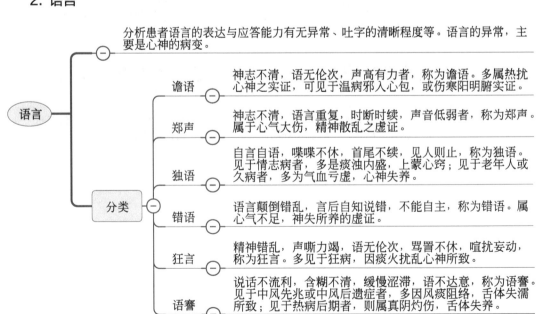

发声

一：一般认为，在疾病状态下，语声高亢，洪亮有力，声音连续者，多属阳证、实证、热证；语声低微细弱，懒言而沉静，声音断续者，多属阴证、虚证、寒证。语声重浊者，称为声重，多属外感风寒，或湿浊阻滞，以致肺气不宣，鼻窍不通。

分类

音哑与失音：语声嘶哑者为音哑，语而无声者为失音。新病音哑或失音者，多属实证，多因外感风寒或风热袭肺，或痰湿壅肺，肺失清肃，邪闭清窍所致，即所谓"金实不鸣"。久病音哑或失音者，多属虚证，多因各种原因导致阴虚火旺，肺肾精气内伤所致，即所谓"金破不鸣"。暴怒喊叫或持续高声宣讲，伤及喉咙所致音哑或失音者，亦属气阴耗伤之类。若久病重病，突见音哑，多是脏气将绝之危象。

鼾声：熟睡或昏迷时鼻喉发出的一种声响，是气道不利所发出的异常呼吸声。熟睡鼾声若无其他明显症状，多因慢性鼻病，或睡姿不当所致，常见于体胖、年老之人。若昏睡不醒，或神识昏迷而鼾声不绝者，多属高热神昏，或中风入脏之危候。

呻吟：病痛难忍所发出的痛苦哼哼声。新病呻吟，声音高亢有力，多为实证、剧痛；久病呻吟，声音低微无力，多为虚证。临床常结合姿态变化，判断病痛部位，如呻吟护腹者，多为脘痛或腹痛；扪腮者可能为齿痛。

惊呼：患者突然发出的惊叫声，其声尖锐，表情惊恐者，多为剧痛或惊恐所致。小儿阵发惊呼，多为受惊。成人发出惊呼，除惊恐外，多属剧痛，或精神失常。

喷嚏：肺气上逆于鼻而发出的声响。偶发喷嚏，不属病态。若新病喷嚏，兼有恶寒发热，鼻流清涕等症状，多因外感风寒，刺激鼻道之故，属表寒证。久病阳虚之人，突然出现喷嚏，多为阳气回复，病有好转趋势。

呵欠：张口深吸气，微有响声的一种表现。因困倦欲睡而欠者，不属病态。病者不拘时间，呵欠频频不止，称数欠，多为体虚阴盛阳衰之故。

太息：患者自觉胸中憋闷不畅时发出的长吁或短叹声，多为肝郁气滞，气机不畅所致。

2. 语言

语言

一：分析患者语言的表达与应答能力有无异常、吐字的清晰程度等。语言的异常，主要是心神的病变。

分类

谵语：神志不清，语无伦次，声高有力者，称为谵语。多属热扰心神之实证，可见于温病邪入心包，或伤寒阳明腑实证。

郑声：神志不清，语言重复，时断时续，声音低弱者，称为郑声。属于心气大伤，精神散乱之虚证。

独语：自言自语，喋喋不休，首尾不续，见人则止，称为独语。见于情志病者，多是痰浊内盛，上蒙心窍；见于老年人或久病者，多为气血亏虚，心神失养。

错语：语言颠倒错乱，言后自知说错，不能自主，称为错语。属心气不足，神失所养的虚证。

狂言：精神错乱，声嘶力竭，语无伦次，骂詈不休，喧扰妄动，称为狂言。多见于狂病，因痰火扰乱心神所致。

语謇：说话不流利，含糊不清，缓慢涩滞，语不达意，称为语謇。见于中风先兆或中风后遗症者，多因风痰阻络，舌体失濡所致；见于热病后期者，则属真阴灼伤，舌体失养。

3. 呼吸

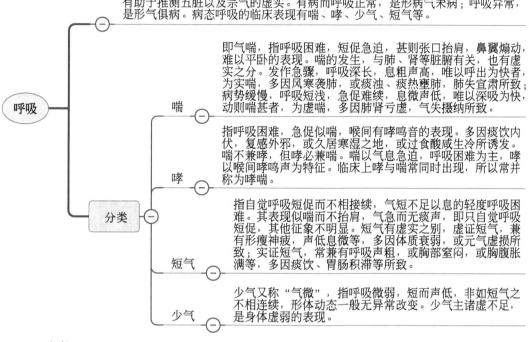

4. 咳嗽

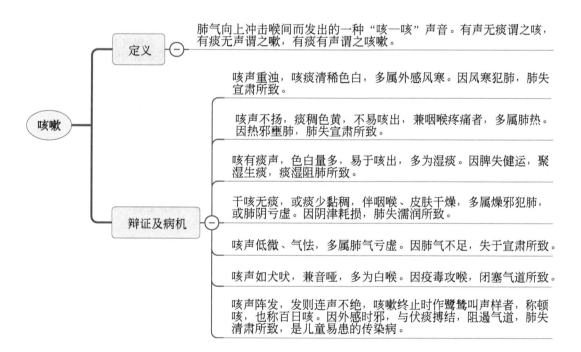

5. 呕吐

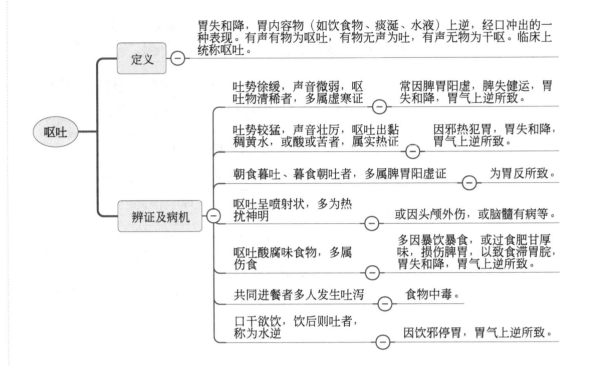

6. 呃逆

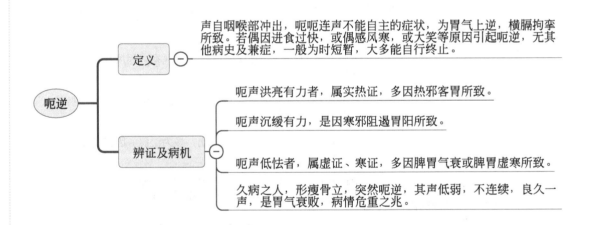

7. 嗳气

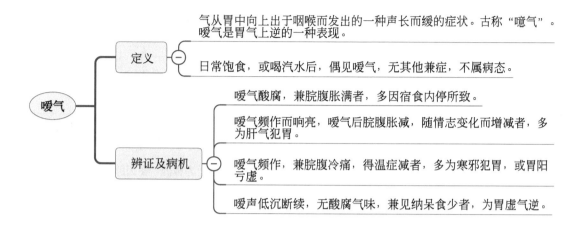

嗳气

- 定义
  - 气从胃中向上出于咽喉而发出的一种声长而缓的症状。古称"噫气"。嗳气是胃气上逆的一种表现。
  - 日常饱食，或喝汽水后，偶见嗳气，无其他兼症，不属病态。

- 辨证及病机
  - 嗳气酸腐，兼脘腹胀满者，多因宿食内停所致。
  - 嗳气频作而响亮，嗳气后脘腹胀减，随情志变化而增减者，多为肝气犯胃。
  - 嗳气频作，兼脘腹冷痛，得温症减者，多为寒邪犯胃，或胃阳亏虚。
  - 嗳声低沉断续，无酸腐气味，兼见纳呆食少者，为胃虚气逆。

8. 太息

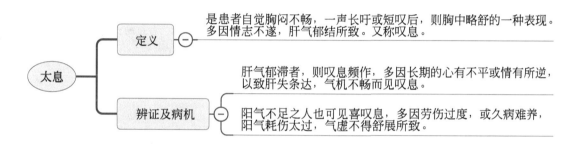

太息

- 定义
  - 是患者自觉胸闷不畅，一声长吁或短叹后，则胸中略舒的一种表现。多因情志不遂，肝气郁结所致。又称叹息。

- 辨证及病机
  - 肝气郁滞者，则叹息频作，多因长期的心有不平或情有所逆，以致肝失条达，气机不畅而见叹息。
  - 阳气不足之人也可见喜叹息，多因劳伤过度，或久病难养，阳气耗伤太过，气虚不得舒展所致。

9. 肠鸣

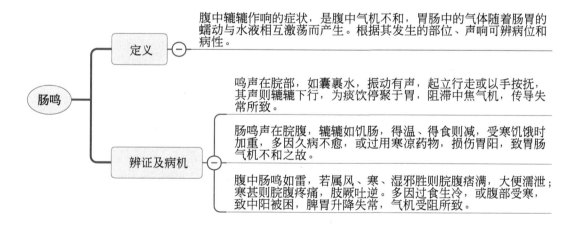

肠鸣

- 定义
  - 腹中辘辘作响的症状，是腹中气机不和，胃肠中的气体随着肠胃的蠕动与水液相互激荡而产生。根据其发生的部位、声响可辨病位和病性。

- 辨证及病机
  - 鸣声在脘部，如囊裹水，振动有声，起立行走或以手按抚，其声则辘辘下行，为痰饮停聚于胃，阻滞中焦气机，传导失常所致。
  - 肠鸣声在脘腹，辘辘如饥肠，得温、得食则减，受寒饥饿时加重，多因久病不愈，或过用寒凉药物，损伤胃阳，致胃肠气机不和之故。
  - 腹中肠鸣如雷，若属风、寒、湿邪胜则脘腹痞满，大便濡泄；寒甚则脘腹疼痛，肢厥吐逆。多因过食生冷，或腹部受寒，致中阳被困，脾胃升降失常，气机受阻所致。

笔记

二、嗅气味

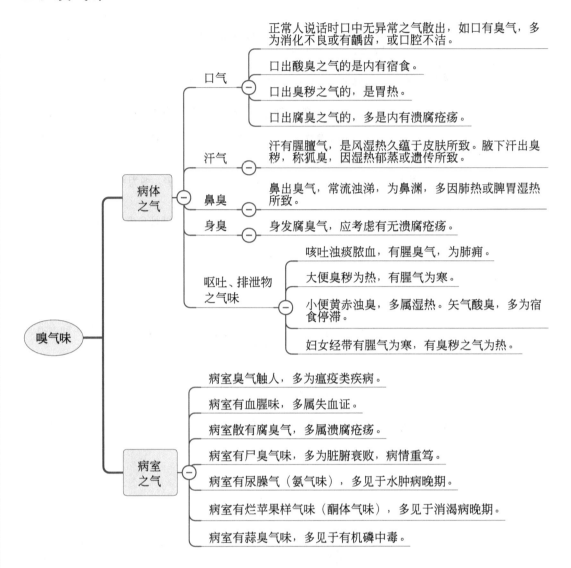

口气 — 正常人说话时口中无异常之气散出，如口有臭气，多为消化不良或有龋齿，或口腔不洁。

口出酸臭之气的是内有宿食。

口出臭秽之气的，是胃热。

口出腐臭之气的，多是内有溃腐疮疡。

病体之气 — 汗气 — 汗有腥膻气，是风湿热久蕴于皮肤所致。腋下汗出臭秽，称狐臭，因湿热郁蒸或遗传所致。

鼻臭 — 鼻出臭气，常流浊涕，为鼻渊，多因肺热或脾胃湿热所致。

身臭 — 身发腐臭气，应考虑有无溃腐疮疡。

呕吐、排泄物之气味 — 咳吐浊痰脓血，有腥臭气，为肺痈。

大便臭秽为热，有腥气为寒。

小便黄赤浊臭，多属湿热。矢气酸臭，多为宿食停滞。

妇女经带有腥气为寒，有臭秽之气为热。

嗅气味

病室之气 — 病室臭气触人，多为瘟疫类疾病。

病室有血腥味，多属失血证。

病室散有腐臭气，多属溃腐疮疡。

病室有尸臭气味，多为脏腑衰败，病情重笃。

病室有尿臊气（氨气味），多见于水肿病晚期。

病室有烂苹果样气味（酮体气味），多见于消渴病晚期。

病室有蒜臭气味，多见于有机磷中毒。

第三节　问诊

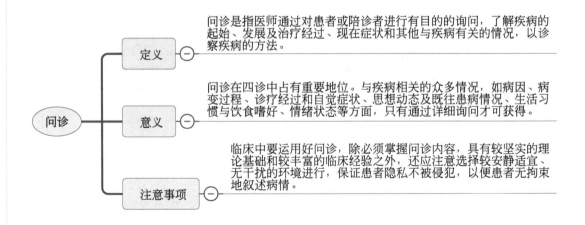

定义 — 问诊是指医师通过对患者或陪诊者进行有目的的询问，了解疾病的起始、发展及治疗经过、现在症状和其他与疾病有关的情况，以诊察疾病的方法。

问诊

意义 — 问诊在四诊中占有重要地位。与疾病相关的众多情况，如病因、病变过程、诊疗经过和自觉症状、思想动态及既往患病情况、生活习惯与饮食嗜好、情绪状态等方面，只有通过详细询问才可获得。

注意事项 — 临床中要运用好问诊，除必须掌握问诊内容，具有较坚实的理论基础和较丰富的临床经验之外，还应注意选择较安静适宜、无干扰的环境进行，保证患者隐私不被侵犯，以便患者无拘束地叙述病情。

一、一般问诊

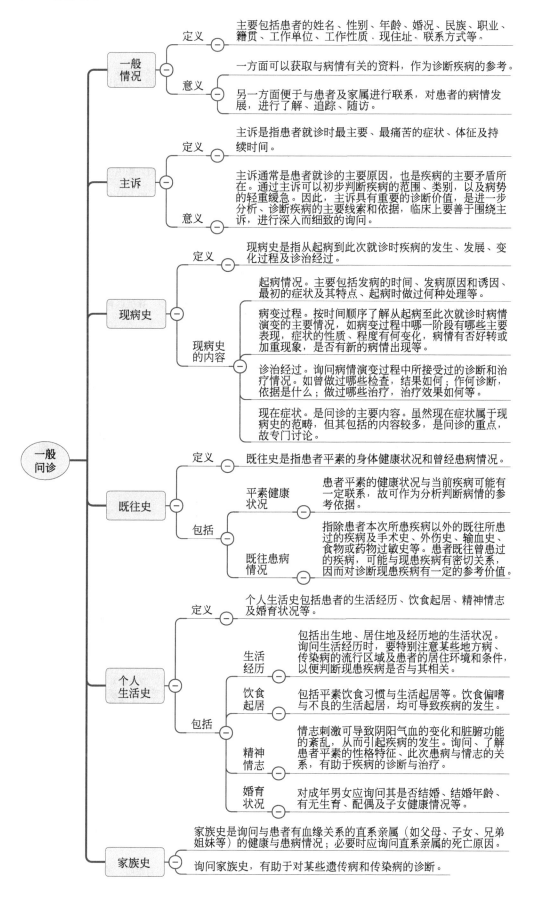

一般问诊

一般情况
- 定义 — 主要包括患者的姓名、性别、年龄、婚况、民族、职业、籍贯、工作单位、工作性质、现住址、联系方式等。
- 意义
  - 一方面可以获取与病情有关的资料，作为诊断疾病的参考。
  - 另一方面便于与患者及家属进行联系，对患者的病情发展，进行了解、追踪、随访。

主诉
- 定义 — 主诉是指患者就诊时最主要、最痛苦的症状、体征及持续时间。
- 意义 — 主诉通常是患者就诊的主要原因，也是疾病的主要矛盾所在。通过主诉可以初步判断疾病的范围、类别，以及病势的轻重缓急。因此，主诉具有重要的诊断价值，是进一步分析、诊断疾病的主要线索和依据，临床上要善于围绕主诉，进行深入而细致的询问。

现病史
- 定义 — 现病史是指从起病到此次就诊时疾病的发生、发展、变化过程及诊治经过。
- 现病史的内容
  - 起病情况。主要包括发病的时间、发病原因和诱因、最初的症状及其特点、起病时做过何种处理等。
  - 病变过程。按时间顺序了解从起病至此次就诊时病情演变的主要情况，如病变过程中哪一阶段有哪些主要表现，症状的性质、程度有何变化，病情有否好转或加重现象，是否有新的病情出现等。
  - 诊治经过。询问病情演变过程中所接受过的诊断和治疗情况。如曾做过哪些检查，结果如何；作何诊断，依据是什么；做过哪些治疗，治疗效果如何等。
  - 现在症状。是问诊的主要内容。虽然现在症状属于现病史的范畴，但其包括的内容较多，是问诊的重点，故专门讨论。

既往史
- 定义 — 既往史是指患者平素的身体健康状况和曾经患病情况。
- 包括
  - 平素健康状况 — 患者平素的健康状况与当前疾病可能有一定联系，故可作为分析判断病情的参考依据。
  - 既往患病情况 — 指除患者本次所患疾病以外的既往所患过的疾病及手术史、外伤史、输血史、食物或药物过敏史等。患者既往曾患过的疾病，可能与现患疾病有密切关系，因而对诊断现患疾病有一定的参考价值。

个人生活史
- 定义 — 个人生活史包括患者的生活经历、饮食起居、精神情志及婚育状况等。
- 包括
  - 生活经历 — 包括出生地、居住地及经历地的生活状况。询问生活经历时，要特别注意某些地方病、传染病的流行区域及患者的居住环境和条件，以便判断现患疾病是否与其相关。
  - 饮食起居 — 包括平素饮食习惯与生活起居等。饮食偏嗜与不良的生活起居，均可导致疾病的发生。
  - 精神情志 — 情志刺激可导致阴阳气血的变化和脏腑功能的紊乱，从而引起疾病的发生。询问、了解患者平素的性格特征、此次患病与情志的关系，有助于疾病的诊断与治疗。
  - 婚育状况 — 对成年男女应询问其是否结婚、结婚年龄、有无生育、配偶及子女健康情况等。

家族史
- 家族史是询问与患者有血缘关系的直系亲属（如父母、子女、兄弟姐妹等）的健康与患病情况；必要时应询问直系亲属的死亡原因。
- 询问家族史，有助于对某些遗传病和传染病的诊断。

二、问现在症状

（一）问寒热

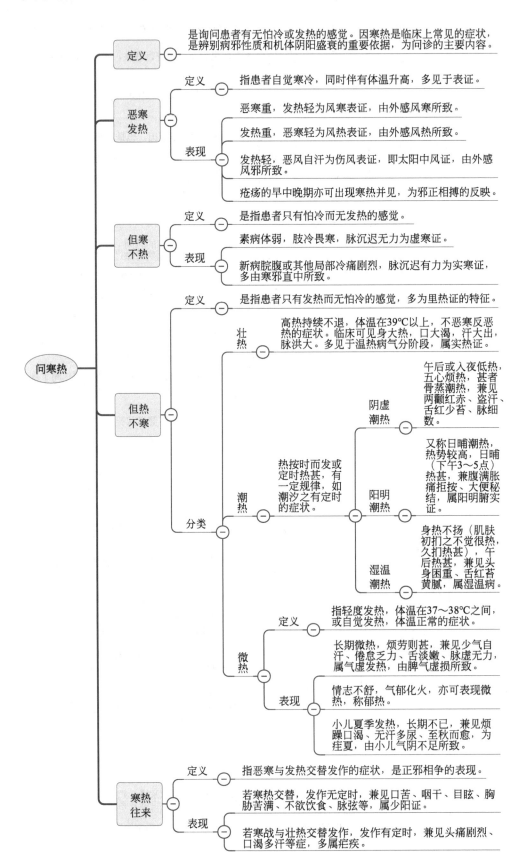

定义　是询问患者有无怕冷或发热的感觉。因寒热是临床上常见的症状，是辨别病邪性质和机体阴阳盛衰的重要依据，为问诊的主要内容。

恶寒发热
- 定义　指患者自觉寒冷，同时伴有体温升高，多见于表证。
- 表现
  - 恶寒重，发热轻为风寒表证，由外感风寒所致。
  - 发热重，恶寒轻为风热表证，由外感风热所致。
  - 发热轻，恶风自汗为伤风表证，即太阳中风证，由外感风邪所致。
  - 疮疡的早中晚期亦可出现寒热并见，为邪正相搏的反映。

但寒不热
- 定义　是指患者只有怕冷而无发热的感觉。
- 表现
  - 素病体弱，肢冷畏寒，脉沉迟无力为虚寒证。
  - 新病脘腹或其他局部冷痛剧烈，脉沉迟有力为实寒证，多由寒邪直中所致。

但热不寒
- 定义　是指患者只有发热而无怕冷的感觉，多为里热证的特征。
- 分类
  - 壮热　高热持续不退，体温在39℃以上，不恶寒反恶热的症状。临床可见身大热，口大渴，汗大出，脉洪大。多见于温热病气分阶段，属实热证。
  - 潮热　热按时而发或定时热甚，有一定规律，如潮汐之有定时的症状。
    - 阴虚潮热　午后或入夜低热，五心烦热，甚者骨蒸潮热，兼见两颧红赤、盗汗、舌红少苔、脉细数。
    - 阳明潮热　又称日晡潮热，热势较高，日晡（下午3~5点）热甚，兼腹满胀痛拒按、大便秘结，属阳明腑实证。
    - 湿温潮热　身热不扬（肌肤初扪之不觉很热，久扪热甚），午后热甚，兼见头身困重、舌红苔黄腻，属湿温病。
  - 微热
    - 定义　指轻度发热，体温在37~38℃之间，或自觉发热，体温正常的症状。
    - 表现
      - 长期微热，烦劳则甚，兼见少气自汗、倦怠乏力、舌淡嫩、脉虚无力，属气虚发热，由脾气虚损所致。
      - 情志不舒，气郁化火，亦可表现微热，称郁热。
      - 小儿夏季发热，长期不已，兼见烦躁口渴、无汗多尿、至秋而愈，为疰夏，由小儿气阴不足所致。

寒热往来
- 定义　指恶寒与发热交替发作的症状，是正邪相争的表现。
- 表现
  - 若寒热交替，发作无定时，兼见口苦、咽干、目眩、胸胁苦满、不欲饮食、脉弦等，属少阳证。
  - 若寒战与壮热交替发作，发作有定时，兼见头痛剧烈、口渴多汗等症，多属疟疾。

（二）问汗出

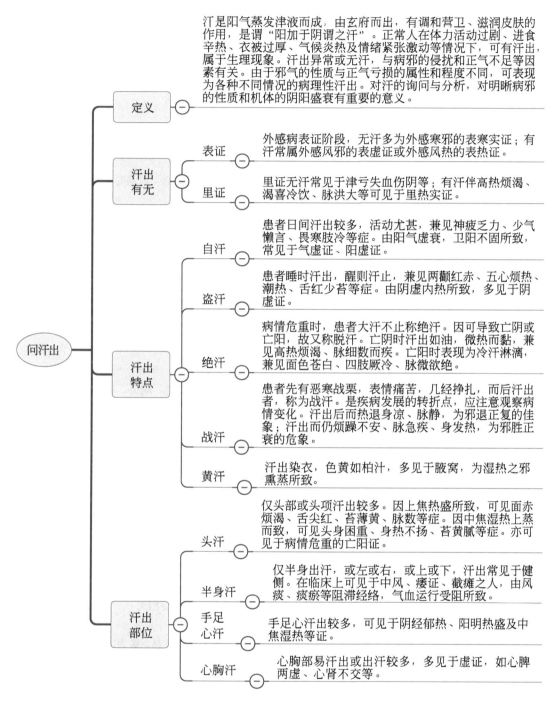

定义 汗是阳气蒸发津液而成，由玄府而出，有调和营卫、滋润皮肤的作用，是谓"阳加于阴谓之汗"。正常人在体力活动过剧、进食辛热、衣被过厚、气候炎热及情绪紧张激动等情况下，可有汗出，属于生理现象。汗出异常或无汗，与病邪的侵扰和正气不足等因素有关。由于邪气的性质与正气亏损的属性和程度不同，可表现为各种不同情况的病理性汗出。对汗的询问与分析，对明晰病邪的性质和机体的阴阳盛衰有重要的意义。

汗出有无
- **表证** 外感病表证阶段，无汗多为外感寒邪的表寒实证；有汗常属外感风邪的表虚证或外感风热的表热证。
- **里证** 里证无汗常见于津亏失血伤阴等；有汗伴高热烦渴、渴喜冷饮、脉洪大等可见于里热实证。

汗出特点
- **自汗** 患者日间汗出较多，活动尤甚，兼见神疲乏力、少气懒言、畏寒肢冷等症。由阳气虚衰，卫阳不固所致，常见于气虚证、阳虚证。
- **盗汗** 患者睡时汗出，醒则汗止，兼见两颧红赤、五心烦热、潮热、舌红少苔等症。由阴虚内热所致，多见于阴虚证。
- **绝汗** 病情危重时，患者大汗不止称绝汗。因可导致亡阴或亡阳，故又称脱汗。亡阴时汗出如油，微热而黏，兼见高热烦渴、脉细数而疾。亡阳时表现为冷汗淋漓，兼见面色苍白、四肢厥冷、脉微欲绝。
- **战汗** 患者先有恶寒战栗，表情痛苦，几经挣扎，而后汗出者，称为战汗。是疾病发展的转折点，应注意观察病情变化。汗出后而热退身凉、脉静，为邪退正复的佳象；汗出而仍烦躁不安、脉急疾、身发热，为邪胜正衰的危象。
- **黄汗** 汗出染衣，色黄如柏汁，多见于腋窝，为湿热之邪熏蒸所致。

汗出部位
- **头汗** 仅头部或头项汗出较多。因上焦热盛所致，可见面赤烦渴、舌尖红、苔薄黄、脉数等症。因中焦湿热上蒸而致，可见头身困重、身热不扬、苔黄腻等症。亦可见于病情危重的亡阳证。
- **半身汗** 仅半身出汗，或左或右，或上或下，汗出常见于健侧。在临床上可见于中风、痿证、截瘫之人，由风痰、痰瘀等阻滞经络，气血运行受阻所致。
- **手足心汗** 手足心汗出较多，可见于阴经郁热、阳明热盛及中焦湿热等证。
- **心胸汗** 心胸部易汗出或出汗较多，多见于虚证，如心脾两虚、心肾不交等。

（三）问疼痛

疼痛是临床常见的患者自觉症状，可以发生在机体任何一个部位。疼痛暴急剧烈、拒按，多属实证。疼痛势缓、隐隐作痛、喜按，多属虚证。疼痛得热痛减，多属寒证。疼痛而喜凉者，多属热证。

1. 按疼痛部位分类

（1）头痛

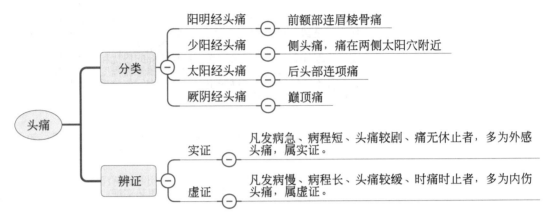

头痛
- 分类
  - 阳明经头痛 —— 前额部连眉棱骨痛
  - 少阳经头痛 —— 侧头痛，痛在两侧太阳穴附近
  - 太阳经头痛 —— 后头部连项痛
  - 厥阴经头痛 —— 巅顶痛
- 辨证
  - 实证 —— 凡发病急、病程短、头痛较剧、痛无休止者，多为外感头痛，属实证。
  - 虚证 —— 凡发病慢、病程长、头痛较缓、时痛时止者，多为内伤头痛，属虚证。

（2）胸痛

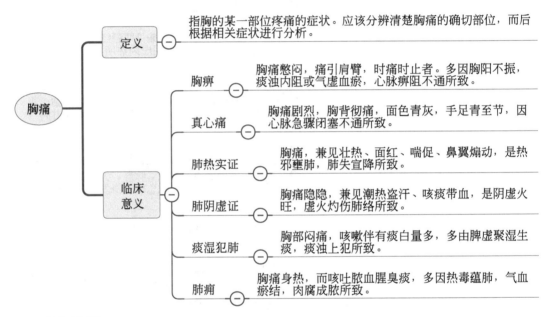

胸痛
- 定义 —— 指胸的某一部位疼痛的症状。应该分辨清楚胸痛的确切部位，而后根据相关症状进行分析。
- 临床意义
  - 胸痹 —— 胸痛憋闷，痛引肩臂，时痛时止者。多因胸阳不振，痰浊内阻或气虚血瘀，心脉痹阻不通所致。
  - 真心痛 —— 胸痛剧烈，胸背彻痛，面色青灰，手足青至节，因心脉急骤闭塞不通所致。
  - 肺热实证 —— 胸痛，兼见壮热、面红、喘促、鼻翼煽动，是热邪壅肺，肺失宣降所致。
  - 肺阴虚证 —— 胸痛隐隐，兼见潮热盗汗、咳痰带血，是阴虚火旺，虚火灼伤肺络所致。
  - 痰湿犯肺 —— 胸部闷痛，咳嗽伴有痰白量多，多由脾虚聚湿生痰，痰浊上犯所致。
  - 肺痈 —— 胸痛身热，而咳吐脓血腥臭痰，多因热毒蕴肺，气血瘀结，肉腐成脓所致。

（3）胁痛

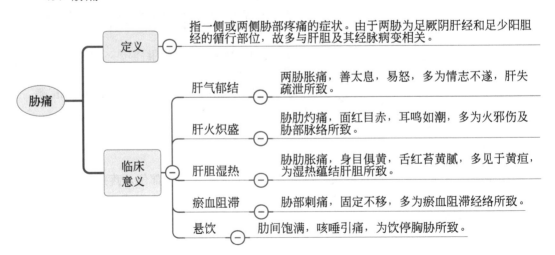

胁痛
- 定义 —— 指一侧或两侧胁部疼痛的症状。由于两胁为足厥阴肝经和足少阳胆经的循行部位，故多与肝胆及其经脉病变相关。
- 临床意义
  - 肝气郁结 —— 两胁胀痛，善太息，易怒，多为情志不遂，肝失疏泄所致。
  - 肝火炽盛 —— 胁肋灼痛，面红目赤，耳鸣如潮，多为火邪伤及胁部脉络所致。
  - 肝胆湿热 —— 胁肋胀痛，身目俱黄，舌红苔黄腻，多见于黄疸，为湿热蕴结肝胆所致。
  - 瘀血阻滞 —— 胁部刺痛，固定不移，多为瘀血阻滞经络所致。
  - 悬饮 —— 胁间饱满，咳唾引痛，为饮停胸胁所致。

（4）胃脘痛

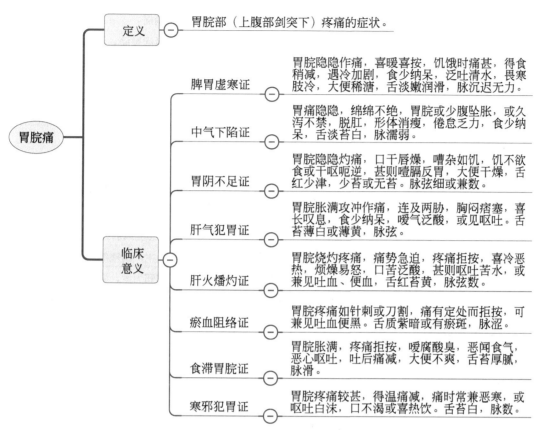

（5）背痛

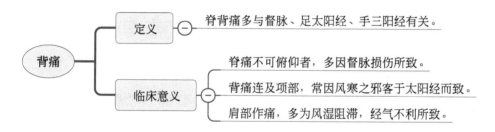

（6）腹痛

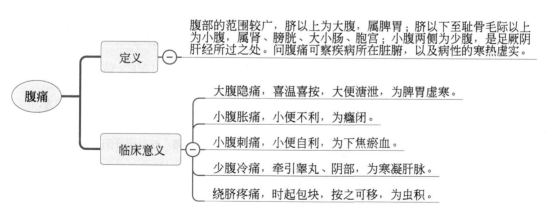

（7）腰痛

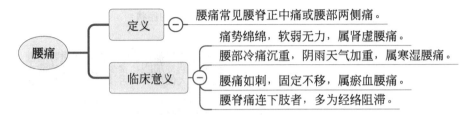

（8）四肢痛

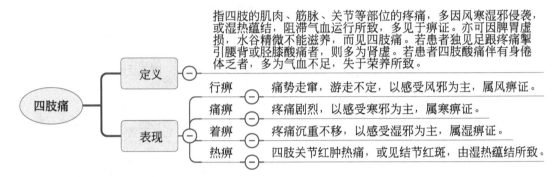

（9）周身疼痛

新病身痛，多由外感风寒湿邪所致。久病身痛，多由正气耗伤，营血亏虚，失其荣养所致。

2. 按疼痛性质分类

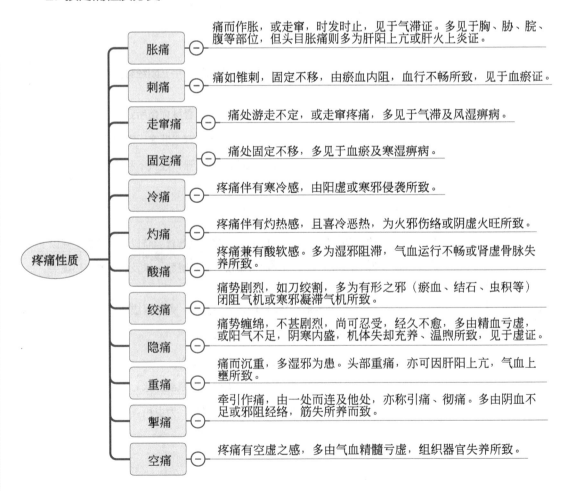

（四）问耳目

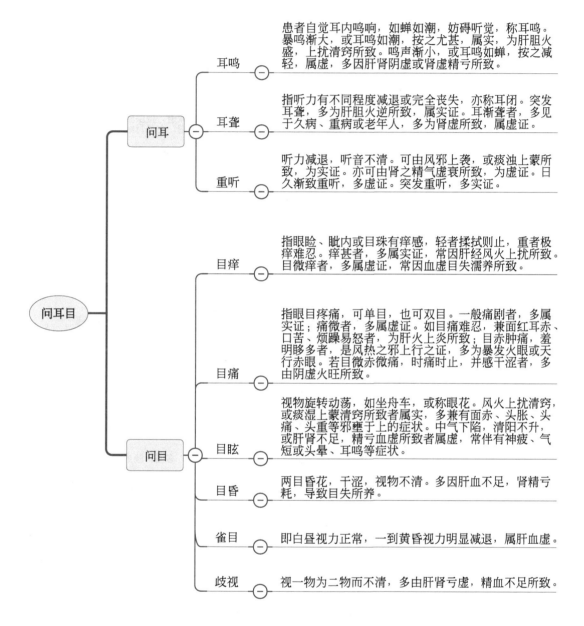

问耳目

问耳

耳鸣 ── 患者自觉耳内鸣响，如蝉如潮，妨碍听觉，称耳鸣。暴鸣渐大，或耳鸣如潮，按之尤甚，属实，为肝胆火盛，上扰清窍所致。鸣声渐小，或耳鸣如蝉，按之减轻，属虚，多因肝肾阴虚或肾虚精亏所致。

耳聋 ── 指听力有不同程度减退或完全丧失，亦称耳闭。突发耳聋，多为肝胆火逆所致，属实证。耳渐聋者，多见于久病、重病或老年人，多为肾虚所致，属虚证。

重听 ── 听力减退，听音不清。可由风邪上袭，或痰浊上蒙所致，为实证。亦可由肾之精气虚衰所致，为虚证。日久渐致重听，多虚证。突发重听，多实证。

问目

目痒 ── 指眼睑、眦内或目珠有痒感，轻者揉拭则止，重者极痒难忍。痒甚者，多属实证，常因肝经风火上扰所致。目微痒者，多属虚证，常因血虚目失濡养所致。

目痛 ── 指眼目疼痛，可单目，也可双目。一般痛剧者，多属实证；痛微者，多属虚证。如目痛难忍，兼面红耳赤、口苦、烦躁易怒者，为肝火上炎所致；目赤肿痛，羞明眵多者，是风热之邪上行之证，多为暴发火眼或天行赤眼。若目微赤微痛，时痛时止，并感干涩者，多由阴虚火旺所致。

目眩 ── 视物旋转动荡，如坐舟车，或称眼花。风火上扰清窍，或痰湿上蒙清窍所致者属实，多兼有面赤、头胀、头痛、头重等邪壅于上的症状。中气下陷，清阳不升，或肝肾不足，精亏血虚所致者属虚，常伴有神疲、气短或头晕、耳鸣等症状。

目昏 ── 两目昏花，干涩，视物不清。多因肝血不足，肾精亏耗，导致目失所养。

雀目 ── 即白昼视力正常，一到黄昏视力明显减退，属肝血虚。

歧视 ── 视一物为二物而不清，多由肝肾亏虚，精血不足所致。

（五）问头身胸腹

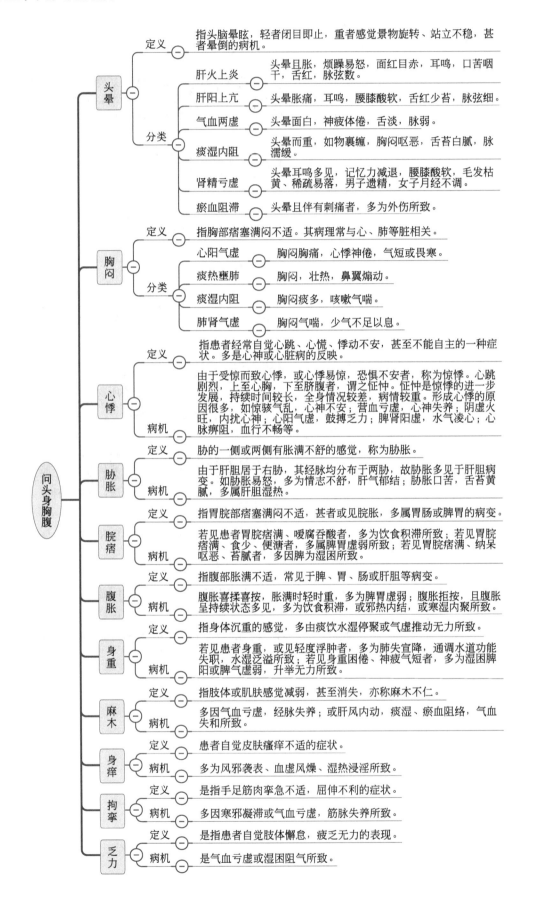

头晕

- **定义**——指头脑晕眩，轻者闭目即止，重者感觉景物旋转、站立不稳，甚者晕倒的病机。
- **分类**
  - 肝火上炎——头晕且胀，烦躁易怒，面红目赤，耳鸣，口苦咽干，舌红，脉弦数。
  - 肝阳上亢——头晕胀痛，耳鸣，腰膝酸软，舌红少苔，脉弦细。
  - 气血两虚——头晕面白，神疲体倦，舌淡，脉弱。
  - 痰湿内阻——头晕而重，如物裹缠，胸闷呕恶，舌苔白腻，脉濡缓。
  - 肾精亏虚——头晕耳鸣多见，记忆力减退，腰膝酸软，毛发枯黄、稀疏易落，男子遗精，女子月经不调。
  - 瘀血阻滞——头晕且伴有刺痛者，多为外伤所致。

胸闷

- **定义**——指胸部痞塞满闷不适。其病理常与心、肺等脏相关。
- **分类**
  - 心阳气虚——胸闷胸痛，心悸神倦，气短或畏寒。
  - 痰热壅肺——胸闷，壮热，鼻翼煽动。
  - 痰湿内阻——胸闷痰多，咳嗽气喘。
  - 肺肾气虚——胸闷气喘，少气不足以息。

心悸

- **定义**——指患者经常自觉心跳、心慌、悸动不安，甚至不能自主的一种症状。多是心神或心脏病的反映。
- **病机**——由于受惊而致心悸，或心悸易惊，恐惧不安者，称为惊悸。心跳剧烈，上至心胸，下至脐腹者，谓之怔忡。怔忡是惊悸的进一步发展，持续时间较长，全身情况较差，病情较重。形成心悸的原因很多，如惊骇气乱，心神不安；营血亏虚，心神失养；阴虚火旺，内扰心神；心阳气虚，鼓搏乏力；脾肾阳虚，水气凌心；心脉痹阻，血行不畅等。

胁胀

- **定义**——胁的一侧或两侧有胀满不舒的感觉，称为胁胀。
- **病机**——由于肝胆居于右胁，其经脉均分布于两胁，故胁胀多见于肝胆病变。如胁胀易怒，多为情志不舒，肝气郁结；胁胀口苦，舌苔黄腻，多属肝胆湿热。

脘痞

- **定义**——指胃脘部痞塞满闷不适，甚者或见脘胀，多属胃肠或脾胃的病变。
- **病机**——若见患者胃脘痞满、嗳腐吞酸者，多为饮食积滞所致；若见胃脘痞满、食少、便溏者，多属脾胃虚弱所致；若见胃脘痞满、纳呆呕恶、苔腻者，多因脾为湿困所致。

腹胀

- **定义**——指腹部胀满不适，常见于脾、胃、肠或肝胆等病变。
- **病机**——腹胀喜揉喜按，胀满时轻时重，多为脾胃虚弱；腹胀拒按，且腹胀呈持续状态多见，多为饮食积滞，或邪热内结，或寒湿内聚所致。

身重

- **定义**——指身体沉重的感觉，多由痰饮水湿停聚或气虚推动无力所致。
- **病机**——若见患者身重，或见轻度浮肿者，多为肺失宣降，通调水道功能失职，水湿泛溢所致；若见身重困倦、神疲气短者，多为湿困脾阳或脾气虚弱，升举无力所致。

麻木

- **定义**——指肢体或肌肤感觉减弱，甚至消失，亦称麻木不仁。
- **病机**——多因气血亏虚，经脉失养；或肝风内动，痰湿、瘀血阻络，气血失和所致。

身痒

- **定义**——患者自觉皮肤瘙痒不适的症状。
- **病机**——多为风邪袭表、血虚风燥、湿热浸淫所致。

拘挛

- **定义**——是指手足筋肉挛急不适，屈伸不利的症状。
- **病机**——多因寒邪凝滞或气血亏虚，筋脉失养所致。

乏力

- **定义**——是指患者自觉肢体懈怠，疲乏无力的表现。
- **病机**——是气血亏虚或湿困阻气所致。

（六）问睡眠

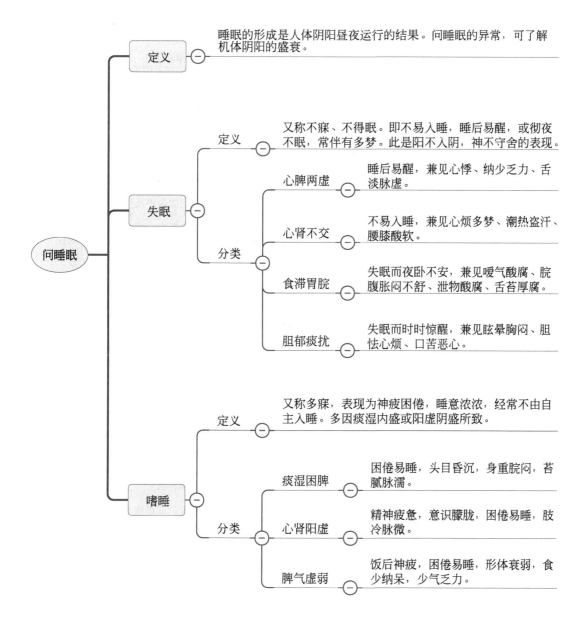

问睡眠

定义 ── 睡眠的形成是人体阴阳昼夜运行的结果。问睡眠的异常，可了解机体阴阳的盛衰。

失眠
- **定义** ── 又称不寐、不得眠。即不易入睡，睡后易醒，或彻夜不眠，常伴有多梦。此是阳不入阴，神不守舍的表现。
- **分类**
  - **心脾两虚** ── 睡后易醒，兼见心悸、纳少乏力、舌淡脉虚。
  - **心肾不交** ── 不易入睡，兼见心烦多梦、潮热盗汗、腰膝酸软。
  - **食滞胃脘** ── 失眠而夜卧不安，兼见嗳气酸腐、脘腹胀闷不舒、泄物酸腐、舌苔厚腐。
  - **胆郁痰扰** ── 失眠而时时惊醒，兼见眩晕胸闷、胆怯心烦、口苦恶心。

嗜睡
- **定义** ── 又称多寐，表现为神疲困倦，睡意浓浓，经常不由自主入睡。多因痰湿内盛或阳虚阴盛所致。
- **分类**
  - **痰湿困脾** ── 困倦易睡，头目昏沉，身重脘闷，苔腻脉濡。
  - **心肾阳虚** ── 精神疲惫，意识朦胧，困倦易睡，肢冷脉微。
  - **脾气虚弱** ── 饭后神疲，困倦易睡，形体衰弱，食少纳呆，少气乏力。

（七）问饮食及口味

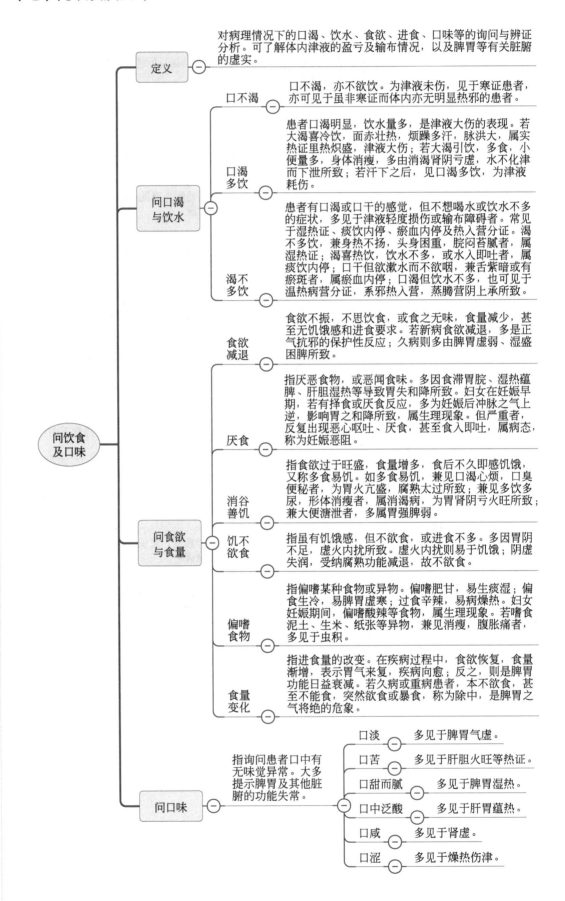

定义　对病理情况下的口渴、饮水、食欲、进食、口味等的询问与辨证分析。可了解体内津液的盈亏及输布情况，以及脾胃等有关脏腑的虚实。

问口渴与饮水

口不渴　口不渴，亦不欲饮。为津液未伤，见于寒证患者，亦可见于虽非寒证而体内亦无明显热邪的患者。

口渴多饮　患者口渴明显，饮水量多，是津液大伤的表现。若大渴喜冷饮，面赤壮热，烦躁多汗，脉洪大，属实热证里热炽盛，津液大伤；若大渴引饮，多食，小便量多，身体消瘦，多由消渴肾阴亏虚，水不化津而下泄所致；若汗下之后，见口渴多饮，为津液耗伤。

渴不多饮　患者有口渴或口干的感觉，但不想喝水或饮水不多的症状，多见于津液轻度损伤或输布障碍者。常见于湿热证、痰饮内停、瘀血内停及热入营分证。渴不多饮，兼身热不扬，头身困重，脘闷苔腻者，属湿热证；渴喜热饮，饮水不多，或水入即吐者，属痰饮内停；口干但欲漱水而不欲咽，兼舌紫暗或有瘀斑者，属瘀血内停；口渴但饮水不多，也可见于温热病营分证，系邪热入营，蒸腾营阴上承所致。

问食欲与食量

食欲减退　食欲不振，不思饮食，或食之无味，食量减少，甚至无饥饿感和进食要求。若新病食欲减退，多是正气抗邪的保护性反应；久病则多由脾胃虚弱、湿盛困脾所致。

厌食　指厌恶食物，或恶闻食味。多因食滞胃脘、湿热蕴脾、肝胆湿热等导致胃失和降所致。妇女在妊娠早期，若有择食或厌食反应，多为妊娠后冲脉之气上逆，影响胃之和降所致，属生理现象。但严重者，反复出现恶心呕吐、厌食，甚至食入即吐，属病态，称为妊娠恶阻。

消谷善饥　指食欲过于旺盛，食量增多，食后不久即感饥饿，又称多食易饥。如多食易饥，兼见口渴心烦，口臭便秘者，为胃火亢盛，腐熟太过所致；兼见多饮多尿，形体消瘦者，属消渴病，为胃肾阴亏火旺所致；兼大便溏泄者，多属胃强脾弱。

饥不欲食　指虽有饥饿感，但不欲食，或进食不多。多因胃阴不足，虚火内扰所致。虚火内扰则易于饥饿；阴虚失润，受纳腐熟功能减退，故不欲食。

偏嗜食物　指偏嗜某种食物或异物。偏嗜肥甘，易生痰湿；偏食生冷，易脾胃虚寒；过食辛辣，易病燥热。妇女妊娠期间，偏嗜酸辣等食物，属生理现象。若嗜食泥土、生米、纸张等异物，兼见消瘦，腹胀痛者，多见于虫积。

食量变化　指进食量的改变。在疾病过程中，食欲恢复，食量渐增，表示胃气来复，疾病向愈；反之，则是脾胃功能日益衰减。若久病或重病患者，本不欲食，甚至不能食，突然欲食或暴食，称为除中，是脾胃之气将绝的危象。

问口味　指询问患者口中有无味觉异常。大多提示脾胃及其他脏腑的功能失常。

- 口淡　多见于脾胃气虚。
- 口苦　多见于肝胆火旺等热证。
- 口甜而腻　多见于脾胃湿热。
- 口中泛酸　多见于肝胃蕴热。
- 口咸　多见于肾虚。
- 口涩　多见于燥热伤津。

（八）问二便

定义：通过询问患者大小便的性状、颜色、气味、时间、次数、排泄量，以及排便时的异常感觉和伴随症状等，以了解患者的机体状况，作为判断病证寒热虚实依据的诊病方法。

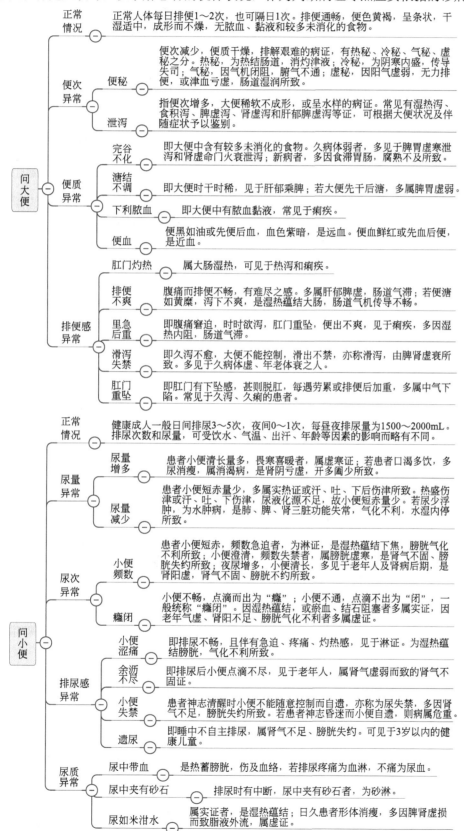

正常情况——正常人体每日排便1～2次，也可隔日1次。排便通畅，便色黄褐，呈条状，干湿适中，成形而不燥，无脓血、黏液和较多未消化的食物。

便次异常
　便秘——便次减少，便质干燥，排解艰难的病证，有热秘、冷秘、气秘、虚秘之分。热秘，为热结肠道，消灼津液；冷秘，为阴寒内盛，传导失司；气秘，因气机闭阻，腑气不通；虚秘，因阳气虚弱，无力排便，或津血亏虚，肠道湿润所致。
　泄泻——指便次增多，大便稀软不成形，或呈水样的病证。常见有湿热泻、食积泻、脾虚泻、肾虚泻和肝郁脾虚泻等证，可根据大便状况及伴随症状予以鉴别。

问大便

便质异常
　完谷不化——即大便中含有较多未消化的食物。久病体弱者，多见于脾胃虚寒泄泻和肾虚命门火衰泄泻；新病者，多因食滞胃肠，腐熟不及所致。
　溏结不调——即大便时干时稀，见于肝郁乘脾；若大便先干后溏，多属脾胃虚弱。
　下利脓血——即大便中有脓血黏液，常见于痢疾。
　便血——便黑如油或先便后血，血色紫暗，是远血。便血鲜红或先血后便，是近血。

排便感异常
　肛门灼热——属大肠湿热，可见于热泻和痢疾。
　排便不爽——腹痛而排便不畅，有难尽之感。多属肝郁脾虚，肠道气滞；若便溏如黄糜，泻下不爽，是湿热蕴结大肠，肠道气机传导不畅。
　里急后重——即腹痛窘迫，时时欲泻，肛门重坠，便出不爽，见于痢疾，多因湿热内阻，肠道气滞。
　滑泻失禁——即久泻不愈，大便不能控制，滑出不禁，亦称滑泻，由脾肾虚衰所致。多见于久病体虚、年老体衰之人。
　肛门重坠——即肛门有下坠感，甚则脱肛，每遇劳累或排便后加重，多属中气下陷。常见于久泻、久痢的患者。

正常情况——健康成人一般日间排尿3～5次，夜间0～1次，每昼夜排尿量为1500～2000mL。排尿次数和尿量，可受饮水、气温、出汗、年龄等因素的影响而略有不同。

尿量异常
　尿量增多——患者小便清长量多，畏寒喜暖者，属虚寒证；若患者口渴多饮，多尿消瘦，属消渴病，是肾阴亏虚，开多圈少所致。
　尿量减少——患者小便短赤量少，多属实热证或汗、吐、下后伤津所致。热盛伤津或汗、吐、下伤津，尿液化源不足，故小便短赤量少。若尿少浮肿，为水肿病，是肺、脾、肾三脏功能失常，气化不利，水湿内停所致。

问小便

尿次异常
　小便频数——患者小便短赤，频数急迫者，为淋证，是湿热蕴结下焦，膀胱气化不利所致；小便澄清，频数失禁者，属膀胱虚寒，是肾气不固、膀胱失约所致；夜尿增多，小便清长，多见于老年人及肾病后期，是肾阳虚，肾气不固、膀胱不约所致。
　癃闭——小便不畅，点滴而出为"癃"；小便不通，点滴不出为"闭"，一般统称"癃闭"。因湿热蕴结，或瘀血、结石阻塞者多属实证，因老年气虚、肾阳不足、膀胱气化不利者多属虚证。

排尿感异常
　小便涩痛——即排尿不畅，且伴有急迫、疼痛、灼热感，见于淋证。为湿热蕴结膀胱，气化不利所致。
　余沥不尽——即排尿后小便点滴不尽，见于老年人，属肾气虚弱而致的肾气不固证。
　小便失禁——患者神志清醒时小便不能随意控制而自遗，亦称为尿失禁，多因肾气不足，膀胱失约所致。若患者神志昏迷而小便自遗，则病属危重。
　遗尿——即睡中不自主排尿，属肾气不足、膀胱失约。可见于3岁以内的健康儿童。

尿质异常
　尿中带血——是热蓄膀胱，伤及血络，若排尿疼痛为血淋，不痛为尿血。
　尿中夹有砂石——排尿时有中断，尿中夹有砂石者，为砂淋。
　尿如米泔水——属实证者，是湿热蕴结；日久患者形体消瘦，多因脾肾虚损而致脂液外流，属虚证。

（九）问妇人

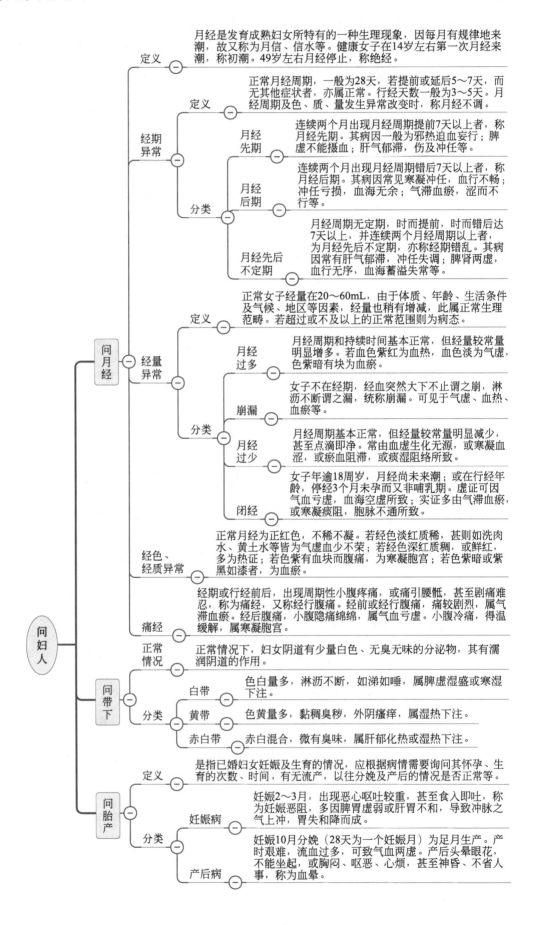

问妇人

问月经

定义　月经是发育成熟妇女所特有的一种生理现象，因每月有规律地来潮，故又称为月信、信水等。健康女子在14岁左右第一次月经来潮，称初潮。49岁左右月经停止，称绝经。

经期异常

定义　正常月经周期，一般为28天，若提前或延后5～7天，而无其他症状者，亦属正常。行经天数一般为3～5天。月经周期及色、质、量发生异常改变时，称月经不调。

分类

月经先期　连续两个月出现月经周期提前7天以上者，称月经先期。其病因一般为邪热迫血妄行；脾虚不能摄血；肝气郁滞，伤及冲任等。

月经后期　连续两个月出现月经周期错后7天以上者，称月经后期。其病因常见寒凝冲任，血行不畅；冲任亏损，血海无余；气滞血瘀，涩而不行等。

月经先后不定期　月经周期无定期，时而提前，时而错后达7天以上，并连续两个月周期以上者，为月经先后不定期，亦称经期错乱。其病因常有肝气郁滞，冲任失调；脾肾两虚，血行无序，血海蓄溢失常等。

经量异常

定义　正常女子经量在20～60mL，由于体质、年龄、生活条件及气候、地区等因素，经量也稍有增减，此属正常生理范畴。若超过或不及以上的正常范围则为病态。

分类

月经过多　月经周期和持续时间基本正常，但经量较常量明显增多。若血色紫红为血热，血色淡为气虚，色紫暗有块为血瘀。

崩漏　女子不在经期，经血突然大下不止谓之崩，淋沥不断谓之漏，统称崩漏。可见于气虚、血热、血瘀等。

月经过少　月经周期基本正常，但经量较常量明显减少，甚至点滴即净。常由血虚生化无源，或寒凝血涩，或瘀血阻滞，或痰湿阻络所致。

闭经　女子年逾18周岁，月经尚未来潮；或在行经年龄，停经3个月未孕而又非哺乳期。虚证可因气血亏虚，血海空虚所致；实证多由气滞血瘀，或寒凝痰阻，胞脉不通所致。

经色、经质异常　正常月经为正红色，不稀不凝。若经色淡红质稀，甚则如洗肉水、黄土水等皆为气虚血少不荣；若经色深红质稠，或鲜红，多为热证；若色紫有血块而腹痛，为寒凝胞宫；若色紫暗或紫黑如漆者，为血瘀。

痛经　经期或行经前后，出现周期性小腹疼痛，或痛引腰骶，甚至剧痛难忍，称为痛经，又称经行腹痛。经前或行经腹痛，痛较剧烈，属气滞血瘀。经后腹痛，小腹隐痛绵绵，属气血亏虚。小腹冷痛，得温缓解，属寒凝胞宫。

问带下

正常情况　正常情况下，妇女阴道有少量白色、无臭无味的分泌物，其有濡润阴道的作用。

分类

白带　色白量多，淋沥不断，如涕如唾，属脾虚湿盛或寒湿下注。

黄带　色黄量多，黏稠臭秽，外阴瘙痒，属湿热下注。

赤白带　赤白混合，微有臭味，属肝郁化热或湿热下注。

问胎产

定义　是指已婚妇女妊娠及生育的情况，应根据病情需要询问其怀孕、生育的次数、时间，有无流产，以往分娩及产后的情况是否正常等。

分类

妊娠病　妊娠2～3月，出现恶心呕吐较重，甚至食入即吐，称为妊娠恶阻，多因脾胃虚弱或肝胃不和，导致冲脉之气上冲，胃失和降而成。

产后病　妊娠10月分娩（28天为一个妊娠月）为足月生产。产时艰难，流血过多，可致气血两虚。产后头晕眼花，不能坐起，或胸闷、呕恶、心烦，甚至神昏、不省人事，称为血晕。

（十）问男子

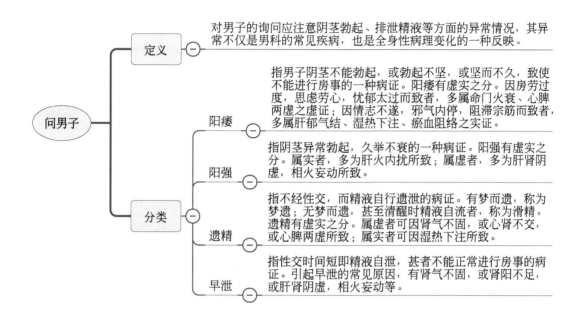

问男子
- 定义 ─ 对男子的询问应注意阴茎勃起、排泄精液等方面的异常情况，其异常不仅是男科的常见疾病，也是全身性病理变化的一种反映。
- 分类
  - 阳痿 ─ 指男子阴茎不能勃起，或勃起不坚，或坚而不久，致使不能进行房事的一种病证。阳痿有虚实之分。因房劳过度，思虑劳心，忧郁太过而致者，多属命门火衰、心脾两虚之虚证；因情志不遂，邪气内停，阻滞宗筋而致者，多属肝郁气结、湿热下注、瘀血阻络之实证。
  - 阳强 ─ 指阴茎异常勃起，久举不衰的一种病证。阳强有虚实之分。属实者，多为肝火内扰所致；属虚者，多为肝肾阴虚，相火妄动所致。
  - 遗精 ─ 指不经性交，而精液自行遗泄的病证。有梦而遗，称为梦遗；无梦而遗，甚至清醒时精液自流者，称为滑精。遗精有虚实之分。属虚者可因肾气不固，或心肾不交，或心脾两虚所致；属实者可因湿热下注所致。
  - 早泄 ─ 指性交时间短即精液自泄，甚者不能正常进行房事的病证。引起早泄的常见原因，有肾气不固，或肾阳不足，或肝肾阴虚，相火妄动等。

（十一）问小儿

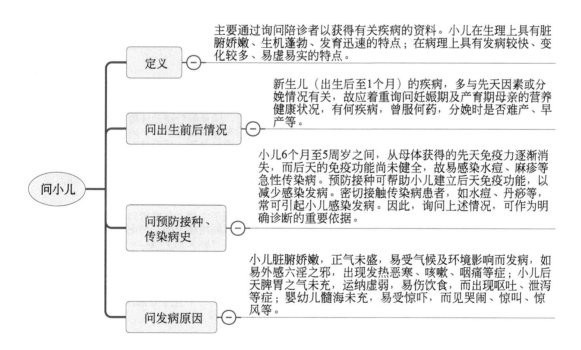

问小儿
- 定义 ─ 主要通过询问陪诊者以获得有关疾病的资料。小儿在生理上具有脏腑娇嫩、生机蓬勃、发育迅速的特点；在病理上具有发病较快、变化较多、易虚易实的特点。
- 问出生前后情况 ─ 新生儿（出生后至1个月）的疾病，多与先天因素或分娩情况有关，故应着重询问妊娠期及产育期母亲的营养健康状况，有何疾病，曾服何药，分娩时是否难产、早产等。
- 问预防接种、传染病史 ─ 小儿6个月至5周岁之间，从母体获得的先天免疫力逐渐消失，而后天的免疫功能尚未健全，故易感染水痘、麻疹等急性传染病。预防接种可帮助小儿建立后天免疫功能，以减少感染发病。密切接触传染病患者，如水痘、丹痧等，常可引起小儿感染发病。因此，询问上述情况，可作为明确诊断的重要依据。
- 问发病原因 ─ 小儿脏腑娇嫩，正气未盛，易受气候及环境影响而发病，如易外感六淫之邪，出现发热恶寒、咳嗽、咽痛等症；小儿后天脾胃之气未充，运纳虚弱，易伤饮食，而出现呕吐、泄泻等症；婴幼儿髓海未充，易受惊吓，而见哭闹、惊叫、惊风等。

第四节　切诊

一、脉诊

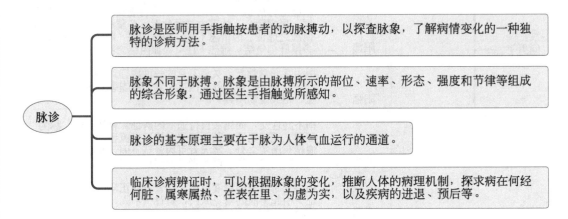

脉诊
- 脉诊是医师用手指触按患者的动脉搏动，以探查脉象，了解病情变化的一种独特的诊病方法。
- 脉象不同于脉搏。脉象是由脉搏所示的部位、速率、形态、强度和节律等组成的综合形象，通过医生手指触觉所感知。
- 脉诊的基本原理主要在于脉为人体气血运行的通道。
- 临床诊病辨证时，可以根据脉象的变化，推断人体的病理机制，探求病在何经何脏、属寒属热、在表在里、为虚为实，以及疾病的进退、预后等。

（一）切脉部位

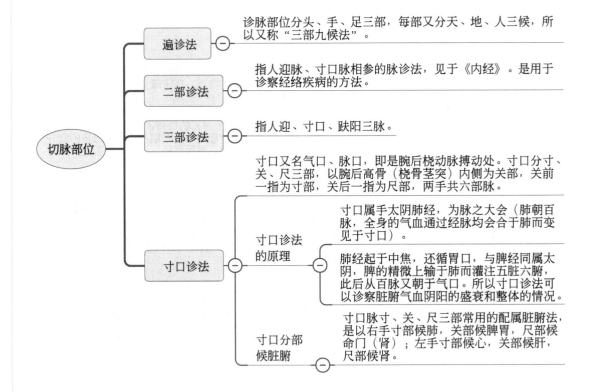

切脉部位
- 遍诊法——诊脉部位分头、手、足三部，每部又分天、地、人三候，所以又称"三部九候法"。
- 二部诊法——指人迎脉、寸口脉相参的脉诊法，见于《内经》。是用于诊察经络疾病的方法。
- 三部诊法——指人迎、寸口、趺阳三脉。
- 寸口诊法——寸口又名气口、脉口，即是腕后桡动脉搏动处。寸口分寸、关、尺三部，以腕后高骨（桡骨茎突）内侧为关部，关前一指为寸部，关后一指为尺部，两手共六部脉。
  - 寸口诊法的原理——
    - 寸口属手太阴肺经，为脉之大会（肺朝百脉，全身的气血通过经脉均会合于肺而变见于寸口）。
    - 肺经起于中焦，还循胃口，与脾经同属太阴，脾的精微上输于肺而灌注五脏六腑，此后从百脉又朝于气口。所以寸口诊法可以诊察脏腑气血阴阳的盛衰和整体的情况。
  - 寸口分部候脏腑——寸口脉寸、关、尺三部常用的配属脏腑法，是以右手寸部候肺，关部候脾胃，尺部候命门（肾）；左手寸部候心，关部候肝，尺部候肾。

（二）切脉方法

切脉方法

时间
诊脉的时间最好是清晨，在安静环境下进行。诊脉之前，先让患者休息片刻，使气血平静，医师也要平心静气，然后开始诊脉。在特殊情况下应随时随地诊察，不必拘泥于这些条件。每次诊脉的时间，每手诊脉不应少于1min，两手应以3~5min为宜。古人认为至少不应少于"五十动"。诊脉时，医师的呼吸要自然均匀，用一呼一吸的时间去计算患者脉搏跳动的次数，此即"平息"。

体位
患者取坐位或正卧位，手臂平放，与心脏处于同一水平，直腕仰掌，并在腕关节背面垫上布枕，这样可使气血运行无阻，以反映机体真正脉象。

布指
师生和患者侧向坐，师生以左手按诊患者右手脉，右手按诊患者左手脉。先以中指按在掌后高骨内侧关脉位置，接着用食指按在关前的寸脉位置，无名指按在关后尺脉位置。布指时，三指应呈弓形，以指腹触脉。布指的疏密可视患者身材的高矮做适当的调整，即身高臂长者疏，身矮臂短者密。诊小儿脉时，因其寸口短，可用"一指（拇指）定关法"，不必细分寸关尺三部。

指法
分为总按和单按。三指用相同力量同时诊脉，从总体上把握脉象，称为总按；用一指用力诊察指下脉象，以重点了解某一部脉象的方法，称为单按。临床上，总按与单按常配合使用。

指力
医师布指调息后，运用指力轻重改变，结合推寻以诊察、辨别脉象。常用指力有举、按、寻。

笔记

（三）正常脉象

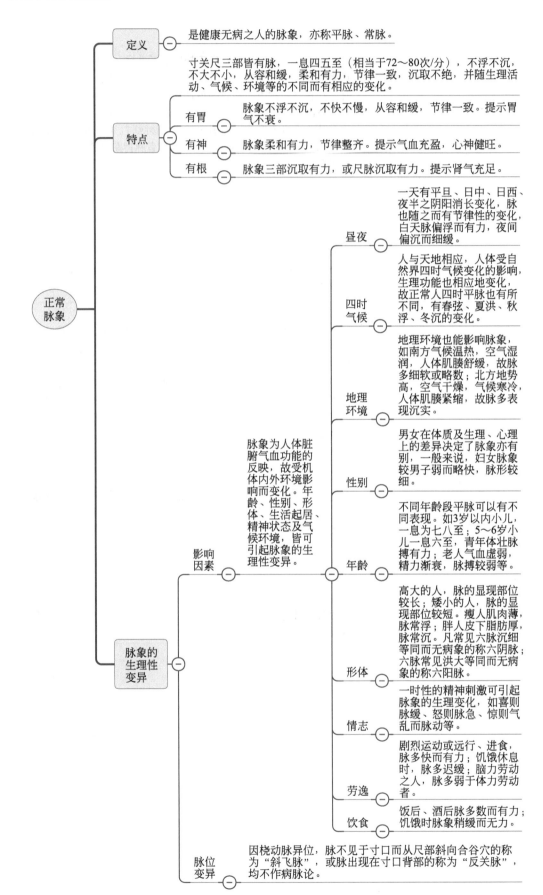

定义 ─── 是健康无病之人的脉象，亦称平脉、常脉。

特点 ─── 寸关尺三部皆有脉，一息四五至（相当于72～80次/分），不浮不沉，不大不小，从容和缓，柔和有力，节律一致，沉取不绝，并随生理活动、气候、环境等的不同而有相应的变化。

- **有胃** ─── 脉象不浮不沉，不快不慢，从容和缓，节律一致。提示胃气不衰。
- **有神** ─── 脉象柔和有力，节律整齐。提示气血充盈，心神健旺。
- **有根** ─── 脉象三部沉取有力，或尺脉沉取有力。提示肾气充足。

正常脉象

脉象的生理性变异

影响因素 ─── 脉象为人体脏腑气血功能的反映，故受机体内外环境影响而变化。年龄、性别、形体、生活起居、精神状态及气候环境，皆可引起脉象的生理性变异。

- **昼夜** ─── 一天有平旦、日中、日西、夜半之阴阳消长变化，脉也随之而有节律性的变化，白天脉偏浮而有力，夜间偏沉而细缓。
- **四时气候** ─── 人与天地相应，人体受自然界四时气候变化的影响，生理功能也相应地变化，故正常人四时平脉也有所不同，有春弦、夏洪、秋浮、冬沉的变化。
- **地理环境** ─── 地理环境也能影响脉象，如南方气候温热，空气湿润，人体肌腠舒缓，故脉多细软或略数；北方地势高，空气干燥，气候寒冷，人体肌腠紧缩，故脉多表现沉实。
- **性别** ─── 男女在体质及生理、心理上的差异决定了脉象亦有别，一般来说，妇女脉象较男子弱而略快，脉形较细。
- **年龄** ─── 不同年龄段平脉可以有不同表现。如3岁以内小儿，一息为七八至；5～6岁小儿一息六至，青年体壮脉搏有力；老人气血虚弱，精力渐衰，脉搏较弱等。
- **形体** ─── 高大的人，脉的显现部位较长；矮小的人，脉的显现部位较短。瘦人肌肉薄，脉常浮；胖人皮下脂肪厚，脉常沉。凡常见六脉沉细等同而无病象的称六阴脉；六脉常见洪大等同而无病象的称六阳脉。
- **情志** ─── 一时性的精神刺激可引起脉象的生理变化，如喜则脉缓、怒则脉急、惊则气乱而脉动等。
- **劳逸** ─── 剧烈运动或远行、进食，脉多快而有力；饥饿休息时，脉多迟缓；脑力劳动之人，脉多弱于体力劳动者。
- **饮食** ─── 饭后、酒后脉多数而有力；饥饿时脉象稍缓而无力。

脉位变异 ─── 因桡动脉异位，脉不见于寸口而从尺部斜向合谷穴的称为"斜飞脉"，或脉出现在寸口背部的称为"反关脉"，均不作病脉论。

✎ 笔记

（四）常见病脉

常见病脉的脉象及主病

分类	脉名	脉象	主病
浮类脉	浮	举之有余，按之不足	表证，也见于虚阳浮越证
	洪	脉体大而有力，来盛去衰，如波涛汹涌	热盛
	濡	浮细而软	虚证、湿证
	散	浮散无根，至数不齐	元气离散，脏气将绝
	芤	浮大中空，如按葱管	失血、伤阴
	革	浮而搏指，中空外坚，如按鼓皮	亡血、失精、半产、崩漏
沉类脉	沉	轻取不应，重按始得	里证
	伏	重按推筋着骨始得	邪闭、厥证、痛极
	弱	沉细而软	阳气虚衰，气血两虚
	牢	沉取实大弦长	阴寒内积、疝气、癥积
迟类脉	迟	一息不足四至	寒证，亦见于邪热积聚
	缓	一息四至，脉来怠缓	湿证，脾胃气虚，亦见于常人
	涩	往来艰涩如轻刀刮竹	伤精、血少、气滞、血瘀、痰食内停
	结	缓而时止，止无定数	寒、痰、瘀血、癥瘕积聚，虚证
数类脉	数	一息五至以上，不足七至	热证，也主里虚证
	疾	脉来急疾，一息七八至	阳热极盛，也主阴竭、元气将脱
	动	脉短如豆，滑数有力	疼痛、惊恐
	促	数而时止，止无定数	阳热亢盛，瘀滞、痰食停积，脏气衰败
虚类脉	虚	三部脉举按无力，重按空虚	虚证，多为气血亏虚
	细	脉细如线，应指明显	诸虚劳损，又主湿证
	微	极细极软，按之欲绝，若有若无	阳气衰微，气血大虚
	代	迟而时一止，止有定数，良久方来	脏气衰微，跌打损伤，痛证，惊恐
	短	首尾俱短，不及本位	有力为气郁，无力为气损
实类脉	实	三部脉举按有力	实证，亦见于常人
	滑	往来流利，应指圆滑，如盘走珠	痰饮，食积，实热，青壮年，妊娠
	弦	端直以长，如按琴弦	肝胆病、痛证、痰饮，老年健康者
	紧	劲急有力，如牵绳转索	实寒、疼痛、宿食
	长	首尾端直，超过本位	阳气有余、阴证、热证、实证
	大	脉体宽大，无汹涌之势	健康人、病进

📝 笔记

（五）相兼脉的主病规律

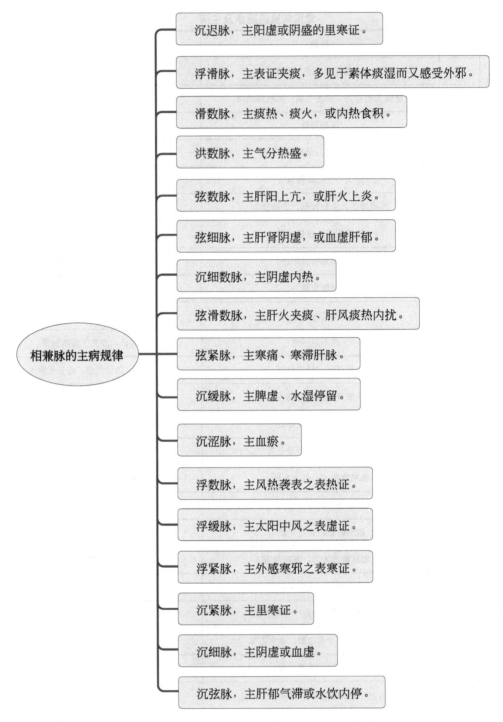

沉迟脉，主阳虚或阴盛的里寒证。

浮滑脉，主表证夹痰，多见于素体痰湿而又感受外邪。

滑数脉，主痰热、痰火，或内热食积。

洪数脉，主气分热盛。

弦数脉，主肝阳上亢，或肝火上炎。

弦细脉，主肝肾阴虚，或血虚肝郁。

沉细数脉，主阴虚内热。

弦滑数脉，主肝火夹痰、肝风痰热内扰。

相兼脉的主病规律

弦紧脉，主寒痛、寒滞肝脉。

沉缓脉，主脾虚、水湿停留。

沉涩脉，主血瘀。

浮数脉，主风热袭表之表热证。

浮缓脉，主太阳中风之表虚证。

浮紧脉，主外感寒邪之表寒证。

沉紧脉，主里寒证。

沉细脉，主阴虚或血虚。

沉弦脉，主肝郁气滞或水饮内停。

（六）真脏脉

真脏脉指在疾病危重期出现无胃、无神、无根的脉象，又称怪脉、败脉、死脉、绝脉。是病邪深重，元气衰竭，胃气败绝的征象。古代医家将真脏脉归纳为"七绝脉"，如釜沸脉、鱼翔脉、虾游脉、屋漏脉、雀啄脉、解索脉、弹石脉。

真脏脉的出现，预示疾病已发展至严重的阶段，但并非都是不治之症，仍应尽最大努力积极救治。

（七）脉症顺逆与从舍

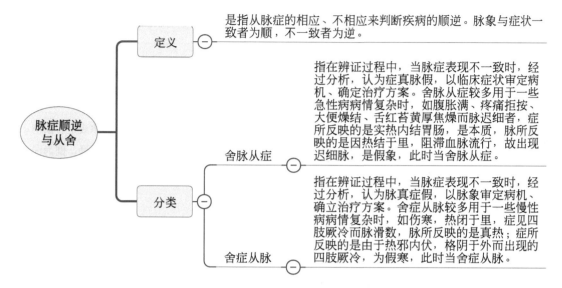

脉症顺逆与从舍

- 定义 —— 是指从脉症的相应、不相应来判断疾病的顺逆。脉象与症状一致者为顺，不一致者为逆。

- 分类
  - 舍脉从症 —— 指在辨证过程中，当脉症表现不一致时，经过分析，认为症真脉假，以临床症状审定病机、确定治疗方案。舍脉从症较多用于一些急性病病情复杂时，如腹胀满、疼痛拒按、大便燥结、舌红苔黄厚焦燥而脉迟细者，症所反映的是实热内结胃肠，是本质，脉所反映的是因热结于里，阻滞血脉流行，故出现迟细脉，是假象，此时当舍脉从症。
  - 舍症从脉 —— 指在辨证过程中，当脉症表现不一致时，经过分析，认为脉真症假，以脉象审定病机、确立治疗方案。舍症从脉较多用于一些慢性病病情复杂时，如伤寒，热闭于里，症见四肢厥冷而脉滑数，脉所反映的是真热；症所反映的是由于热邪内伏，格阴于外而出现的四肢厥冷，为假寒，此时当舍症从脉。

二、按诊

（一）按诊的定义及手法

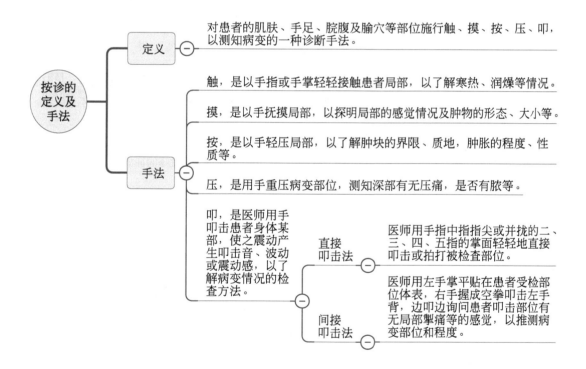

按诊的定义及手法

- 定义 —— 对患者的肌肤、手足、脘腹及腧穴等部位施行触、摸、按、压、叩，以测知病变的一种诊断手法。

- 手法
  - 触，是以手指或手掌轻轻接触患者局部，以了解寒热、润燥等情况。
  - 摸，是以手抚摸局部，以探明局部的感觉情况及肿物的形态、大小等。
  - 按，是以手轻压局部，以了解肿块的界限、质地，肿胀的程度、性质等。
  - 压，是用手重压病变部位，测知深部有无压痛，是否有脓等。
  - 叩，是医师用手叩击患者身体某部，使之震动产生叩击音、波动或震动感，以了解病变情况的检查方法。
    - 直接叩击法 —— 医师用手指中指指尖或并拢的二、三、四、五指的掌面轻轻地直接叩击或拍打被检查部位。
    - 间接叩击法 —— 医师用左手掌平贴在患者受检部位体表，右手握成空拳叩击左手背，边叩边询问患者叩击部位有无局部掣痛等的感觉，以推测病变部位和程度。

（二）按诊的内容

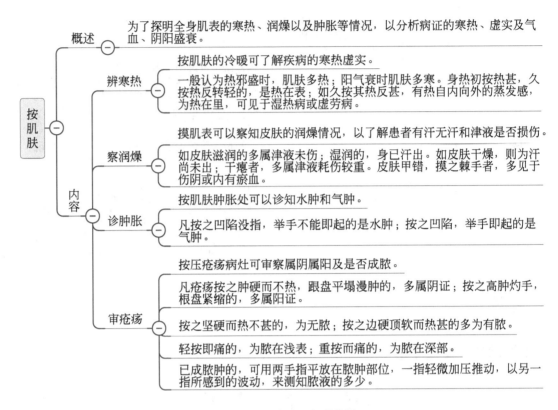

按肌肤

概述 —— 为了探明全身肌表的寒热、润燥以及肿胀等情况，以分析病证的寒热、虚实及气血、阴阳盛衰。

内容

辨寒热 —— 按肌肤的冷暖可以了解疾病的寒热虚实。
—— 一般认为热邪盛时，肌肤多热；阳气衰时肌肤多寒。身热初按热甚，久按热反转轻的，是热在表；如久按其热反甚，有热自内向外的蒸发感，为热在里，可见于湿热病或虚劳病。

察润燥 —— 摸肌表可以察知皮肤的润燥情况，以了解患者有汗无汗和津液是否损伤。
—— 如皮肤滋润的多属津液未伤；湿润的，身已汗出。如皮肤干燥，则为汗尚未出；干瘪者，多属津液耗伤较重。皮肤甲错，摸之棘手者，多见于伤阴或内有瘀血。

诊肿胀 —— 按肌肤肿胀处可以诊知水肿和气肿。
—— 凡按之凹陷没指，举手不能即起的是水肿；按之凹陷，举手即起的是气肿。

审疮疡 —— 按压疮疡病灶可审察属阴属阳及是否成脓。
—— 凡疮疡按之肿硬而不热，跟盘平塌漫肿的，多属阴证；按之高肿灼手，根盘紧缩的，多属阳证。
—— 按之坚硬而热不甚的，为无脓；按之边硬顶软而热甚的多为有脓。
—— 轻按即痛的，为脓在浅表；重按而痛的，为脓在深部。
—— 已成脓肿的，可用两手指平放在脓肿部位，一指轻微加压推动，以另一指所感到的波动，来测知脓液的多少。

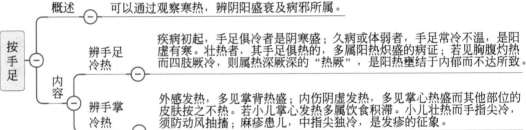

按手足

概述 —— 可以通过观察寒热，辨阴阳盛衰及病邪所属。

内容

辨手足冷热 —— 疾病初起，手足俱冷者是阴寒盛；久病或体弱者，手足常冷不温，是阳虚有寒。壮热者，其手足俱热的，多属阳热炽盛的病证；若见胸腹灼热而四肢厥冷，则属热深厥深的"热厥"，是阳热壅结于内郁而不达所致。

辨手掌冷热 —— 外感发热，多见掌背热盛；内伤阴虚发热，多见掌心热盛而其他部位的皮肤按之不热。若小儿掌心发热多属饮食积滞。小儿壮热而手指尖冷，须防动风抽搐；麻疹患儿，中指尖独冷，是发疹的征象。

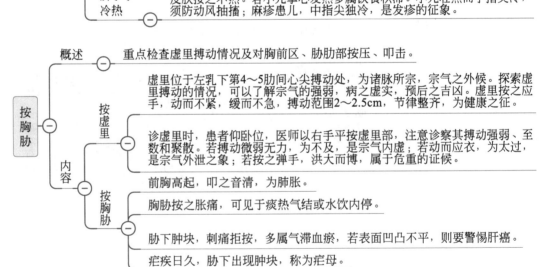

按胸胁

概述 —— 重点检查虚里搏动情况及对胸前区、胁肋部按压、叩击。

内容

按虚里 —— 虚里位于左乳下第4～5肋间心尖搏动处，为诸脉所宗，宗气之外候。探索虚里搏动的情况，可以了解宗气的强弱，病之虚实，预后之吉凶。虚里按之应手，动而不紧，缓而不急，搏动范围2～2.5cm，节律整齐，为健康之征。
—— 诊虚里时，患者仰卧位，医师以右手平按虚里部，注意诊察其搏动强弱、至数和聚散。若搏动微弱无力，为不及，是宗气内虚；若动而应衣，为太过，是宗气外泄之象；若按之弹手，洪大而博，属于危重的证候。

按胸胁 —— 前胸高起，叩之音清，为肺胀。
—— 胸胁按之胀痛，可见于痰热气结或水饮内停。
—— 胁下肿块，刺痛拒按，多属气滞血瘀，若表面凹凸不平，则要警惕肝癌。
—— 疟疾日久，胁下出现肿块，称为疟母。

概述 ─ 通过手指对脘腹部的触摸按压，可以了解局部的冷热、软硬、胀满、肿块及压痛等情况，有助于辨别脏腑的虚实、病邪性质和有无积聚癥瘕。

按脘腹 ─

内容 ─

辨满痛 ─ 满与痛都是患者的自觉症状，腹中胀而不舒叫满，可因致病病因的不同而有不同的痛感。满痛感可在腹部任何一个部位呈现，通过按诊可辨虚实。

凡按之充实，应手有抵抗感，或满痛加剧、拒按，叩之呈浊音的，属实证；若按之空虚，应手柔软，压痛不甚，或满痛反而减轻，喜按，叩之呈空声的，属虚证。

辨肿胀 ─ 全腹肿胀如鼓状，当辨水臌或气臌。以手分置腹之两侧，一手轻扣腹壁，如贴于对侧腹壁的手掌有波动感，表示腹中有积水，同时若用手按之如囊裹水，且腹壁有凹痕者，为水肿，又称水臌；若无波动感，无凹痕，叩之如鼓者，为气胀，又称气臌。

辨肠痈 ─ 右少腹疼痛，具有由胃脘部痛转移而来的病史，伴恶寒发热，按之有包块应手，疼痛明显加剧（反跳）者，是肠痈。

辨积聚 ─ 腹中有肿块称为积聚，又称癥瘕。

按之坚硬，推之不移，痛有定处的，为积、为癥，多属血瘀；按之无形，聚散不定，痛无定处的为聚、为瘕，多属气滞。若是有形的积聚，按诊时尚须诊察其位置、大小、硬软、形状、表面情况、压痛程度、能否移动等。

辨蛔虫 ─ 小儿脐周疼痛，时作时止，按之硬块且有移动感，多是蛔虫聚集成块的征象。

一般有三大特征：一是形如筋结，久按会转移；二是细心诊察，觉指下如蚯蚓蠕动；三是腹壁凹凸不平，按之起伏聚散，往来不定。

按腧穴 ─ 腧穴即经络之气汇聚的穴位。当内脏有病变时，在体表相应的腧穴部位可出现较明显的压痛点、敏感反应，或可摸到结节状、条索状物等，按腧穴可作为内脏病变的辅助诊断。

✏ 笔记

第九章

辨证

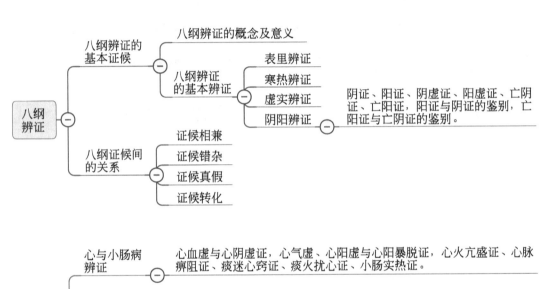

八纲辨证

- 八纲辨证的基本证候
  - 八纲辨证的概念及意义
  - 八纲辨证的基本辨证
    - 表里辨证
    - 寒热辨证
    - 虚实辨证
    - 阴阳辨证 —— 阴证、阳证、阴虚证、阳虚证、亡阴证、亡阳证，阳证与阴证的鉴别，亡阳证与亡阴证的鉴别。
- 八纲证候间的关系
  - 证候相兼
  - 证候错杂
  - 证候真假
  - 证候转化

脏腑辨证

- 心与小肠病辨证 —— 心血虚与心阴虚证，心气虚、心阳虚与心阳暴脱证，心火亢盛证、心脉痹阻证、痰迷心窍证、痰火扰心证、小肠实热证。
- 肺与大肠病辨证 —— 肺气虚证、肺阴虚证、风寒犯肺证、风热犯肺证、燥邪犯肺证、肺热炽盛证、寒痰阻肺证、痰热壅肺证、风水相搏证、大肠湿热证、大肠虚寒证、大肠津亏证、肠热腑实证、虫积肠道证。
- 脾胃病辨证 —— 脾气虚证、脾气下陷证、脾不统血证、脾阳虚证、寒湿困脾证、湿热蕴脾证、胃气虚证、胃阴虚证、胃阳虚证、胃热炽盛证、寒留胃肠证、饮留胃肠证、胃肠气滞证、食滞胃肠证。
- 肝胆病辨证 —— 肝气郁结证、肝火上炎证、肝血虚证、肝阴虚证、肝阳上亢证、肝风内动证、肝胆湿热证、寒滞肝脉证、胆郁痰扰证。
- 肾与膀胱病辨证 —— 肾精不足证、肾气不固证、肾阴虚证、肾阳虚证、肾不纳气证、肾虚水泛证、膀胱湿热证。
- 脏腑兼病辨证 —— 心肺气虚证、心脾两虚证、心肝血虚证、心肝火旺证、心肾不交证、心肾阳虚证、肺脾气虚证、肺肾气虚证、肺肾阴虚证、肝火犯肺证、肝脾不调证、肝气犯胃证、寒犯肝胃证、肝肾阴虚证、脾肾阳虚证。

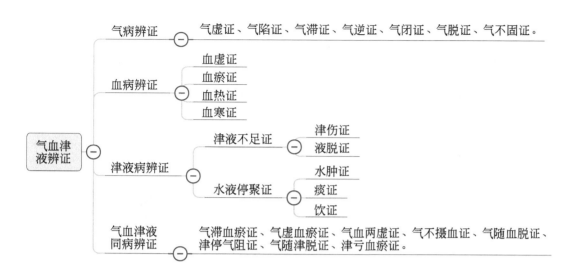

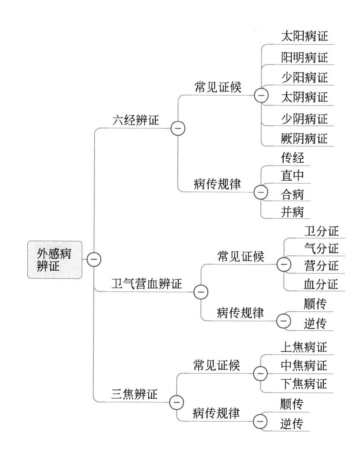

第一节　八纲辨证

一、八纲辨证的基本证候

（一）八纲辨证的概念及意义

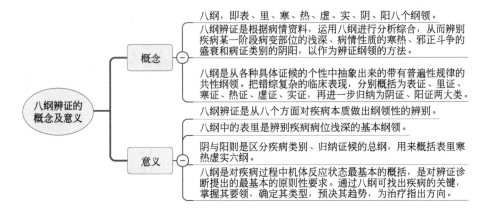

八纲辨证的概念及意义

概念
- 八纲，即表、里、寒、热、虚、实、阴、阳八个纲领。
- 八纲辨证是根据病情资料，运用八纲进行分析综合，从而辨别疾病某一阶段病变部位的浅深、病情性质的寒热、邪正斗争的盛衰和病证类别的阴阳，以作为辨证纲领的方法。
- 八纲是从各种具体证候的个性中抽象出来的带有普遍性规律的共性纲领。把错综复杂的临床表现，分别概括为表证、里证、寒证、热证、虚证、实证，再进一步归纳为阴证、阳证两大类。
- 八纲辨证是从八个方面对疾病本质做出纲领性的辨别。

意义
- 八纲中的表里是辨别疾病病位浅深的基本纲领。
- 阴与阳则是区分疾病类别、归纳证候的总纲，用来概括表里寒热虚实六纲。
- 八纲是对疾病过程中机体反应状态最基本的概括，是对辨证诊断提出的最基本的原则性要求。通过八纲可找出疾病的关键，掌握其要领，确定其类型，预决其趋势，为治疗指出方向。

（二）八纲辨证的基本辨证

1. 表里辨证

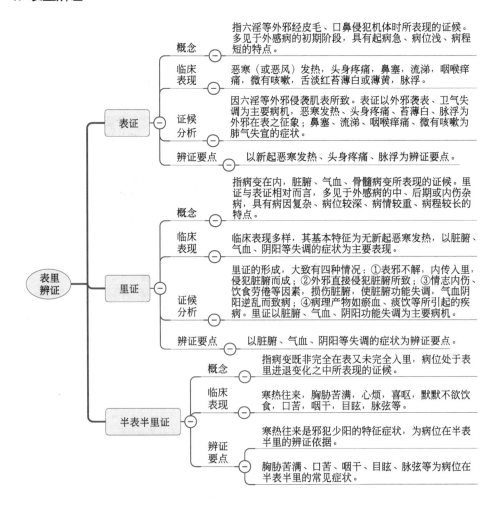

表里辨证

表证
- 概念：指六淫等外邪经皮毛、口鼻侵犯机体时所表现的证候。多见于外感病的初期阶段，具有起病急、病位浅、病程短的特点。
- 临床表现：恶寒（或恶风）发热，头身疼痛，鼻塞，流涕，咽喉痒痛，微有咳嗽，舌淡红苔薄白或薄黄，脉浮。
- 证候分析：因六淫等外邪侵袭肌表所致。表证以外邪袭表、卫气失调为主要病机，恶寒发热、头身疼痛、苔薄白、脉浮为外邪在表之征象；鼻塞、流涕、咽喉痒痛、微有咳嗽为肺气失宣的症状。
- 辨证要点：以新起恶寒发热、头身疼痛、脉浮为辨证要点。

里证
- 概念：指病变在内，脏腑、气血、骨髓病变所表现的证候。里证与表证相对而言，多见于外感病的中、后期或内伤杂病，具有病因复杂、病位较深、病情较重、病程较长的特点。
- 临床表现：临床表现多样，其基本特征为无新起恶寒发热，以脏腑、气血、阴阳等失调的症状为主要表现。
- 证候分析：里证的形成，大致有四种情况：①表邪不解，内传入里，侵犯脏腑而成；②外邪直接侵犯脏腑所致；③情志内伤、饮食劳倦等因素，损伤脏腑，使脏腑功能失调，气血阴阳逆乱而致病；④病理产物如瘀血、痰饮等所引起的疾病。里证以脏腑、气血、阴阳功能失调为主要病机。
- 辨证要点：以脏腑、气血、阴阳等失调的症状为辨证要点。

半表半里证
- 概念：指病变既非完全在表又未完全入里，病位处于表里进退变化之中所表现的证候。
- 临床表现：寒热往来，胸胁苦满，心烦，喜呕，默默不欲饮食，口苦，咽干，目眩，脉弦等。
- 辨证要点：
  - 寒热往来是邪犯少阳的特征症状，为病位在半表半里的辨证依据。
  - 胸胁苦满、口苦、咽干、目眩、脉弦等为病位在半表半里的常见症状。

表证与里证的鉴别

证名	寒热症状	内脏症状	舌象	脉象
表证	恶寒发热并见	不明显	变化不明显	浮脉
里证	但寒不热，或但热不寒，或无寒热	明显	变化多样	沉脉或其他脉象

2. 寒热辨证

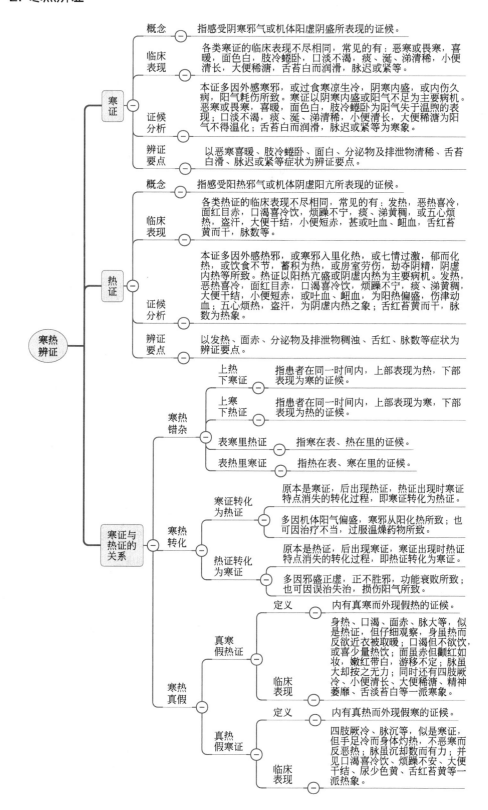

寒证与热证的鉴别

证名	寒热	口渴	面色	痰涕	四肢	二便	舌象	脉象
寒证	恶寒喜暖	口淡不渴	白	色白清稀	冷	大便稀溏，小便清长	舌色淡白，苔白润滑	迟或紧
热证	恶热喜凉	渴喜冷饮	赤	色黄黏稠	热	大便干结，小便短赤	舌色红，苔黄燥或少苔	数

3. 虚实辨证

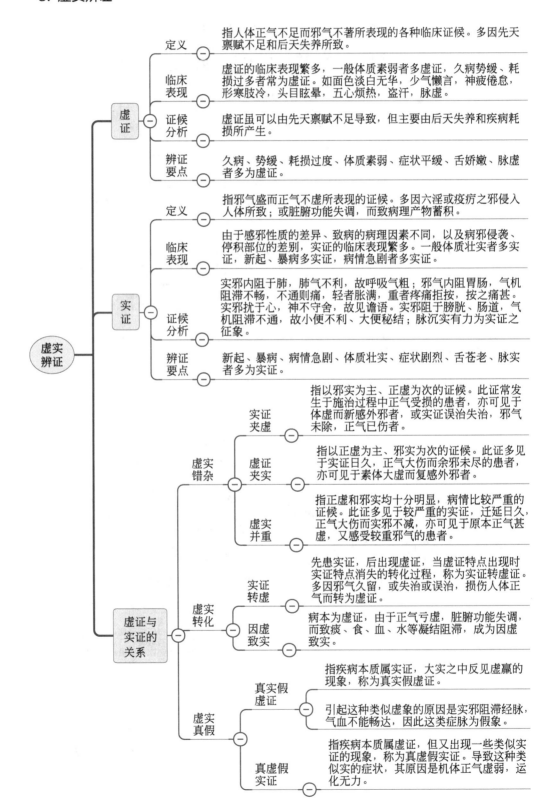

虚实辨证

虚证

定义 — 指人体正气不足而邪气不著所表现的各种临床证候。多因先天禀赋不足和后天失养所致。

临床表现 — 虚证的临床表现繁多，一般体质素弱者多虚证，久病势缓、耗损过多者常为虚证。如面色淡白无华，少气懒言，神疲倦怠，形寒肢冷，头目眩晕，五心烦热，盗汗，脉虚。

证候分析 — 虚证虽可以由先天禀赋不足导致，但主要由后天失养和疾病耗损所产生。

辨证要点 — 久病、势缓、耗损过度、体质素弱、症状平缓、舌娇嫩、脉虚者多为虚证。

实证

定义 — 指邪气盛而正气不虚所表现的证候。多因六淫或疫疠之邪侵入人体所致；或脏腑功能失调，而致病理产物蓄积。

临床表现 — 由于感邪性质的差异、致病的病理因素不同，以及病邪侵袭、停积部位的差别，实证的临床表现繁多。一般体质壮实者多实证，新起、暴病多实证，病情急剧者多实证。

证候分析 — 实邪内阻于肺，肺气不利，故呼吸气粗；邪气内阻胃肠，气机阻滞不畅，不通则痛，轻者胀满，重者疼痛拒按，按之痛甚。实邪扰于心，神不守舍，故见谵语。实邪阻于膀胱、肠道，气机阻滞不通，故小便不利、大便秘结；脉沉实有力为实证之征象。

辨证要点 — 新起、暴病、病情急剧、体质壮实、症状剧烈、舌苍老、脉实者多为实证。

虚证与实证的关系

虚实错杂

实证夹虚 — 指以邪实为主、正虚为次的证候。此证常发生于施治过程中正气受损的患者，亦可见于体虚而新感外邪者，或实证误治失治，邪气未除，正气已伤者。

虚证夹实 — 指以正虚为主、邪实为次的证候。此证多见于实证日久，正气大伤而余邪未尽的患者，亦可见于素体大虚而复感外邪者。

虚实并重 — 指正虚和邪实均十分明显，病情比较严重的证候。此证多见于较严重的实证，迁延日久，正气大伤而实邪不减，亦可见于原本正气甚虚，又感受较重邪气的患者。

虚实转化

实证转虚 — 先患实证，后出现虚证，当虚证特点出现时实证特点消失的转化过程，称为实证转虚证。多因邪气久留，或失治或误治，损伤人体正气而转为虚证。

因虚致实 — 病本为虚证，由于正气亏虚，脏腑功能失调，而致痰、食、血、水等凝结阻滞，成为因虚致实。

虚实真假

真实假虚证 — 指疾病本质属实证，大实之中反见虚羸的现象，称为真实假虚证。
— 引起这种类似虚象的原因是实邪阻滞经脉，气血不能畅达，因此这类症脉为假象。

真虚假实证 — 指疾病本质属虚证，但又出现一些类似实证的现象，称为真虚假实证。导致这种类似实的症状，其原因是机体正气虚弱，运化无力。

虚证与实证的鉴别

证名	病程	体质	精神	声息	疼痛	二便	舌象	脉象
实证	新病,病程短	多壮实	亢奋	声高息粗	拒按	大便秘结,小便不利,或短赤涩痛	舌质苍老	有力
虚证	久病,病程长	多虚弱	萎靡	声低息微	喜按	大便稀溏,小便清长、频多	舌淡胖嫩	无力

4. 阴阳辨证

（1）阴证

阴证

- 概念 —— 指凡符合阴的一般属性的证候。具有抑制、沉静、衰退、晦暗等表现,症状表现于内的、向下的、不易发现的,或病邪性质为阴邪致病、病情变化较慢的,均属阴证。里证、虚证、寒证多属阴证范围。

- 临床表现 —— 不同的疾病,所表现的阴性证候不尽相同。常见的有:面色淡白或晦暗,少气懒言,倦怠无力,精神萎靡,身重,蜷卧,畏寒肢冷,语言低怯,呼吸微而缓,口淡不渴,痰、涕、涎清稀,小便清长,大便溏薄,舌淡胖嫩苔白滑,脉沉迟或细涩或微弱等。

- 证候分析 —— 面色淡白或晦暗,少气懒言,倦怠无力,精神萎靡,语言低怯,呼吸微而缓为气虚的表现;身重,蜷卧,畏寒肢冷,口淡不渴,痰、涕、涎清稀,小便清长,大便溏薄,舌淡胖嫩苔白滑,脉沉迟或细涩或微弱等为虚寒之征象。虚寒是阴证的典型证。

- 辨证要点 —— 以抑郁,沉静,功能衰退,分泌物、排泄物清稀等为辨证要点。

（2）阳证

阳证

- 概念 —— 指凡符合阳的一般属性的证候。具有兴奋、躁动、亢进、明亮等表现,症状表现于外的、向上的、容易发现的,或病邪性质为阳邪致病、病情变化较快的,均属阳证。表证、热证、实证多属阳证范围。

- 临床表现 —— 不同的疾病,表现出的阳性证候不尽相同。常见的有:恶寒发热,或壮热,面红目赤,躁动不安,或神昏谵语,呼吸气粗而快,语声高亢,喘促痰鸣,痰涕黄稠,口渴喜冷饮,大便秘结,尿少色黄而涩痛,舌红绛起芒刺,苔黄而干,脉实、数、浮等。

- 证候分析 —— 恶寒发热,脉浮,是表证的特征;壮热,面红目赤,烦躁不安,神昏谵语,口渴喜冷饮,痰涕黄稠,尿少色黄而涩痛,为热证的表现;呼吸气粗而快,语声高亢,喘促痰鸣,大便秘结,是实证的症状;舌红绛起芒刺,苔黄而干,脉实、数均为实热的征象。实热是阳证的典型证。

- 辨证要点 —— 以兴奋,躁动,功能亢进,分泌物、排泄物黏稠等为辨证要点。

笔记

（3）阴虚证

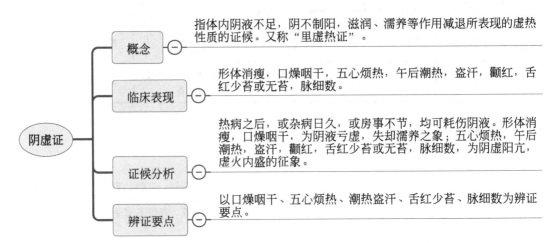

（4）阳虚证

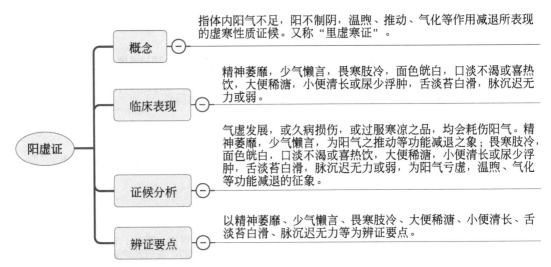

（5）亡阴证

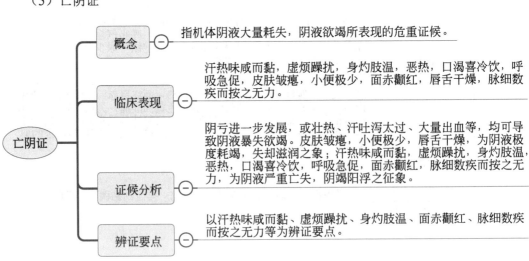

（6）亡阳证

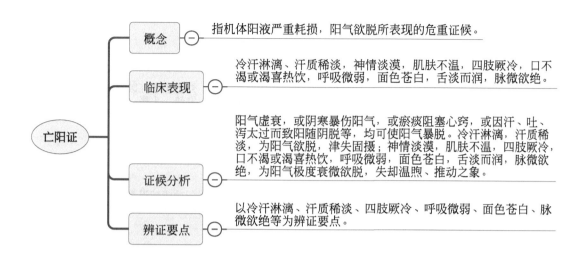

亡阳证
- **概念** —— 指机体阳液严重耗损，阳气欲脱所表现的危重证候。
- **临床表现** —— 冷汗淋漓、汗质稀淡，神情淡漠，肌肤不温，四肢厥冷，口不渴或渴喜热饮，呼吸微弱，面色苍白，舌淡而润，脉微欲绝。
- **证候分析** —— 阳气虚衰，或阴寒暴伤阳气，或瘀痰阻塞心窍，或因汗、吐、泻太过而致阳随阴脱等，均可使阳气暴脱。冷汗淋漓，汗质稀淡，为阳气欲脱，津失固摄；神情淡漠，肌肤不温，四肢厥冷，口不渴或渴喜热饮，呼吸微弱，面色苍白，舌淡而润，脉微欲绝，为阳气极度衰微欲脱，失却温煦、推动之象。
- **辨证要点** —— 以冷汗淋漓、汗质稀淡、四肢厥冷、呼吸微弱、面色苍白、脉微欲绝等为辨证要点。

（7）阳证与阴证的鉴别

四诊	阳证	阴证
望诊	面红耳赤，烦躁不安，痰涕黄稠，舌红绛或点刺，苔黄而干	面色白或晦暗，蜷卧身倦乏力，精神萎靡，痰涕清稀，舌淡胖嫩，苔白润滑
闻诊	语声高亢，多言，呼吸气促而快	语声低怯，静而少言，呼吸气微而缓
问诊	消谷善饥，渴喜冷饮，大便秘结，小便短赤涩痛	纳呆，不渴或喜热饮，大便溏薄，小便清长
切诊	腹痛拒按，身热肢温，脉象浮、数、洪、实	腹痛喜按，身寒肢冷，脉象沉、迟、弱、虚

（8）亡阳证与亡阴证的鉴别

亡阳与亡阴皆病情危重、变化急剧，临证需及时发现，准确辨证。

内容	亡阳证	亡阴证
寒热	身冷畏寒	身热畏热
手足肌肤	手足厥冷，肌肤冷	手足温和，肌肤热
汗出	冷汗淋漓，汗质清稀	热汗味咸而黏
口渴呼吸	口不渴，气微弱	口渴喜凉饮，气急促
舌象	苔白而润	舌红而干
脉象	脉微欲绝	脉细数疾，按之无力

二、八纲证候间的关系

（一）证候相兼

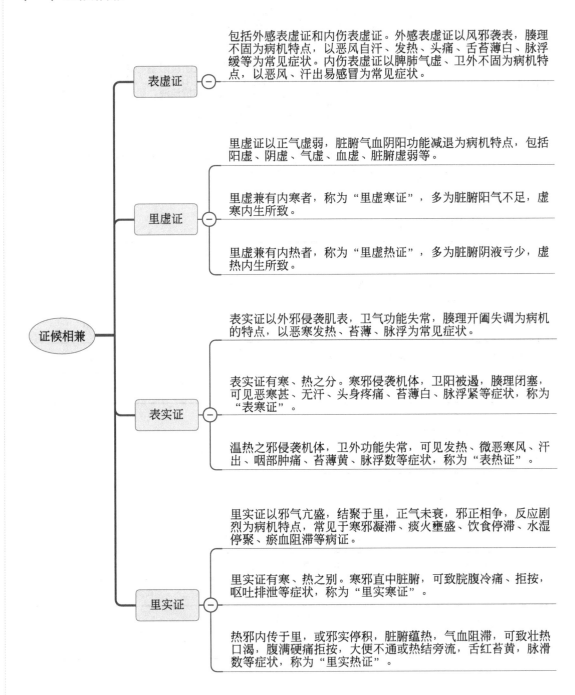

表虚证 ⊖
包括外感表虚证和内伤表虚证。外感表虚证以风邪袭表，腠理不固为病机特点，以恶风自汗、发热、头痛、舌苔薄白、脉浮缓等为常见症状。内伤表虚证以脾肺气虚、卫外不固为病机特点，以恶风、汗出易感冒为常见症状。

里虚证 ⊖
里虚证以正气虚弱，脏腑气血阴阳功能减退为病机特点，包括阳虚、阴虚、气虚、血虚、脏腑虚弱等。

里虚兼有内寒者，称为"里虚寒证"，多为脏腑阳气不足，虚寒内生所致。

里虚兼有内热者，称为"里虚热证"，多为脏腑阴液亏少，虚热内生所致。

表实证 ⊖
表实证以外邪侵袭肌表，卫气功能失常，腠理开阖失调为病机的特点，以恶寒发热、苔薄、脉浮为常见症状。

表实证有寒、热之分。寒邪侵袭机体，卫阳被遏，腠理闭塞，可见恶寒甚、无汗、头身疼痛、苔薄白、脉浮紧等症状，称为"表寒证"。

温热之邪侵袭机体，卫外功能失常，可见发热、微恶寒风、汗出、咽部肿痛、苔薄黄、脉浮数等症状，称为"表热证"。

里实证 ⊖
里实证以邪气亢盛，结聚于里，正气未衰，邪正相争，反应剧烈为病机特点，常见于寒邪凝滞、痰火壅盛、饮食停滞、水湿停聚、瘀血阻滞等病证。

里实证有寒、热之别。寒邪直中脏腑，可致脘腹冷痛、拒按、呕吐排泄等症状，称为"里实寒证"。

热邪内传于里，或邪实停积，脏腑蕴热，气血阻滞，可致壮热口渴，腹满硬痛拒按，大便不通或热结旁流，舌红苔黄，脉滑数等症状，称为"里实热证"。

证候相兼

（二）证候错杂

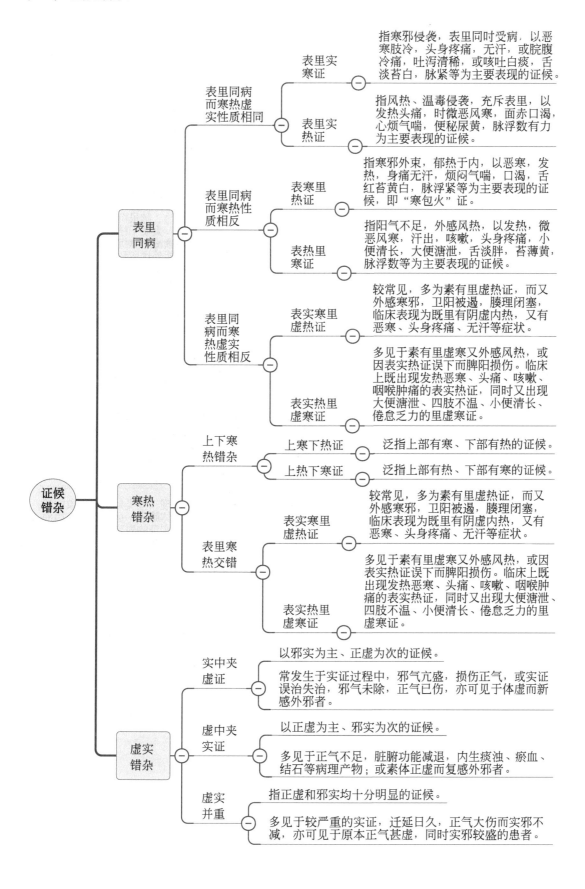

证候错杂

表里同病
- 表里同病而寒热虚实性质相同
  - 表里实寒证：指寒邪侵袭，表里同时受病，以恶寒肢冷，头身疼痛，无汗，或脘腹冷痛，吐泻清稀，或咳吐白痰，舌淡苔白，脉紧等为主要表现的证候。
  - 表里实热证：指风热、温毒侵袭，充斥表里，以发热头痛，时微恶风寒，面赤口渴，心烦气喘，便秘尿黄，脉浮数有力为主要表现的证候。
- 表里同病而寒热性质相反
  - 表寒里热证：指寒邪外束，郁热于内，以恶寒，发热，身痛无汗，烦闷气喘，口渴，舌红苔黄白，脉浮紧等为主要表现的证候，即"寒包火"证。
  - 表热里寒证：指阳气不足，外感风热，以发热，微恶风寒，汗出，咳嗽，头身疼痛，小便清长，大便溏泄，舌淡胖，苔薄黄，脉浮数等为主要表现的证候。
- 表里同病而寒热虚实性质相反
  - 表实寒里虚热证：较常见，多为素有里虚热证，而又外感寒邪，卫阳被遏，腠理闭塞，临床表现为既里有阴虚内热，又有恶寒、头身疼痛、无汗等症状。
  - 表实热里虚寒证：多见于素有里虚寒又外感风热，或因表实热证误下而脾阳损伤。临床上既出现发热恶寒、头痛、咳嗽、咽喉肿痛的表实热证，同时又出现大便溏泄、四肢不温、小便清长、倦怠乏力的里虚寒证。

寒热错杂
- 上下寒热错杂
  - 上寒下热证：泛指上部有寒、下部有热的证候。
  - 上热下寒证：泛指上部有热、下部有寒的证候。
- 表里寒热交错
  - 表实寒里虚热证：较常见，多为素有里虚热证，而又外感寒邪，卫阳被遏，腠理闭塞，临床表现为既里有阴虚内热，又有恶寒、头身疼痛、无汗等症状。
  - 表实热里虚寒证：多见于素有里虚寒又外感风热，或因表实热证误下而脾阳损伤。临床上既出现发热恶寒、头痛、咳嗽、咽喉肿痛的表实热证，同时又出现大便溏泄、四肢不温、小便清长、倦怠乏力的里虚寒证。

虚实错杂
- 实中夹虚证：以邪实为主、正虚为次的证候。常发生于实证过程中，邪气亢盛，损伤正气，或实证误治失治，邪气未除，正气已伤，亦可见于体虚而新感外邪者。
- 虚中夹实证：以正虚为主、邪实为次的证候。多见于正气不足，脏腑功能减退，内生痰浊、瘀血、结石等病理产物；或素体正虚而复感外邪者。
- 虚实并重：指正虚和邪实均十分明显的证候。多见于较严重的实证，迁延日久，正气大伤而实邪不减，亦可见于原本正气甚虚，同时实邪较盛的患者。

（三）证候真假

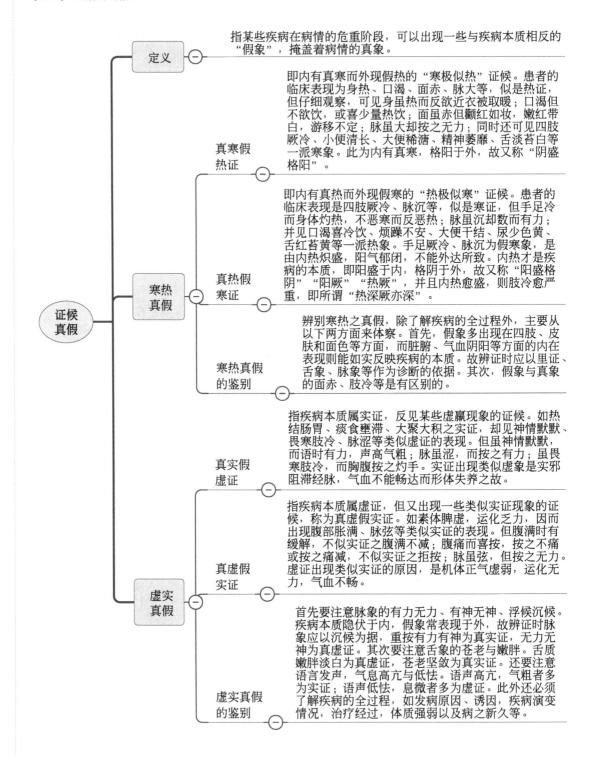

证候真假

定义 ─ 指某些疾病在病情的危重阶段，可以出现一些与疾病本质相反的"假象"，掩盖着病情的真象。

寒热真假

真寒假热证 ─ 即内有真寒而外现假热的"寒极似热"证候。患者的临床表现为身热、口渴、面赤、脉大等，似是热证，但仔细观察，可见身虽热而反欲近衣被取暖；口渴但不欲饮，或喜少量热饮；面虽赤但颧红如妆，嫩红带白，游移不定；脉虽大却按之无力；同时还可见四肢厥冷、小便清长、大便稀溏、精神萎靡、舌淡苔白等一派寒象。此为内有真寒，格阳于外，故又称"阴盛格阳"。

真热假寒证 ─ 即内有真热而外现假寒的"热极似寒"证候。患者的临床表现是四肢厥冷、脉沉等，似是寒证，但手足冷而身体灼热，不恶寒而反恶热；脉虽沉却数而有力；并见口渴喜冷饮、烦躁不安、大便干结、尿少色黄、舌红苔黄等一派热象。手足厥冷、脉沉为假寒象，是由内热炽盛，阳气郁闭，不能外达所致。内热才是疾病的本质，即阳盛于内，格阴于外，故又称"阳盛格阴""阳厥""热厥"，并且内热愈盛，则肢冷愈严重，即所谓"热深厥亦深"。

寒热真假的鉴别 ─ 辨别寒热之真假，除了解疾病的全过程外，主要从以下两方面来体察。首先，假象多出现在四肢、皮肤和面色等方面，而脏腑、气血阴阳等方面的内在表现则能如实反映疾病的本质。故辨证时应以里证、舌象、脉象等作为诊断的依据。其次，假象与真象的面赤、肢冷等是有区别的。

虚实真假

真实假虚证 ─ 指疾病本质属实证，反见某些虚羸现象的证候。如热结肠胃、痰食壅滞、大聚大积之实证，却见神情默默、畏寒肢冷、脉涩等类似虚证的表现。但虽神情默默，而语时有力，声高气粗；脉虽涩，而按之有力；虽畏寒肢冷，而胸腹按之灼手。实证出现类似虚象是实邪阻滞经脉，气血不能畅达而形体失养之故。

真虚假实证 ─ 指疾病本质属虚证，但又出现一些类似实证现象的证候，称为真虚假实证。如素体脾虚，运化乏力，因而出现腹部胀满、脉弦等类似实证的表现。但腹满时有缓解，不似实证之腹满不减；腹痛而喜按，按之不痛或按之痛减，不似实证之拒按；脉虽弦，但按之无力。虚证出现类似实证的原因，是机体正气虚弱，运化无力，气血不畅。

虚实真假的鉴别 ─ 首先要注意脉象的有力无力、有神无神、浮候沉候。疾病本质隐伏于内，假象常表现于外，故辨证时脉象应以沉候为据，重按有力有神为真实证，无力无神为真虚证。其次要注意舌象的苍老与嫩胖。舌质嫩胖淡白为真虚证，苍老坚敛为真实证。还要注意语言发声，气息高亢与低怯。语声高亢，气粗者多为实证；语声低怯，息微者多为虚证。此外还必须了解疾病的全过程，如发病原因、诱因，疾病演变情况，治疗经过，体质强弱以及病之新久等。

（四）证候转化

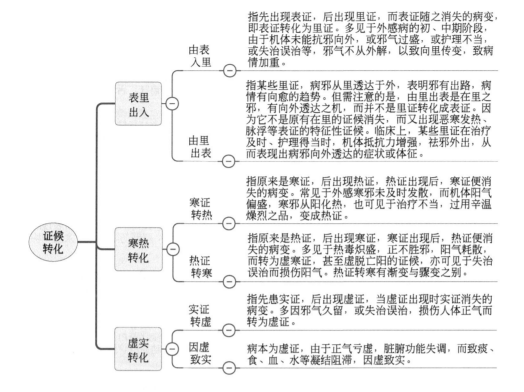

证候转化
- 表里出入
  - 由表入里 — 指先出现表证，后出现里证，而表证随之消失的病变，即表证转化为里证。多见于外感病的初、中期阶段，由于机体未能抗邪向外，或邪气过盛，或护理不当，或失治误治等，邪气不从外解，以致向里传变，致病情加重。
  - 由里出表 — 指某些里证，病邪从里透达于外，表明邪有出路，病情有向愈的趋势。但需注意的是，由里出表是在里之邪，有向外透达之机，而并不是里证转化成表证。因为它不是原有在里的证候消失，而又出现恶寒发热、脉浮等表证的特征性证候。临床上，某些里证在治疗及时、护理得当时，机体抵抗力增强，祛邪外出，从而表现出病邪向外透达的症状或体征。
- 寒热转化
  - 寒证转热 — 指原来是寒证，后出现热证，热证出现后，寒证便消失的病变。常见于外感寒邪未及时发散，而机体阳气偏盛，寒邪从阳化热，也可见于治疗不当，过用辛温燥烈之品，变成热证。
  - 热证转寒 — 指原来是热证，后出现寒证，寒证出现后，热证便消失的病变。多见于热毒炽盛，正不胜邪，阳气耗散，而转为虚寒证，甚至虚脱亡阳的证候，亦可见于失治误治而损伤阳气。热证转寒有渐变与骤变之别。
- 虚实转化
  - 实证转虚 — 指先患实证，后出现虚证，当虚证出现时实证消失的病变。多因邪气久留，或失治误治，损伤人体正气而转为虚证。
  - 因虚致实 — 病本为虚证，由于正气亏虚，脏腑功能失调，而致痰、食、血、水等凝结阻滞，因虚致实。

第二节　脏腑辨证

一、心与小肠病辨证

（一）心血虚证与心阴虚证

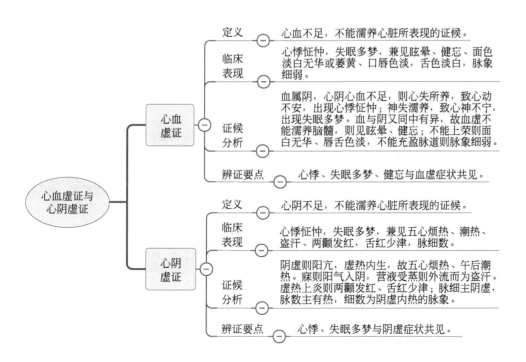

心血虚证与心阴虚证
- 心血虚证
  - 定义 — 心血不足，不能濡养心脏所表现的证候。
  - 临床表现 — 心悸怔忡，失眠多梦，兼见眩晕、健忘、面色淡白无华或萎黄、口唇色淡，舌色淡白，脉象细弱。
  - 证候分析 — 血属阴，心阴心血不足，则心失所养，致心动不安，出现心悸怔忡；神失濡养，致心神不宁，出现失眠多梦。血与阴又同中有异，故血虚不能濡养脑髓，则见眩晕、健忘；不能上荣则面白无华、唇舌色淡，不能充盈脉道则脉象细弱。
  - 辨证要点 — 心悸、失眠多梦、健忘与血虚症状共见。
- 心阴虚证
  - 定义 — 心阴不足，不能濡养心脏所表现的证候。
  - 临床表现 — 心悸怔忡，失眠多梦，兼见五心烦热、潮热、盗汗、两颧发红，舌红少津，脉细数。
  - 证候分析 — 阴虚则阳亢，虚热内生，故五心烦热、午后潮热。寐则阳气入阴，营液受蒸则外流而为盗汗。虚热上炎则两颧发红、舌红少津；脉细主阴虚，脉数主有热，细数为阴虚内热的脉象。
  - 辨证要点 — 心悸、失眠多梦与阴虚症状共见。

（二）心气虚证、心阳虚证与心阳暴脱证

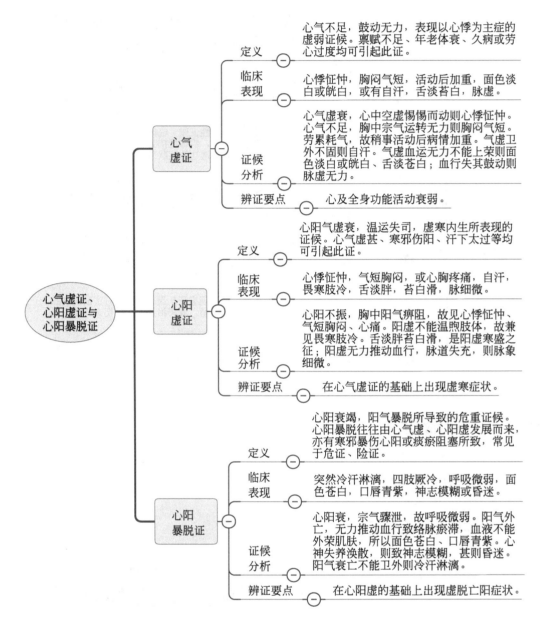

心气虚证、心阳虚证与心阳暴脱证

心气虚证

定义：心气不足，鼓动无力，表现以心悸为主症的虚弱证候。禀赋不足、年老体衰、久病或劳心过度均可引起此证。

临床表现：心悸怔忡，胸闷气短，活动后加重，面色淡白或㿠白，或有自汗，舌淡苔白，脉虚。

证候分析：心气虚衰，心中空虚惕惕而动则心悸怔忡。心气不足，胸中宗气运转无力则胸闷气短。劳累耗气，故稍事活动后病情加重。气虚卫外不固则自汗。气虚血运无力不能上荣则面色淡白或㿠白、舌淡苍白；血行失其鼓动则脉虚无力。

辨证要点：心及全身功能活动衰弱。

心阳虚证

定义：心阳气虚衰，温运失司，虚寒内生所表现的证候。心气虚甚、寒邪伤阳、汗下太过等均可引起此证。

临床表现：心悸怔忡，气短胸闷，或心胸疼痛，自汗，畏寒肢冷，舌淡胖，苔白滑，脉细微。

证候分析：心阳不振，胸中阳气痹阻，故见心悸怔忡、气短胸闷、心痛。阳虚不能温煦肢体，故兼见畏寒肢冷。舌淡胖苔白滑，是阳虚寒盛之征；阳虚无力推动血行，脉道失充，则脉象细微。

辨证要点：在心气虚证的基础上出现虚寒症状。

心阳暴脱证

定义：心阳衰竭，阳气暴脱所导致的危重证候。心阳暴脱往往由心气虚、心阳虚发展而来，亦有寒邪暴伤心阳或痰瘀阻塞所致，常见于危证、险证。

临床表现：突然冷汗淋漓，四肢厥冷，呼吸微弱，面色苍白，口唇青紫，神志模糊或昏迷。

证候分析：心阳衰，宗气骤泄，故呼吸微弱。阳气外亡，无力推动血行致络脉瘀滞，血液不能外荣肌肤，所以面色苍白、口唇青紫。心神失养涣散，则致神志模糊，甚则昏迷。阳气衰亡不能卫外则冷汗淋漓。

辨证要点：在心阳虚的基础上出现虚脱亡阳症状。

（三）心火亢盛证

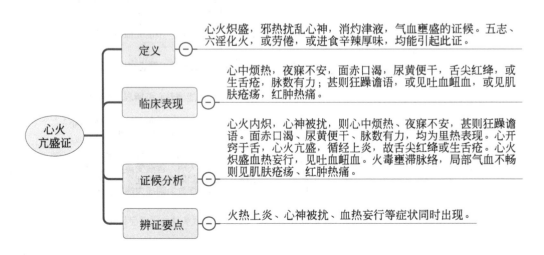

心火亢盛证

定义：心火炽盛，邪热扰乱心神，消灼津液，气血壅盛的证候。五志、六淫化火，或劳倦，或进食辛辣厚味，均能引起此证。

临床表现：心中烦热，夜寐不安，面赤口渴，尿黄便干，舌尖红绛，或生舌疮，脉数有力；甚则狂躁谵语，或见吐血衄血，或见肌肤疮疡，红肿热痛。

证候分析：心火内炽，心神被扰，则心中烦热、夜寐不安，甚则狂躁谵语。面赤口渴、尿黄便干、脉数有力，均为里热表现。心开窍于舌，心火亢盛，循经上炎，故舌尖红绛或生舌疮。心火炽盛血热妄行，见吐血衄血。火毒壅滞脉络，局部气血不畅则见肌肤疮疡、红肿热痛。

辨证要点：火热上炎、心神被扰、血热妄行等症状同时出现。

（四）心脉痹阻证

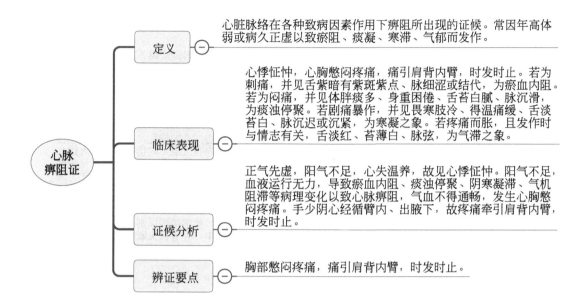

心脉痹阻证

定义：心脏脉络在各种致病因素作用下痹阻所出现的证候。常因年高体弱或病久正虚以致瘀阻、痰凝、寒滞、气郁而发作。

临床表现：心悸怔忡，心胸憋闷疼痛，痛引肩背内臂，时发时止。若为刺痛，并见舌紫暗有紫斑紫点、脉细涩或结代，为瘀血内阻。若为闷痛，并见体胖痰多、身重困倦、舌苔白腻、脉沉滑，为痰浊停聚。若剧痛暴作，并见畏寒肢冷、得温痛缓、舌淡苔白、脉沉迟或沉紧，为寒凝之象。若疼痛而胀，且发作时与情志有关，舌淡红、苔薄白、脉弦，为气滞之象。

证候分析：正气先虚，阳气不足，心失温养，故见心悸怔忡。阳气不足，血液运行无力，导致瘀血内阻、痰浊停聚、阴寒凝滞、气机阻滞等病理变化以致心脉痹阻，气血不得通畅，发生心胸憋闷疼痛。手少阴心经循臂内、出腋下，故疼痛牵引肩背内臂，时发时止。

辨证要点：胸部憋闷疼痛，痛引肩背内臂，时发时止。

（五）痰迷心窍证

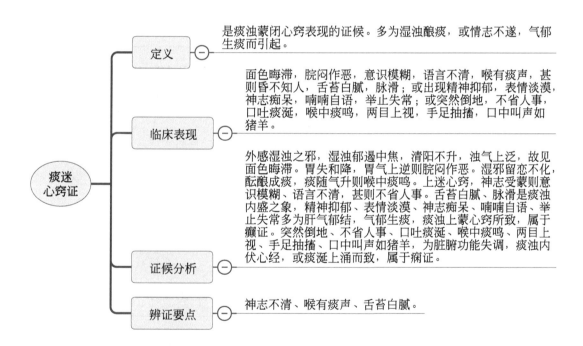

痰迷心窍证

定义：是痰浊蒙闭心窍表现的证候。多为湿浊酿痰，或情志不遂，气郁生痰而引起。

临床表现：面色晦滞，脘闷作恶，意识模糊，语言不清，喉有痰声，甚则昏不知人，舌苔白腻，脉滑；或出现精神抑郁，表情淡漠，神志痴呆，喃喃自语，举止失常；或突然倒地，不省人事，口吐痰涎，喉中痰鸣，两目上视，手足抽搐，口中叫声如猪羊。

证候分析：外感湿浊之邪，湿浊郁遏中焦，清阳不升，浊气上泛，故见面色晦滞。胃失和降，胃气上逆则脘闷作恶。湿邪留恋不化，酝酿成痰，痰随气升则喉中痰鸣。上迷心窍，神志受蒙则意识模糊、语言不清，甚则不省人事。舌苔白腻、脉滑是痰浊内盛之象。精神抑郁、表情淡漠、神志痴呆、喃喃自语、举止失常多为肝气郁结，气郁生痰，痰浊上蒙心窍所致，属于癫证。突然倒地、不省人事、口吐痰涎、喉中痰鸣、两目上视、手足抽搐、口中叫声如猪羊，为脏腑功能失调，痰浊内伏心经，或痰涎上涌而致，属于痫证。

辨证要点：神志不清、喉有痰声、舌苔白腻。

（六）痰火扰心证

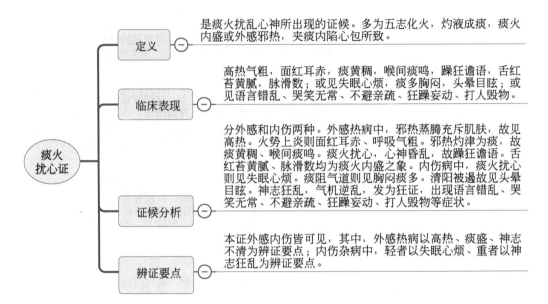

痰火扰心证

定义 — 是痰火扰乱心神所出现的证候。多为五志化火，灼液成痰，痰火内盛或外感邪热，夹痰内陷心包所致。

临床表现 — 高热气粗，面红耳赤，痰黄稠，喉间痰鸣，躁狂谵语，舌红苔黄腻，脉滑数；或见失眠心烦，痰多胸闷，头晕目眩；或见语言错乱、哭笑无常、不避亲疏、狂躁妄动、打人毁物。

证候分析 — 分外感和内伤两种。外感热病中，邪热蒸腾充斥肌肤，故见高热。火势上炎则面红耳赤、呼吸气粗。邪热灼津为痰，故痰黄稠、喉间痰鸣。痰火扰心，心神昏乱，故躁狂谵语。舌红苔黄腻、脉滑数均为痰火内盛之象。内伤病中，痰火扰心则见失眠心烦。痰阻气道则见胸闷痰多。清阳被遏故见头晕目眩。神志狂乱，气机逆乱，发为狂证，出现语言错乱、哭笑无常、不避亲疏、狂躁妄动、打人毁物等症状。

辨证要点 — 本证外感内伤皆可见，其中，外感热病以高热、痰盛、神志不清为辨证要点；内伤杂病中，轻者以失眠心烦、重者以神志狂乱为辨证要点。

（七）小肠实热证

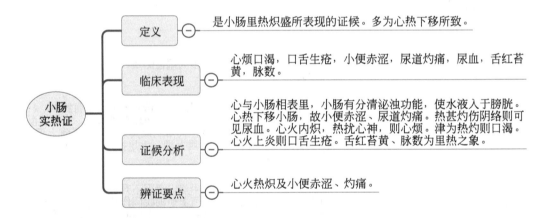

小肠实热证

定义 — 是小肠里热炽盛所表现的证候。多为心热下移所致。

临床表现 — 心烦口渴，口舌生疮，小便赤涩，尿道灼痛，尿血，舌红苔黄，脉数。

证候分析 — 心与小肠相表里，小肠有分清泌浊功能，使水液入于膀胱。心热下移小肠，故小便赤涩、尿道灼痛。热甚灼伤阴络则可见尿血。心火内炽，热扰心神，则心烦。津为热灼则口渴。心火上炎则口舌生疮。舌红苔黄、脉数为里热之象。

辨证要点 — 心火热炽及小便赤涩、灼痛。

二、肺与大肠病辨证

（一）肺气虚证

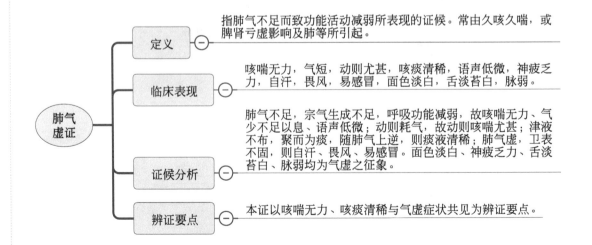

肺气虚证

定义 — 指肺气不足而致功能活动减弱所表现的证候。常由久咳久喘，或脾肾亏虚影响及肺等所引起。

临床表现 — 咳喘无力，气短，动则尤甚，咳痰清稀，语声低微，神疲乏力，自汗，畏风，易感冒，面色淡白，舌淡苔白，脉弱。

证候分析 — 肺气不足，宗气生成不足，呼吸功能减弱，故咳喘无力、气少不足以息、语声低微；动则耗气，故动则咳喘尤甚；津液不布，聚而为痰，随肺气上逆，则痰液清稀；肺气虚，卫表不固，则自汗、畏风、易感冒。面色淡白、神疲乏力、舌淡苔白、脉弱均为气虚之征象。

辨证要点 — 本证以咳喘无力、咳痰清稀与气虚症状共见为辨证要点。

（二）肺阴虚证

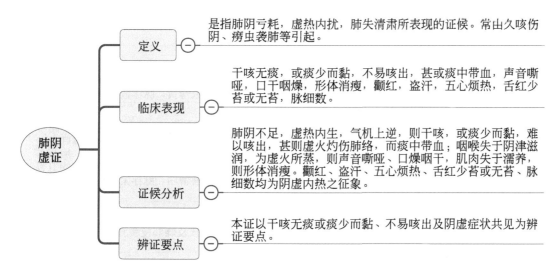

肺阴虚证
- 定义 ── 是指肺阴亏耗，虚热内扰，肺失清肃所表现的证候。常由久咳伤阴、痨虫袭肺等引起。
- 临床表现 ── 干咳无痰，或痰少而黏，不易咳出，甚或痰中带血，声音嘶哑，口干咽燥，形体消瘦，颧红，盗汗，五心烦热，舌红少苔或无苔，脉细数。
- 证候分析 ── 肺阴不足，虚热内生，气机上逆，则干咳，或痰少而黏，难以咳出，甚则虚火灼伤肺络，而痰中带血；咽喉失于阴津滋润，为虚火所蒸，则声音嘶哑、口燥咽干；肌肉失于濡养，则形体消瘦。颧红、盗汗、五心烦热、舌红少苔或无苔、脉细数均为阴虚内热之征象。
- 辨证要点 ── 本证以干咳无痰或痰少而黏、不易咳出及阴虚症状共见为辨证要点。

（三）风寒犯肺证

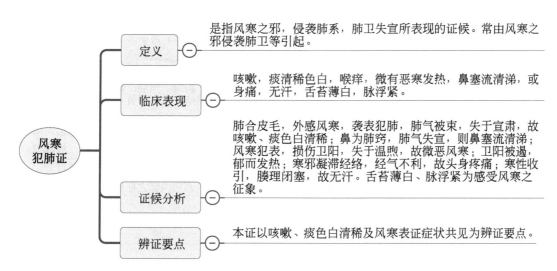

风寒犯肺证
- 定义 ── 是指风寒之邪，侵袭肺系，肺卫失宣所表现的证候。常由风寒之邪侵袭肺卫等引起。
- 临床表现 ── 咳嗽，痰清稀色白，喉痒，微有恶寒发热，鼻塞流清涕，或身痛，无汗，舌苔薄白，脉浮紧。
- 证候分析 ── 肺合皮毛，外感风寒，袭表犯肺，肺气被束，失于宣肃，故咳嗽、痰色白清稀；鼻为肺窍，肺气失宣，则鼻塞流清涕；风寒犯表，损伤卫阳，失于温煦，故微恶风寒；卫阳被遏，郁而发热；寒邪凝滞经络，经气不利，故头身疼痛；寒性收引，腠理闭塞，故无汗。舌苔薄白、脉浮紧为感受风寒之征象。
- 辨证要点 ── 本证以咳嗽、痰色白清稀及风寒表证症状共见为辨证要点。

（四）风热犯肺证

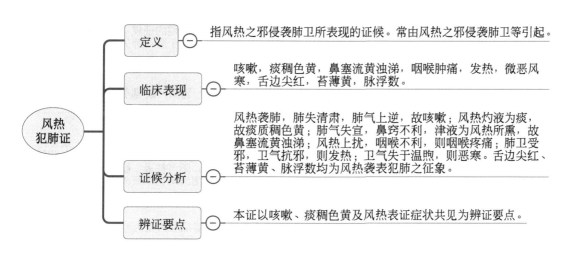

风热犯肺证
- 定义 ── 指风热之邪侵袭肺卫所表现的证候。常由风热之邪侵袭肺卫等引起。
- 临床表现 ── 咳嗽，痰稠色黄，鼻塞流黄浊涕，咽喉肿痛，发热，微恶风寒，舌边尖红，苔薄黄，脉浮数。
- 证候分析 ── 风热袭肺，肺失清肃，肺气上逆，故咳嗽；风热灼液为痰，故痰质稠色黄；肺气失宣，鼻窍不利，津液为风热所熏，故鼻塞流黄浊涕；风热上扰，咽喉不利，则咽喉疼痛；肺卫受邪，卫气抗邪，则发热；卫失于温煦，则恶寒。舌边尖红、苔薄黄、脉浮数为风热袭表犯肺之征象。
- 辨证要点 ── 本证以咳嗽、痰稠色黄及风热表证症状共见为辨证要点。

（五）燥邪犯肺证

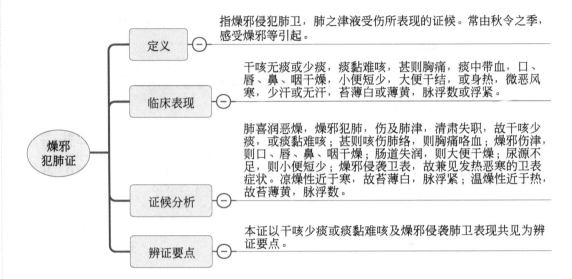

燥邪犯肺证

- 定义 ⊖ 指燥邪侵犯肺卫，肺之津液受伤所表现的证候。常由秋令之季，感受燥邪等引起。
- 临床表现 ⊖ 干咳无痰或少痰，痰黏难咳，甚则胸痛，痰中带血，口、唇、鼻、咽干燥，小便短少，大便干结，或身热，微恶风寒，少汗或无汗，苔薄白或薄黄，脉浮数或浮紧。
- 证候分析 ⊖ 肺喜润恶燥，燥邪犯肺，伤及肺津，清肃失职，故干咳少痰，或痰黏难咳，甚则咳伤肺络，则胸痛咯血；燥邪伤津，则口、唇、鼻、咽干燥；肠道失润，则大便干燥；尿源不足，则小便短少；燥邪侵袭卫表，故兼见发热恶寒的卫表症状。凉燥性近于寒，故苔薄白，脉浮紧；温燥性近于热，故苔薄黄，脉浮数。
- 辨证要点 ⊖ 本证以干咳少痰或痰黏难咳及燥邪侵袭肺卫表现共见为辨证要点。

（六）肺热炽盛证

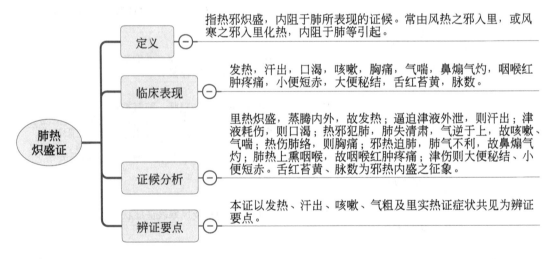

肺热炽盛证

- 定义 ⊖ 指热邪炽盛，内阻于肺所表现的证候。常由风热之邪入里，或风寒之邪入里化热，内阻于肺等引起。
- 临床表现 ⊖ 发热，汗出，口渴，咳嗽，胸痛，气喘，鼻煽气灼，咽喉红肿疼痛，小便短赤，大便秘结，舌红苔黄，脉数。
- 证候分析 ⊖ 里热炽盛，蒸腾内外，故发热；逼迫津液外泄，则汗出；津液耗伤，则口渴；热邪犯肺，肺失清肃，气逆于上，故咳嗽、气喘；热伤肺络，则胸痛；邪热迫肺，肺气不利，故鼻煽气灼；肺热上熏咽喉，故咽喉红肿疼痛；津伤则大便秘结、小便短赤。舌红苔黄、脉数为邪热内盛之征象。
- 辨证要点 ⊖ 本证以发热、汗出、咳嗽、气粗及里实热证症状共见为辨证要点。

（七）寒痰阻肺证

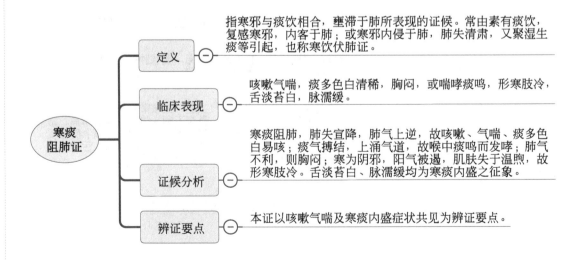

寒痰阻肺证

- 定义 ⊖ 指寒邪与痰饮相合，壅滞于肺所表现的证候。常由素有痰饮，复感寒邪，内客于肺；或寒邪内侵于肺，肺失清肃，又聚湿生痰等引起，也称寒饮伏肺证。
- 临床表现 ⊖ 咳嗽气喘，痰多色白清稀，胸闷，或喘哮痰鸣，形寒肢冷，舌淡苔白，脉濡缓。
- 证候分析 ⊖ 寒痰阻肺，肺失宣降，肺气上逆，故咳嗽、气喘、痰多色白易咳；痰气搏结，上涌气道，故喉中痰鸣而发哮；肺气不利，则胸闷；寒为阴邪，阳气被遏，肌肤失于温煦，故形寒肢冷。舌淡苔白、脉濡缓均为寒痰内盛之征象。
- 辨证要点 ⊖ 本证以咳嗽气喘及寒痰内盛症状共见为辨证要点。

（八）痰热壅肺证

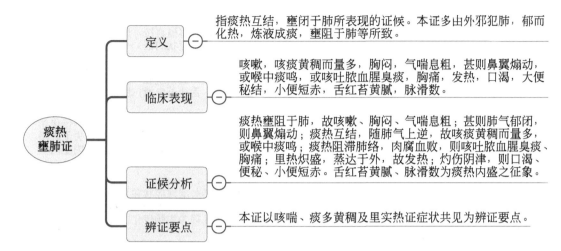

痰热壅肺证

定义 — 指痰热互结，壅闭于肺所表现的证候。本证多由外邪犯肺，郁而化热，炼液成痰，壅阻于肺等所致。

临床表现 — 咳嗽，咳痰黄稠而量多，胸闷，气喘息粗，甚则鼻翼煽动，或喉中痰鸣，或咳吐脓血腥臭痰，胸痛，发热，口渴，大便秘结，小便短赤，舌红苔黄腻，脉滑数。

证候分析 — 痰热壅阻于肺，故咳嗽、胸闷、气喘息粗；甚则肺气郁闭，则鼻翼煽动；痰热互结，随肺气上逆，故咳痰黄稠而量多，或喉中痰鸣；痰热阻滞肺络，肉腐血败，则咳吐脓血腥臭痰、胸痛；里热炽盛，蒸达于外，故发热；灼伤阴津，则口渴、便秘、小便短赤。舌红苔黄腻、脉滑数为痰热内盛之征象。

辨证要点 — 本证以咳喘、痰多黄稠及里实热证症状共见为辨证要点。

（九）风水相搏证

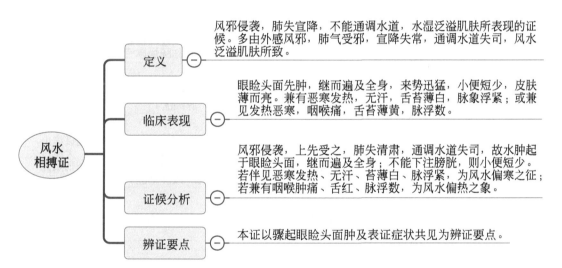

风水相搏证

定义 — 风邪侵袭，肺失宣降，不能通调水道，水湿泛溢肌肤所表现的证候。多由外感风邪，肺气受邪，宣降失常，通调水道失司，风水泛溢肌肤所致。

临床表现 — 眼睑头面先肿，继而遍及全身，来势迅猛，小便短少，皮肤薄而亮。兼有恶寒发热，无汗，舌苔薄白，脉象浮紧；或兼见发热恶寒，咽喉痛，舌苔薄黄，脉浮数。

证候分析 — 风邪侵袭，上先受之，肺失清肃，通调水道失司，故水肿起于眼睑头面，继而遍及全身；不能下注膀胱，则小便短少。若伴见恶寒发热、无汗、苔薄白、脉浮紧，为风水偏寒之征；若兼有咽喉肿痛、舌红、脉浮数，为风水偏热之象。

辨证要点 — 本证以骤起眼睑头面肿及表证症状共见为辨证要点。

（十）大肠湿热证

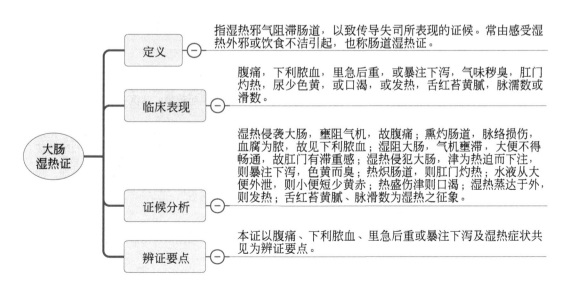

大肠湿热证

定义 — 指湿热邪气阻滞肠道，以致传导失司所表现的证候。常由感受湿热外邪或饮食不洁引起，也称肠道湿热证。

临床表现 — 腹痛，下利脓血，里急后重，或暴注下泻，气味秽臭，肛门灼热，尿少色黄，或口渴，或发热，舌红苔黄腻，脉濡数或滑数。

证候分析 — 湿热侵袭大肠，壅阻气机，故腹痛；熏灼肠道，脉络损伤，血腐为脓，故见下利脓血；湿阻大肠，气机壅滞，大便不得畅通，故肛门有滞重感；湿热侵犯大肠，津为热迫而下注，则暴注下泻，色黄而臭；热炽肠道，则肛门灼热；水液从大便外泄，则小便短少黄赤；热盛伤津则口渴；湿热蒸达于外，则发热；舌红苔黄腻、脉滑数为湿热之征象。

辨证要点 — 本证以腹痛、下利脓血、里急后重或暴注下泻及湿热症状共见为辨证要点。

（十一）大肠虚寒证

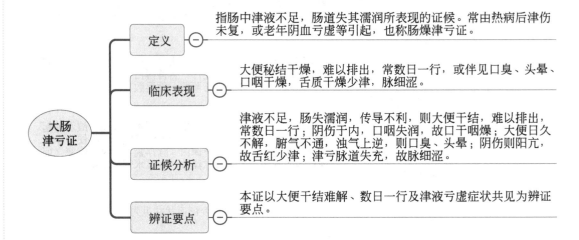

大肠虚寒证

- **定义** ⊖ 因大肠阳气虚衰，传化固摄功能减弱，导致以泄泻不止，或大便滑脱失禁，甚则脱肛，腹痛隐隐，喜温喜按，形寒肢冷，神疲乏力，舌淡苔白滑，脉沉弱等为常见症状的证。

- **临床表现** ⊖ 泄泻不止，或大便滑脱失禁，甚则脱肛，腹痛隐隐，喜温喜按，形寒肢冷，神疲乏力，舌淡苔白滑，脉沉弱。

- **证候分析** ⊖ 因久泄、久痢，或失治误治等，导致大肠阳气不足，传化功能异常，失于固摄。大肠虚寒证以大肠阳气虚衰，失于固摄为主要病机，表现在大肠传化固摄功能无力和虚寒内生两个方面。

- **辨证要点** ⊖ 泄泻不止，或大便滑脱失禁与虚寒症状并见为辨证依据，具有腹痛隐隐、喜温喜按、形寒肢冷等虚寒的特征。泄泻不止，或大便滑脱失禁，甚则脱肛等为大肠传化固摄功能失常的定位症状。

（十二）大肠津亏证

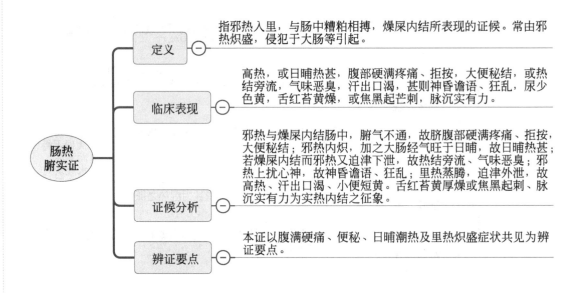

大肠津亏证

- **定义** ⊖ 指肠中津液不足，肠道失其濡润所表现的证候。常由热病后津伤未复，或老年阴血亏虚等引起，也称肠燥津亏证。

- **临床表现** ⊖ 大便秘结干燥，难以排出，常数日一行，或伴见口臭、头晕、口咽干燥，舌质干燥少津，脉细涩。

- **证候分析** ⊖ 津液不足，肠失濡润，传导不利，则大便干结，难以排出，常数日一行；阴伤于内，口咽失润，故口干咽燥；大便日久不解，腑气不通，浊气上逆，则口臭、头晕；阴伤则阳亢，故舌红少津；津亏脉道失充，故脉细涩。

- **辨证要点** ⊖ 本证以大便干结难解、数日一行及津液亏虚症状共见为辨证要点。

（十三）肠热腑实证

肠热腑实证

- **定义** ⊖ 指邪热入里，与肠中糟粕相搏，燥屎内结所表现的证候。常由邪热炽盛，侵犯于大肠等引起。

- **临床表现** ⊖ 高热，或日晡热甚，腹部硬满疼痛、拒按，大便秘结，或热结旁流，气味恶臭，汗出口渴，甚则神昏谵语、狂乱，尿少色黄，舌红苔黄燥，或焦黑起芒刺，脉沉实有力。

- **证候分析** ⊖ 邪热与燥屎内结肠中，腑气不通，故脐腹部硬满疼痛、拒按，大便秘结；邪热内炽，加之大肠经气旺于日晡，故日晡热甚；若燥屎内结而邪热又迫津下泄，故热结旁流、气味恶臭；邪热上扰心神，故神昏谵语、狂乱；里热蒸腾，迫津外泄，故高热、汗出口渴、小便短黄。舌红苔黄厚燥或焦黑起刺、脉沉实有力为实热内结之征象。

- **辨证要点** ⊖ 本证以腹满硬痛、便秘、日晡潮热及里热炽盛症状共见为辨证要点。

（十四）虫积肠道证

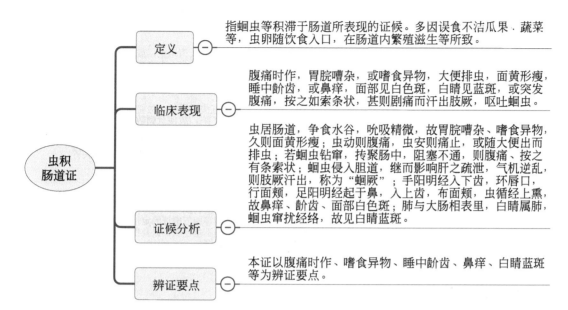

定义　指蛔虫等积滞于肠道所表现的证候。多因误食不洁瓜果·蔬菜等，虫卵随饮食入口，在肠道内繁殖滋生等所致。

临床表现　腹痛时作，胃脘嘈杂，或嗜食异物，大便排虫，面黄形瘦，睡中齘齿，或鼻痒，面部见白色斑，白睛见蓝斑，或突发腹痛，按之如索条状，甚则剧痛而汗出肢厥，呕吐蛔虫。

证候分析　虫居肠道，争食水谷，吮吸精微，故胃脘嘈杂、嗜食异物，久则面黄形瘦；虫动则腹痛，虫安则痛止，或随大便出而排虫；若蛔虫钻窜，抟聚肠中，阻塞不通，则腹痛、按之有条索状；蛔虫侵入胆道，继而影响肝之疏泄，气机逆乱，则肢厥汗出，称为"蛔厥"；手阳明经入下齿，环唇口，行面颊，足阳明经起于鼻，入上齿，布面颊，虫循经上熏，故鼻痒、齘齿、面部白色斑；肺与大肠相表里，白睛属肺，蛔虫窜扰经络，故见白睛蓝斑。

辨证要点　本证以腹痛时作、嗜食异物、睡中齘齿、鼻痒、白睛蓝斑等为辨证要点。

三、脾胃病辨证

（一）脾气虚证

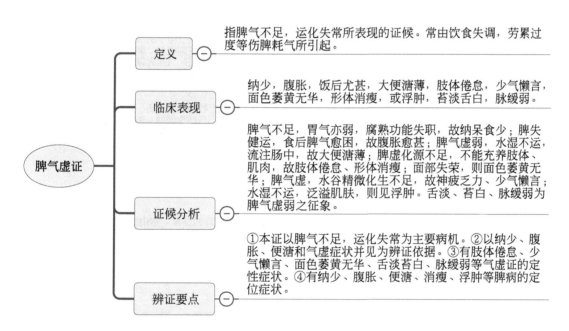

定义　指脾气不足，运化失常所表现的证候。常由饮食失调，劳累过度等伤脾耗气所引起。

临床表现　纳少，腹胀，饭后尤甚，大便溏薄，肢体倦怠，少气懒言，面色萎黄无华，形体消瘦，或浮肿，苔淡舌白，脉缓弱。

证候分析　脾气不足，胃气亦弱，腐熟功能失职，故纳呆食少；脾失健运，食后脾气愈困，故腹胀愈甚；脾气虚弱，水湿不运，流注肠中，故大便溏薄；脾虚化源不足，不能充养肢体、肌肉，故肢体倦怠、形体消瘦；面部失荣，则面色萎黄无华；脾气虚，水谷精微化生不足，故神疲乏力、少气懒言；水湿不运，泛溢肌肤，则见浮肿。舌淡、苔白、脉缓弱为脾气虚弱之征象。

辨证要点　①本证以脾气不足，运化失常为主要病机。②以纳少、腹胀、便溏和气虚症状并见为辨证依据。③有肢体倦怠、少气懒言、面色萎黄无华、舌淡苔白、脉缓弱等气虚证的定性症状。④有纳少、腹胀、便溏、消瘦、浮肿等脾病的定位症状。

（二）脾气下陷证

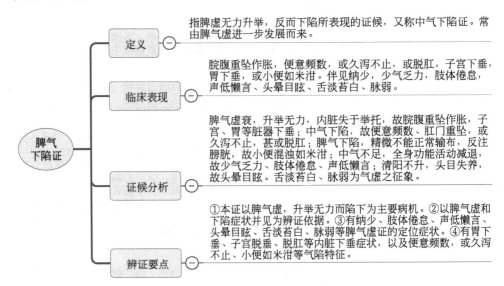

脾气下陷证

定义 —　指脾虚无力升举，反而下陷所表现的证候，又称中气下陷证。常由脾气虚进一步发展而来。

临床表现 —　脘腹重坠作胀，便意频数，或久泻不止，或脱肛，子宫下垂，胃下垂，或小便如米泔。伴见纳少，少气乏力，肢体倦怠，声低懒言、头晕目眩、舌淡苔白、脉弱。

证候分析 —　脾气虚衰，升举无力，内脏失于举托，故脘腹重坠作胀，子宫、胃等脏器下垂；中气下陷，故便意频数、肛门重坠，或久泻不止，甚或脱肛；脾气下陷，精微不能正常输布，反注膀胱，故小便混浊如米泔；中气不足，全身功能活动减退，故少气乏力、肢体倦怠、声低懒言；清阳不升，头目失养，故头晕目眩。舌淡苔白、脉弱为气虚之征象。

辨证要点 —　①本证以脾气虚，升举无力而陷下为主要病机。②以脾气虚和下陷症状并见为辨证依据。③有纳少、肢体倦怠、声低懒言、头晕目眩、舌淡苔白、脉弱等脾气虚证的定位症状。④有胃下垂、子宫脱垂、脱肛等内脏下垂症状，以及便意频数，或久泻不止、小便如米泔等气陷特征。

（三）脾不统血证

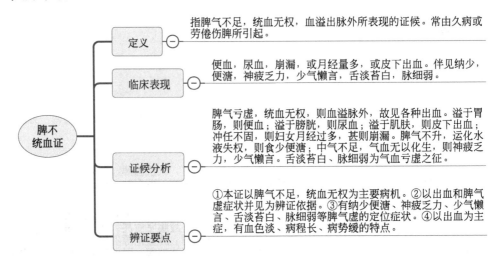

脾不统血证

定义 —　指脾气不足，统血无权，血溢出脉外所表现的证候。常由久病或劳倦伤脾所引起。

临床表现 —　便血，尿血，崩漏，或月经量多，或皮下出血。伴见纳少，便溏，神疲乏力，少气懒言，舌淡苔白，脉细弱。

证候分析 —　脾气亏虚，统血无权，则血溢脉外，故见各种出血。溢于胃肠，则便血；溢于膀胱，则尿血；溢于肌肤，则皮下出血；冲任不固，则妇女月经过多，甚则崩漏。脾气不升，运化水液失权，则食少便溏；中气不足，气血无以化生，则神疲乏力，少气懒言。舌淡苔白、脉细弱为气血亏虚之征。

辨证要点 —　①本证以脾气不足，统血无权为主要病机。②以出血和脾气虚症状并见为辨证依据。③有纳少便溏、神疲乏力、少气懒言、舌淡苔白、脉细弱等脾气虚的定位症状。④以出血为主症，有血色淡、病程长、病势缓的特点。

（四）脾阳虚证

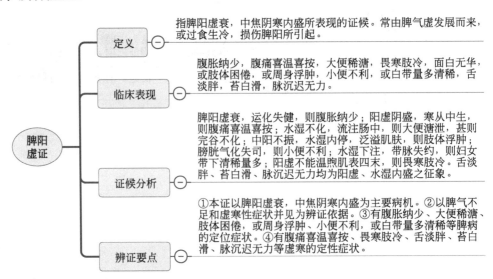

脾阳虚证

定义 —　指脾阳虚衰，中焦阴寒内盛所表现的证候。常由脾气虚发展而来，或过食生冷，损伤脾阳所引起。

临床表现 —　腹胀纳少，腹痛喜温喜按，大便稀溏，畏寒肢冷，面白无华，或肢体困倦，或周身浮肿，小便不利，或白带量多清稀，舌淡胖，苔白滑，脉沉迟无力。

证候分析 —　脾阳虚衰，运化失健，则腹胀纳少；阳虚阴盛，寒从中生，则腹痛喜温喜按；水湿不化，流注肠中，则大便溏泄，甚则完谷不化；中阳不振，水湿内停，泛溢肌肤，则肢体浮肿；膀胱气化失司，则小便不利；水湿下注，带脉失约，则妇女带下清稀量多；阳虚不能温煦肌表四末，则畏寒肢冷。舌淡胖、苔白滑、脉沉迟无力均为阳虚、水湿内盛之征象。

辨证要点 —　①本证以脾阳虚衰，中焦阴寒内盛为主要病机。②以脾气不足和虚寒性症状并见为辨证依据。③有腹胀纳少、大便稀溏、肢体困倦，或周身浮肿、小便不利，或白带量多清稀等脾病的定位症状。④有腹痛喜温喜按、畏寒肢冷、舌淡胖、苔白滑、脉沉迟无力等虚寒的定性症状。

（五）寒湿困脾证

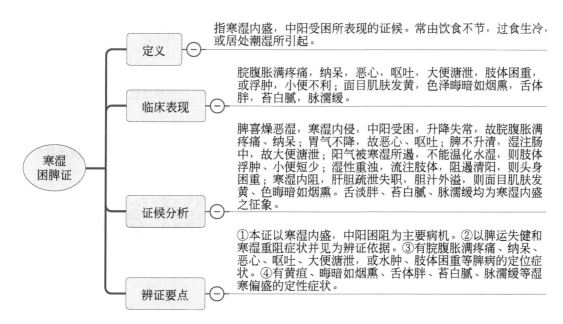

寒湿困脾证

定义——指寒湿内盛，中阳受困所表现的证候。常由饮食不节，过食生冷，或居处潮湿所引起。

临床表现——脘腹胀满疼痛，纳呆，恶心，呕吐，大便溏泄，肢体困重，或浮肿，小便不利；面目肌肤发黄，色泽晦暗如烟熏，舌体胖，苔白腻，脉濡缓。

证候分析——脾喜燥恶湿，寒湿内侵，中阳受困，升降失常，故脘腹胀满疼痛、纳呆；胃气不降，故恶心、呕吐；脾不升清，湿注肠中，故大便溏泄；阳气被寒湿所遏，不能温化水湿，则肢体浮肿、小便短少；湿性重浊，流注肢体，阻遏清阳，则头身困重；寒湿内阻，肝胆疏泄失职，胆汁外溢，则面目肌肤发黄、色晦暗如烟熏。舌淡胖、苔白腻、脉濡缓均为寒湿内盛之征象。

辨证要点——①本证以寒湿内盛，中阳困阻为主要病机。②以脾运失健和寒湿重阻症状并见为辨证依据。③有脘腹胀满疼痛、纳呆、恶心、呕吐、大便溏泄，或水肿、肢体困重等脾病的定位症状。④有黄疸、晦暗如烟熏、舌体胖、苔白腻、脉濡缓等湿寒偏盛的定性症状。

（六）湿热蕴脾证

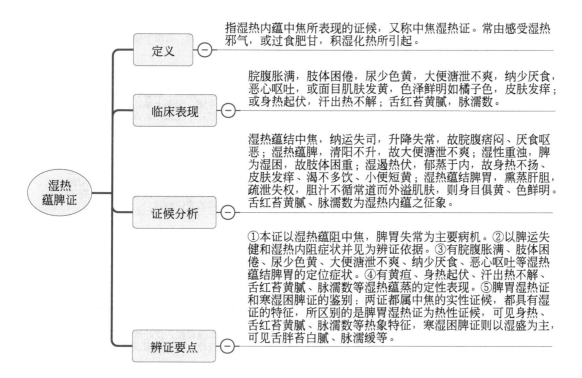

湿热蕴脾证

定义——指湿热内蕴中焦所表现的证候，又称中焦湿热证。常由感受湿热邪气，或过食肥甘，积湿化热所引起。

临床表现——脘腹胀满，肢体困倦，尿少色黄，大便溏泄不爽，纳少厌食，恶心呕吐，或面目肌肤发黄，色泽鲜明如橘子色，皮肤发痒；或身热起伏，汗出热不解；舌红苔黄腻，脉濡数。

证候分析——湿热蕴结中焦，纳运失司，升降失常，故脘腹痞闷、厌食呕恶；湿热蕴脾，清阳不升，故大便溏泄不爽；湿性重浊，脾为湿困，故肢体困重；湿遏热伏，郁蒸于内，故身热不扬、皮肤发痒、渴不多饮、小便短黄；湿热蕴结脾胃，熏蒸肝胆，疏泄失权，胆汁不循常道而外溢肌肤，则身目俱黄、色鲜明。舌红苔黄腻、脉濡数为湿热内蕴之征象。

辨证要点——①本证以湿热蕴阻中焦，脾胃失常为主要病机。②以脾运失健和湿热内阻症状并见为辨证依据。③有脘腹胀满、肢体困倦、尿少色黄、大便溏泄不爽、纳少厌食、恶心呕吐等湿热蕴结脾胃的定位症状。④有黄疸、身热起伏、汗出热不解、舌红苔黄腻、脉濡数等湿热蕴蒸的定性表现。⑤脾胃湿热证和寒湿困脾证的鉴别：两证都属中焦的实性证候，都具有湿证的特征，所区别的是脾胃湿热证为热性证候，可见身热、舌红苔黄腻、脉濡数等热象特征，寒湿困脾证则以湿盛为主，可见舌胖苔白腻、脉濡缓等。

（七）胃气虚证

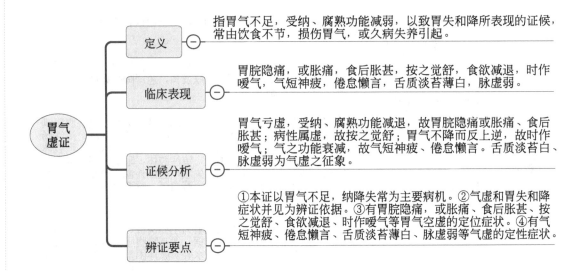

定义 — 指胃气不足，受纳、腐熟功能减弱，以致胃失和降所表现的证候，常由饮食不节，损伤胃气，或久病失养引起。

临床表现 — 胃脘隐痛，或胀痛，食后胀甚，按之觉舒，食欲减退，时作嗳气，气短神疲，倦怠懒言，舌质淡苔薄白，脉虚弱。

证候分析 — 胃气亏虚，受纳、腐熟功能减退，故胃脘隐痛或胀痛、食后胀甚；病性属虚，故按之觉舒；胃气不降而反上逆，故时作嗳气；气之功能衰减，故气短神疲、倦怠懒言。舌质淡苔白、脉虚弱为气虚之征象。

辨证要点 — ①本证以胃气不足，纳降失常为主要病机。②气虚和胃失和降症状并见为辨证依据。③有胃脘隐痛，或胀痛、食后胀甚、按之觉舒、食欲减退、时作嗳气等胃气空虚的定位症状。④有气短神疲、倦怠懒言、舌质淡苔薄白、脉虚弱等气虚的定性症状。

（八）胃阴虚证

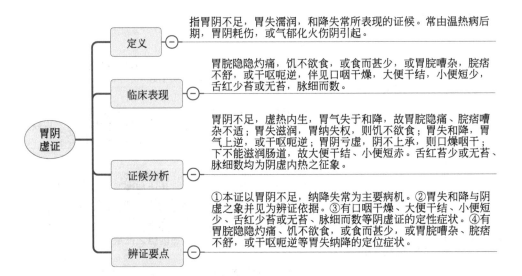

定义 — 指胃阴不足，胃失濡润，和降失常所表现的证候。常由温热病后期，胃阴耗伤，或气郁化火伤阴引起。

临床表现 — 胃脘隐隐灼痛，饥不欲食，或食而甚少，或胃脘嘈杂，脘痞不舒，或干呕呃逆，伴见口咽干燥，大便干结，小便短少，舌红少苔或无苔，脉细而数。

证候分析 — 胃阴不足，虚热内生，胃气失于和降，故胃脘隐痛、脘痞嘈杂不适；胃失滋润，胃纳失权，则饥不欲食；胃失和降，胃气上逆，或干呕呃逆；胃阴亏虚，阴不上承，则口燥咽干；下不能滋润肠道，故大便干结、小便短赤。舌红苔少或无苔、脉细数均为阴虚内热之征象。

辨证要点 — ①本证以胃阴不足，纳降失常为主要病机。②胃失和降与阴虚之象并见为辨证依据。③有口咽干燥、大便干结、小便短少、舌红少苔或无苔、脉细而数等阴虚证的定性症状。④有胃脘隐隐灼痛、饥不欲食，或食而甚少，或胃脘嘈杂、脘痞不舒，或干呕呃逆等胃失纳降的定位症状。

（九）胃阳虚证

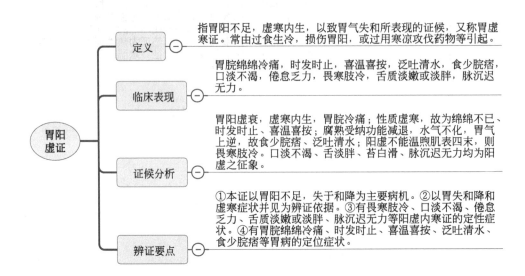

定义 — 指胃阳不足，虚寒内生，以致胃气失和所表现的证候，又称胃虚寒证。常由过食生冷，损伤胃阳，或过用寒凉攻伐药物等引起。

临床表现 — 胃脘绵绵冷痛，时发时止，喜温喜按，泛吐清水，食少脘痞，口淡不渴，倦怠乏力，畏寒肢冷，舌质淡嫩或淡胖，脉沉迟无力。

证候分析 — 胃阳虚衰，虚寒内生，胃脘冷痛；性质虚寒，故为绵绵不已、时发时止、喜温喜按；腐熟受纳功能减退，水气不化，胃气上逆，故食少脘痞、泛吐清水；阳虚不能温煦肌表四末，则畏寒肢冷。口淡不渴、舌淡胖、苔白滑、脉沉迟无力均为阳虚之征象。

辨证要点 — ①本证以胃阳不足，失于和降为主要病机。②以胃失和降和虚寒症状并见为辨证依据。③有畏寒肢冷、口淡不渴、倦怠乏力、舌质淡嫩或淡胖、脉沉迟无力等阳虚内寒证的定性症状。④有胃脘绵绵冷痛、时发时止、喜温喜按、泛吐清水、食少脘痞等胃病的定位症状。

（十）胃热炽盛证

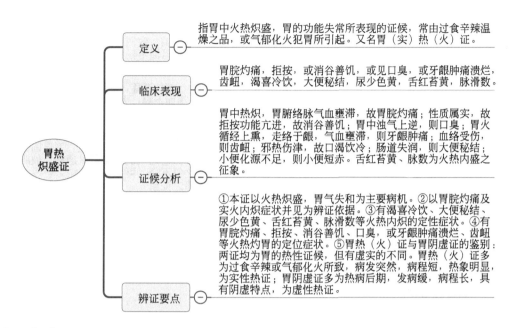

定义：指胃中火热炽盛，胃的功能失常所表现的证候，常由过食辛辣温燥之品，或气郁化火犯胃所引起。又名胃（实）热（火）证。

临床表现：胃脘灼痛，拒按，或消谷善饥，或见口臭，或牙龈肿痛溃烂，齿衄，渴喜冷饮，大便秘结，尿少色黄，舌红苔黄，脉滑数。

证候分析：胃中热炽，胃腑络脉气血壅滞，故胃脘灼痛；性质属实，故拒按功能亢进，故消谷善饥；胃中浊气上逆，则口臭；胃火循经上熏，走络于龈，气血壅滞，则牙龈肿痛；血络受伤，则齿衄；邪热伤津，故口渴饮冷；肠道失润，则大便秘结；小便化源不足，则小便短赤。舌红苔黄、脉数为火热内盛之征象。

辨证要点：①本证以火热炽盛，胃气失和为主要病机。②以胃脘灼痛及实火内炽症状并见为辨证依据。③有渴喜冷饮、大便秘结、尿少色黄、舌红苔黄、脉滑数等火热内炽的定性症状。④有胃脘灼痛、拒按、消谷善饥、口臭、或牙龈肿痛溃烂、齿衄等火热灼胃的定位症状。⑤胃热（火）证与胃阴虚证的鉴别：两证均为胃的热性证候，但有虚实的不同。胃热（火）证多为过食辛辣或气郁化火所致，病发突然，病程短，热象明显，为实性热证；胃阴虚证多为热病后期，发病缓，病程长，具有阴虚特点，为虚性热证。

（十一）寒留胃肠证

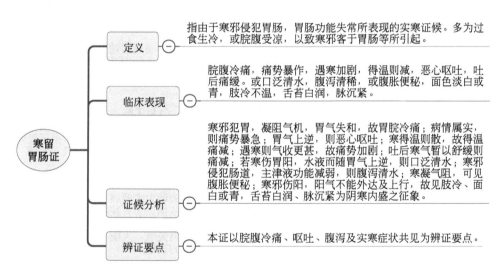

定义：指由于寒邪侵犯胃肠，胃肠功能失常所表现的实寒证候。多为过食生冷，或脘腹受凉，以致寒邪客于胃肠等所引起。

临床表现：脘腹冷痛，痛势暴作，遇寒加剧，得温则减，恶心呕吐，吐后痛缓。或口泛清水，腹泻清稀，或腹胀便秘，面色淡白或青，肢冷不温，舌苔白润，脉沉紧。

证候分析：寒邪犯胃，凝阻气机，胃气失和，故胃脘冷痛；病情属实，则痛势暴急；胃气上逆，则恶心呕吐；寒得温则散，故得温痛减；遇寒则气收更甚，故痛势加剧；吐后寒气暂以舒缓则痛减；若寒伤胃阳，水液而随胃气上逆，则口泛清水；寒邪侵犯肠道，主津液功能减弱，则腹泻清水；寒凝气阻，可见腹胀便秘；寒邪伤阳，阳气不能外达及上行，故见肢冷、面白或青，舌苔白润、脉沉紧为阴寒内盛之征象。

辨证要点：本证以脘腹冷痛、呕吐、腹泻及实寒症状共见为辨证要点。

（十二）饮留胃肠证

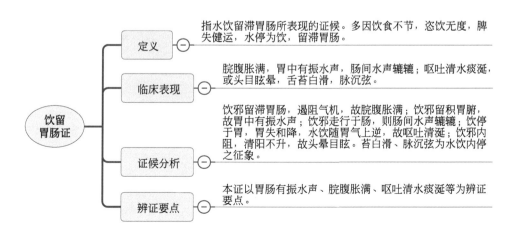

定义：指水饮留滞胃肠所表现的证候。多因饮食不节，恣饮无度，脾失健运，水停为饮，留滞胃肠。

临床表现：脘腹胀满，胃中有振水声，肠间水声辘辘，呕吐清水痰涎，或头目眩晕，舌苔白滑，脉沉弦。

证候分析：饮邪留滞胃肠，遏阻气机，故脘腹胀满；饮邪留积胃腑，故胃中有振水声；饮邪走行于肠，则肠间水声辘辘；饮停于胃，胃失和降，水饮随胃气上逆，故呕吐清涎；饮邪内阻，清阳不升，故头晕目眩。苔白滑、脉沉弦为水饮内停之征象。

辨证要点：本证以胃肠有振水声、脘腹胀满、呕吐清水痰涎等为辨证要点。

（十三）胃肠气滞证

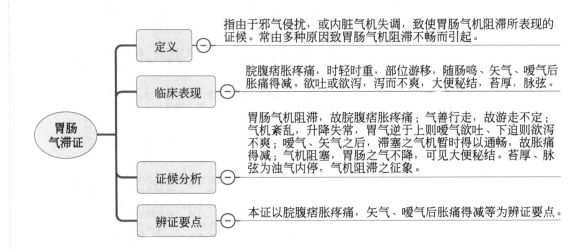

- **胃肠气滞证**
  - 定义 — 指由于邪气侵扰，或内脏气机失调，致使胃肠气机阻滞所表现的证候。常由多种原因致胃肠气机阻滞不畅而引起。
  - 临床表现 — 脘腹痞胀疼痛，时轻时重，部位游移，随肠鸣、矢气、嗳气后胀痛得减。欲吐或欲泻，泻而不爽，大便秘结，苔厚，脉弦。
  - 证候分析 — 胃肠气机阻滞，故脘腹痞胀疼痛；气善行走，故游走不定；气机紊乱，升降失常，胃气逆于上则嗳气欲吐、下迫则欲泻不爽；嗳气、矢气之后，滞塞之气机暂时得以通畅，故胀痛得减；气机阻塞，胃肠之气不降，可见大便秘结。苔厚、脉弦为浊气内停，气机阻滞之征象。
  - 辨证要点 — 本证以脘腹痞胀疼痛，矢气、嗳气后胀痛得减等为辨证要点。

（十四）食滞胃肠证

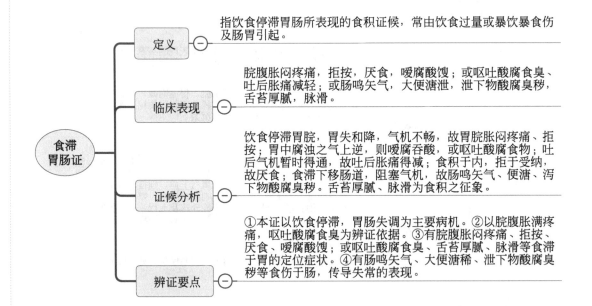

- **食滞胃肠证**
  - 定义 — 指饮食停滞胃肠所表现的食积证候，常由饮食过量或暴饮暴食伤及肠胃引起。
  - 临床表现 — 脘腹胀闷疼痛，拒按，厌食，嗳腐酸馊；或呕吐酸腐食臭、吐后胀痛减轻；或肠鸣矢气，大便溏泄，泄下物酸腐臭秽，舌苔厚腻，脉滑。
  - 证候分析 — 饮食停滞胃脘，胃失和降，气机不畅，故胃脘胀闷疼痛、拒按；胃中腐浊之气上逆，则嗳腐吞酸，或呕吐酸腐食物；吐后气机暂时得通，故吐后胀痛得减；食积于内，拒于受纳，故厌食；食滞下移肠道，阻塞气机，故肠鸣矢气、便溏、泻下物酸腐臭秽。舌苔厚腻、脉滑为食积之征象。
  - 辨证要点 — ①本证以饮食停滞，胃肠失调为主要病机。②以脘腹胀满疼痛，呕吐酸腐食臭为辨证依据。③有脘腹胀闷疼痛、拒按、厌食、嗳腐酸馊；或呕吐酸腐食臭、舌苔厚腻、脉滑等食滞于胃的定位症状。④有肠鸣矢气、大便溏稀、泄下物酸腐臭秽等食伤于肠，传导失常的表现。

四、肝胆病辨证

（一）肝气郁结证

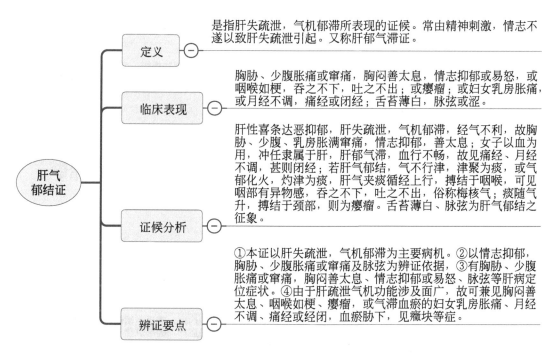

定义 — 是指肝失疏泄，气机郁滞所表现的证候。常由精神刺激，情志不遂以致肝失疏泄引起。又称肝郁气滞证。

临床表现 — 胸胁、少腹胀痛或窜痛，胸闷善太息，情志抑郁或易怒，或咽喉如梗，吞之不下，吐之不出；或瘿瘤；或妇女乳房胀痛，或月经不调，痛经或闭经；舌苔薄白，脉弦或涩。

证候分析 — 肝性喜条达恶抑郁，肝失疏泄，气机郁滞，经气不利，故胸胁、少腹、乳房胀满窜痛，情志抑郁，善太息；女子以血为用，冲任隶属于肝，肝郁气滞，血行不畅，故见痛经、月经不调，甚则闭经；若肝气郁结，气不行津，津聚为痰，或气郁化火，灼津为痰，肝气夹痰循经上行，搏结于咽喉，可见咽部有异物感，吞之不下，吐之不出，俗称梅核气；痰随气升，搏结于颈部，则为瘿瘤。舌苔薄白、脉弦为肝气郁结之征象。

辨证要点 — ①本证以肝失疏泄，气机郁滞为主要病机。②以情志抑郁，胸胁、少腹胀痛或窜痛及脉弦为辨证依据。③有胸胁、少腹胀痛或窜痛，胸闷善太息、情志抑郁或易怒、脉弦等肝病定位症状。④由于肝疏泄气机功能涉及面广，故可兼见胸闷善太息、咽喉如梗、瘿瘤，或气滞血瘀的妇女乳房胀痛、月经不调、痛经或经闭，血瘀胁下，见癥块等症。

（二）肝火上炎证

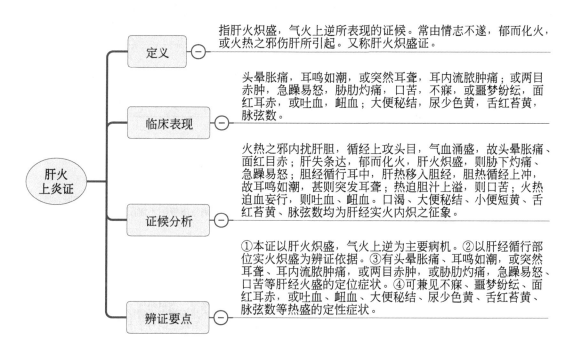

定义 — 指肝火炽盛，气火上逆所表现的证候。常由情志不遂，郁而化火，或火热之邪伤肝所引起。又称肝火炽盛证。

临床表现 — 头晕胀痛，耳鸣如潮，或突然耳聋，耳内流脓肿痛；或两目赤肿，急躁易怒，胁肋灼痛，口苦，不寐，或噩梦纷纭，面红耳赤，或吐血、衄血；大便秘结，尿少色黄，舌红苔黄，脉弦数。

证候分析 — 火热之邪内扰肝胆，循经上攻头目，气血涌盛，故头晕胀痛、面红目赤；肝失条达，郁而化火，肝火炽盛，则胁肋下灼痛、急躁易怒；胆经循行耳中，肝热移入胆经，胆热循经上冲，故耳鸣如潮，甚则突发耳聋；热迫胆汁上溢，则口苦；火热迫血妄行，则吐血、衄血。口渴、大便秘结、小便短黄、舌红苔黄、脉弦数均为肝经实火内炽之征象。

辨证要点 — ①本证以肝火炽盛，气火上逆为主要病机。②以肝经循行部位实火炽盛为辨证依据。③有头晕胀痛、耳鸣如潮，或突然耳聋、耳内流脓肿痛，或两目赤肿，或胁肋灼痛，急躁易怒、口苦等肝经火盛的定位症状。④可兼见不寐、噩梦纷纭、面红耳赤，或吐血、衄血、大便秘结、尿少色黄、舌红苔黄、脉弦数等热盛的定性症状。

（三）肝血虚证

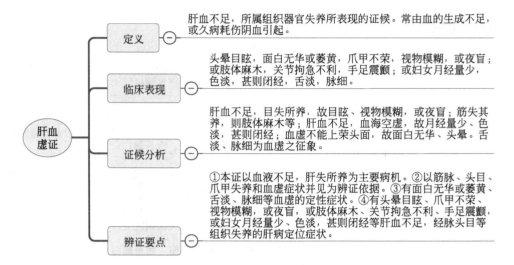

肝血虚证

- 定义 ─ 肝血不足，所属组织器官失养所表现的证候。常由血的生成不足，或久病耗伤阴血引起。

- 临床表现 ─ 头晕目眩，面白无华或萎黄，爪甲不荣，视物模糊，或夜盲；或肢体麻木，关节拘急不利，手足震颤；或妇女月经量少，色淡，甚则闭经，舌淡，脉细。

- 证候分析 ─ 肝血不足，目失所养，故目眩、视物模糊，或夜盲；筋失其养，则肢体麻木等；肝血不足，血海空虚，故月经量少、色淡，甚则闭经；血虚不能上荣头面，故面白无华、头晕。舌淡、脉细为血虚之征象。

- 辨证要点 ─ ①本证以血液不足，肝失所养为主要病机。②以筋脉、头目、爪甲失养和血虚症状并见为辨证依据。③有面白无华或萎黄、舌淡、脉细等血虚的定性症状。④有头晕目眩、爪甲不荣、视物模糊，或夜盲，或肢体麻木、关节拘急不利、手足震颤，或妇女月经量少、色淡，甚则闭经等肝血不足，经脉头目等组织失养的肝病定位症状。

（四）肝阴虚证

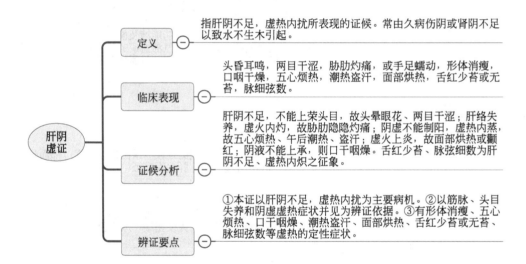

肝阴虚证

- 定义 ─ 指肝阴不足，虚热内扰所表现的证候。常由久病伤阴或肾阴不足以致水不生木引起。

- 临床表现 ─ 头昏耳鸣，两目干涩，胁肋灼痛，或手足蠕动，形体消瘦，口咽干燥，五心烦热，潮热盗汗，面部烘热，舌红少苔或无苔，脉细弦数。

- 证候分析 ─ 肝阴不足，不能上荣头目，故头晕眼花、两目干涩；肝络失养，虚火内灼，故胁肋隐隐灼痛；阴虚不能制阳，虚热内蒸，故五心烦热、午后潮热、盗汗；虚火上炎，故面部烘热或颧红；阴液不能上承，则口干咽燥。舌红少苔、脉弦细数为肝阴不足、虚热内炽之征象。

- 辨证要点 ─ ①本证以肝阴不足，虚热内扰为主要病机。②以筋脉、头目失养和阴虚虚热症状并见为辨证依据。③有形体消瘦、五心烦热、口干咽燥、潮热盗汗、面部烘热、舌红少苔或无苔、脉细弦数等虚热的定性症状。

（五）肝阳上亢证

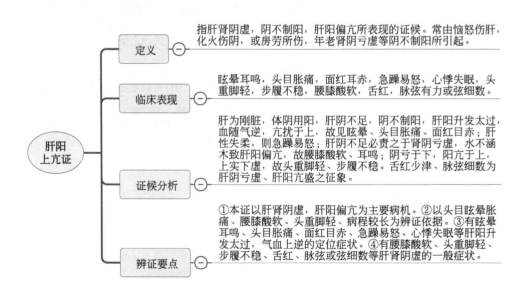

肝阳上亢证

- 定义 ─ 指肝肾阴虚，阴不制阳，肝阳偏亢所表现的证候。常由恼怒伤肝，化火伤阴，或房劳所伤，年老肾阴亏虚等阴不制阳所引起。

- 临床表现 ─ 眩晕耳鸣，头目胀痛，面红耳赤，急躁易怒，心悸失眠，头重脚轻，步履不稳，腰膝酸软，舌红，脉弦有力或弦细数。

- 证候分析 ─ 肝为刚脏，体阴用阳，肝阴不足，阴不制阳，肝阳升发太过，血随气逆，亢扰于上，故见眩晕、头目胀痛、面红目赤；肝性失柔，则急躁易怒；肝阴不足必责之于肾阴亏虚，水不涵木致肝阳偏亢，故腰膝酸软、耳鸣；阴亏于下，阳亢于上，上实下虚，故头重脚轻、步履不稳。舌红少津、脉弦细数为肝阴亏虚、肝阳亢盛之征象。

- 辨证要点 ─ ①本证以肝肾阴虚，肝阳偏亢为主要病机。②以头目眩晕胀痛、腰膝酸软、头重脚轻、病程较长为辨证依据。③有眩晕耳鸣、头目胀痛、面红目赤、急躁易怒、心悸失眠等肝阳升发太过，气血上逆的定位症状。④有腰膝酸软、头重脚轻、步履不稳、舌红、脉弦或弦细数等肝肾阴虚的一般症状。

肝火上炎证、肝阴虚证、肝阳上亢证的鉴别：

三证都有热象。但肝火上炎证属于实热证，以肝经火热内盛为主要病机；肝阴虚证属于虚热证，以肝阴不足，阴不制阳，虚热内扰为主要病机；肝阳上亢证为本虚标实证，以肝肾阴虚，阴不制阳而致肝阳偏亢为主要病机。肝火上炎证进一步发展可致肝阴虚证，肝阴虚证日久可演变为肝阳上亢证。肝阴虚证和肝阳上亢证的进程中，均可出现肝火上炎。

（六）肝风内动证

1. 肝阳化风证

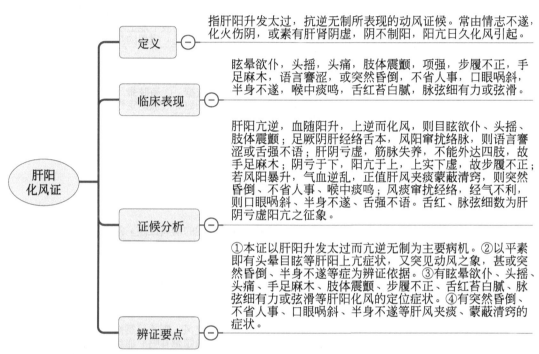

2. 热极生风证

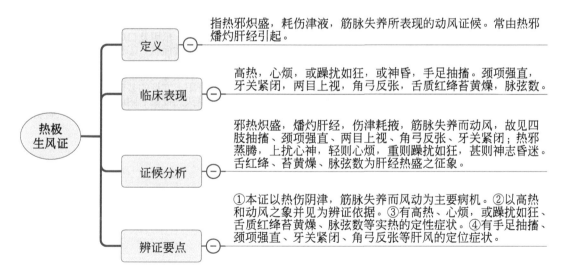

3. 阴虚动风证

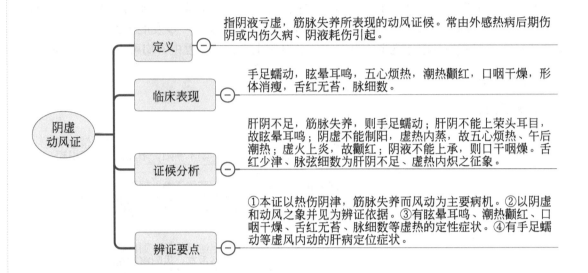

定义 — 指阴液亏虚，筋脉失养所表现的动风证候。常由外感热病后期伤阴或内伤久病、阴液耗伤引起。

临床表现 — 手足蠕动，眩晕耳鸣，五心烦热，潮热颧红，口咽干燥，形体消瘦，舌红无苔，脉细数。

证候分析 — 肝阴不足，筋脉失养，则手足蠕动；肝阴不能上荣头耳目，故眩晕耳鸣；阴虚不能制阳，虚热内蒸，故五心烦热、午后潮热；虚火上炎，故颧红；阴液不能上承，则口干咽燥。舌红少津、脉弦细数为肝阴不足、虚热内炽之征象。

辨证要点 — ①本证以热伤阴津，筋脉失养而风动为主要病机。②以阴虚和动风之象并见为辨证依据。③有眩晕耳鸣、潮热颧红、口咽干燥、舌红无苔、脉细数等虚热的定性症状。④有手足蠕动等虚风内动的肝病定位症状。

4. 血虚生风证

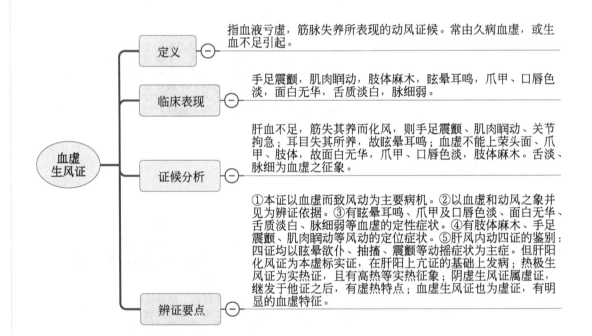

定义 — 指血液亏虚，筋脉失养所表现的动风证候。常由久病血虚，或生血不足引起。

临床表现 — 手足震颤，肌肉瞤动，肢体麻木，眩晕耳鸣，爪甲、口唇色淡，面白无华，舌质淡白，脉细弱。

证候分析 — 肝血不足，筋失其养而化风，则手足震颤、肌肉瞤动、关节拘急；耳目失其所养，故眩晕耳鸣；血虚不能上荣头面、爪甲、肢体，故面白无华，爪甲、口唇色淡，肢体麻木。舌淡、脉细为血虚之征象。

辨证要点 — ①本证以血虚而致风动为主要病机。②以血虚和动风之象并见为辨证依据。③有眩晕耳鸣、爪甲及口唇色淡、面白无华、舌质淡白、脉细弱等血虚的定性症状。④有肢体麻木、手足震颤、肌肉瞤动等风动的定位症状。⑤肝风内动四证的鉴别：四证均以眩晕欲仆、抽搐、震颤等动摇症状为主症。但肝阳化风证为本虚标实证，在肝阳上亢证的基础上发病；热极生风证为实热证，且有高热等实热征象；阴虚生风证属虚证，继发于他证之后，有虚热特点；血虚生风证也为虚证，有明显的血虚特征。

（七）肝胆湿热证

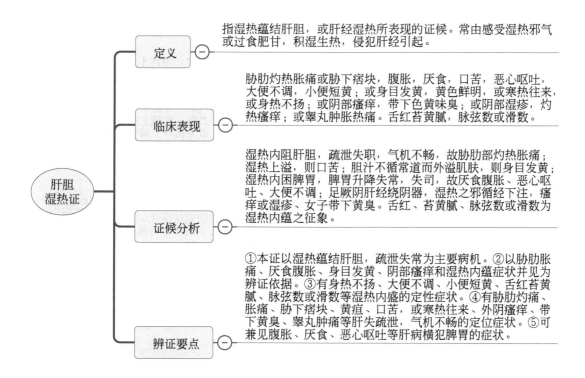

肝胆湿热证

定义 — 指湿热蕴结肝胆，或肝经湿热所表现的证候。常由感受湿热邪气或过食肥甘，积湿生热，侵犯肝经引起。

临床表现 — 胁肋灼热胀痛或胁下痞块，腹胀，厌食，口苦，恶心呕吐，大便不调，小便短黄；或身目发黄，黄色鲜明，或寒热往来，或身热不扬；或阴部瘙痒，带下色黄味臭；或阴部湿疹，灼热瘙痒；或睾丸肿胀热痛。舌红苔黄腻，脉弦数或滑数。

证候分析 — 湿热内阻肝胆，疏泄失职，气机不畅，故胁肋部灼热胀痛；湿热上溢，则口苦；胆汁不循常道而外溢肌肤，则身目发黄；湿热内困脾胃，脾胃升降失常，失司，故厌食腹胀、恶心呕吐、大便不调；足厥阴肝经绕阴器，湿热之邪循经下注，瘙痒或湿疹、女子带下黄臭。舌红、苔黄腻、脉弦数或滑数为湿热内蕴之征象。

辨证要点 — ①本证以湿热蕴结肝胆，疏泄失常为主要病机。②以胁肋胀痛、厌食腹胀、身目发黄、阴部瘙痒和湿热内蕴症状并见为辨证依据。③有身热不扬、大便不调、小便短黄、舌红苔黄腻、脉弦数或滑数等湿热内盛的定性症状。④有胁肋灼痛、胀痛、胁下痞块、黄疸、口苦，或寒热往来、外阴瘙痒、带下黄臭、睾丸肿痛等肝失疏泄，气机不畅的定位症状。⑤可兼见腹胀、厌食、恶心呕吐等肝病横犯脾胃的症状。

（八）寒滞肝脉证

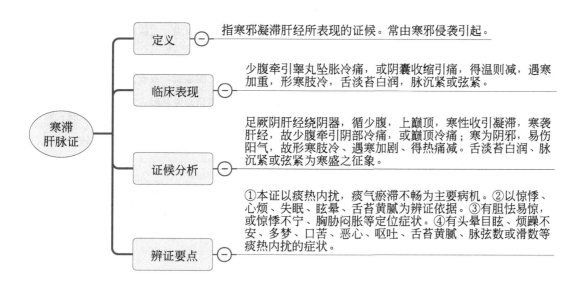

寒滞肝脉证

定义 — 指寒邪凝滞肝经所表现的证候。常由寒邪侵袭引起。

临床表现 — 少腹牵引睾丸坠胀冷痛，或阴囊收缩引痛，得温则减，遇寒加重，形寒肢冷，舌淡苔白润，脉沉紧或弦紧。

证候分析 — 足厥阴肝经绕阴器，循少腹，上巅顶，寒性收引凝滞，寒袭肝经，故少腹牵引阴部冷痛，或巅顶冷痛；寒为阴邪，易伤阳气，故形寒肢冷、遇寒加剧、得热痛减。舌淡苔白润、脉沉紧或弦紧为寒盛之征象。

辨证要点 — ①本证以痰热内扰，痰气瘀滞不畅为主要病机。②以惊悸、心烦、失眠、眩晕、舌苔黄腻为辨证依据。③有胆怯易惊，或惊悸不宁、胸胁闷胀等定位症状。④有头晕目眩、烦躁不安、多梦、口苦、恶心、呕吐、舌苔黄腻、脉弦数或滑数等痰热内扰的症状。

（九）胆郁痰扰证

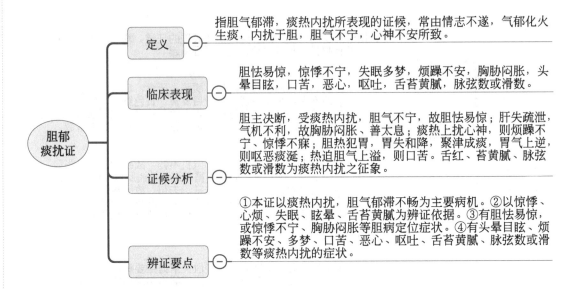

胆郁痰扰证

- **定义** — 指胆气郁滞，痰热内扰所表现的证候，常由情志不遂，气郁化火生痰，内扰于胆，胆气不宁，心神不安所致。

- **临床表现** — 胆怯易惊，惊悸不宁，失眠多梦，烦躁不安，胸胁闷胀，头晕目眩，口苦，恶心，呕吐，舌苔黄腻，脉弦数或滑数。

- **证候分析** — 胆主决断，受痰热内扰，胆气不宁，故胆怯易惊；肝失疏泄，气机不利，故胸胁闷胀、善太息；痰热上扰心神，则烦躁不宁、惊悸不寐；胆热犯胃，胃失和降，聚津成痰，胃气上逆，则呕恶痰涎；热迫胆气上溢，则口苦。舌红、苔黄腻、脉弦数或滑数为痰热内扰之征象。

- **辨证要点** — ①本证以痰热内扰，胆气郁滞不畅为主要病机。②以惊悸、心烦、失眠、眩晕、舌苔黄腻为辨证依据。③有胆怯易惊，或惊悸不宁、胸胁闷胀等胆病定位症状。④有头晕目眩、烦躁不安、多梦、口苦、恶心、呕吐、舌苔黄腻、脉弦数或滑数等痰热内扰的症状。

五、肾与膀胱病辨证

（一）肾精不足证

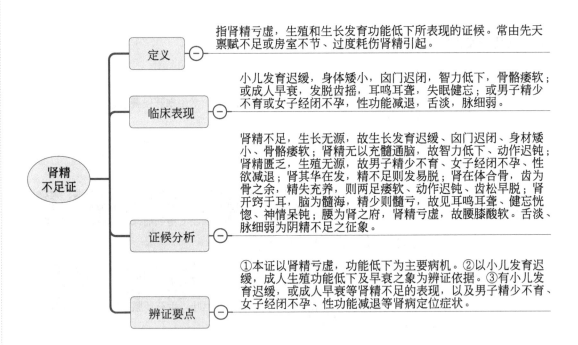

肾精不足证

- **定义** — 指肾精亏虚，生殖和生长发育功能低下所表现的证候。常由先天禀赋不足或房室不节、过度耗伤肾精引起。

- **临床表现** — 小儿发育迟缓，身体矮小，囟门迟闭，智力低下，骨骼痿软；或成人早衰，发脱齿摇，耳鸣耳聋，失眠健忘；或男子精少不育或女子经闭不孕，性功能减退，舌淡，脉细弱。

- **证候分析** — 肾精不足，生长无源，故生长发育迟缓、囟门迟闭、身材矮小、骨骼痿软；肾精无以充髓通脑，故智力低下、动作迟钝；肾精匮乏，生殖无源，故男子精少不育、女子经闭不孕、性欲减退；肾其华在发，精不足则发易脱；肾在体合骨，齿为骨之余，精失充养，则两足痿软、动作迟钝、齿松早脱；肾开窍于耳，脑为髓海，精少则髓亏，故见耳鸣耳聋、健忘恍惚、神情呆钝；腰为肾之府，肾精亏虚，故腰膝酸软。舌淡、脉细弱为阴精不足之征象。

- **辨证要点** — ①本证以肾精亏虚，功能低下为主要病机。②以小儿发育迟缓，成人生殖功能低下及早衰之象为辨证依据。③有小儿发育迟缓，或成人早衰等肾精不足的表现，以及男子精少不育、女子经闭不孕、性功能减退等肾病定位症状。

（二）肾气不固证

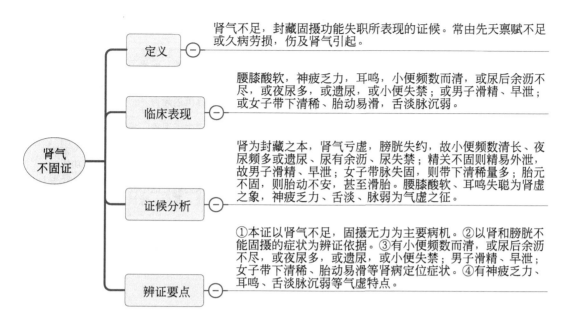

肾气
不固证

- **定义** ○─ 肾气不足，封藏固摄功能失职所表现的证候。常由先天禀赋不足或久病劳损，伤及肾气引起。

- **临床表现** ○─ 腰膝酸软，神疲乏力，耳鸣，小便频数而清，或尿后余沥不尽，或夜尿多，或遗尿，或小便失禁；或男子滑精、早泄；或女子带下清稀、胎动易滑，舌淡脉沉弱。

- **证候分析** ○─ 肾为封藏之本，肾气亏虚，膀胱失约，故小便频数清长、夜尿频多或遗尿、尿有余沥、尿失禁；精关不固则精易外泄，故男子滑精、早泄；女子带脉失固，则带下清稀量多；胎元不固，则胎动不安，甚至滑胎。腰膝酸软、耳鸣失聪为肾虚之象，神疲乏力、舌淡、脉弱为气虚之征。

- **辨证要点** ○─ ①本证以肾气不足，固摄无力为主要病机。②以肾和膀胱不能固摄的症状为辨证依据。③有小便频数而清，或尿后余沥不尽，或夜尿多，或遗尿，或小便失禁；男子滑精、早泄；女子带下清稀、胎动易滑等肾病定位症状。④有神疲乏力、耳鸣、舌淡脉沉弱等气虚特点。

（三）肾阴虚证

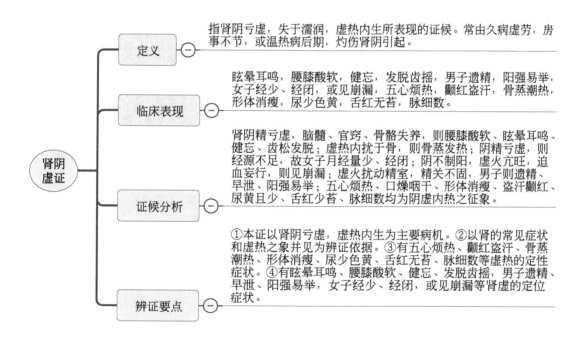

肾阴
虚证

- **定义** ○─ 指肾阴亏虚，失于濡润，虚热内生所表现的证候。常由久病虚劳，房事不节，或温热病后期，灼伤肾阴引起。

- **临床表现** ○─ 眩晕耳鸣，腰膝酸软，健忘，发脱齿摇，男子遗精，阳强易举，女子经少、经闭，或见崩漏，五心烦热，颧红盗汗，骨蒸潮热，形体消瘦，尿少色黄，舌红无苔，脉细数。

- **证候分析** ○─ 肾阴精亏虚，脑髓、官窍、骨骼失养，则腰膝酸软、眩晕耳鸣、健忘、齿松发脱；虚热内扰于骨，则骨蒸发热；阴精亏虚，则经源不足，故女子月经量少、经闭；阴不制阳，虚火亢旺，迫血妄行，则见崩漏；虚火扰动精室，精关不固，男子则遗精、早泄、阳强易举；五心烦热、口燥咽干、形体消瘦、盗汗颧红、尿黄且少、舌红少苔、脉细数均为阴虚内热之征象。

- **辨证要点** ○─ ①本证以肾阴亏虚，虚热内生为主要病机。②以肾的常见症状和虚热之象并见为辨证依据。③有五心烦热、颧红盗汗、骨蒸潮热、形体消瘦、尿少色黄、舌红无苔、脉细数等虚热的定性症状。④有眩晕耳鸣、腰膝酸软、健忘、发脱齿摇，男子遗精、早泄、阳强易举，女子经少、经闭，或见崩漏等肾虚的定位症状。

（四）肾阳虚证

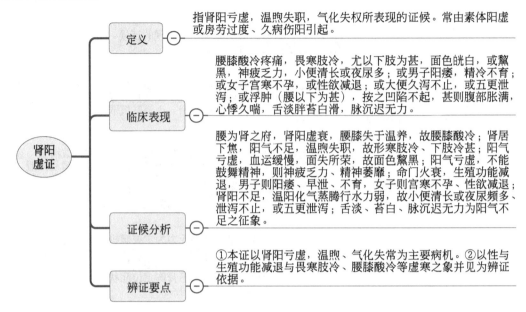

肾阳虚证

定义 — 指肾阳亏虚，温煦失职，气化失权所表现的证候。常由素体阳虚或房劳过度、久病伤阳引起。

临床表现 — 腰膝酸冷疼痛，畏寒肢冷，尤以下肢为甚，面色㿠白，或黧黑，神疲乏力，小便清长或夜尿多；或男子阳痿，精冷不育；或女子宫寒不孕，或性欲减退；或大便久泻不止，或五更泄泻；或浮肿（腰以下为甚），按之凹陷不起，甚则腹部胀满，心悸久喘，舌淡胖苔白滑，脉沉迟无力。

证候分析 — 腰为肾之府，肾阳虚衰，腰膝失于温养，故腰膝酸冷；肾居下焦，阳气不足，温煦失职，故形寒肢冷、下肢冷甚；阳气亏虚，血运缓慢，面失所荣，故面色黧黑；阳气亏虚，不能鼓舞精神，则神疲乏力、精神委靡；命门火衰，生殖功能减退，男子则阳痿、早泄、不育，女子则宫寒不孕、性欲减退；肾阳不足，温阳化气蒸腾行水力弱，故小便清长或夜尿频多、泄泻不止，或五更泄泻；舌淡、苔白、脉沉迟无力为阳气不足之征象。

辨证要点 — ①本证以肾阳亏虚，温煦、气化失常为主要病机。②以性与生殖功能减退与畏寒肢冷、腰膝酸冷等虚寒之象并见为辨证依据。

（五）肾不纳气证

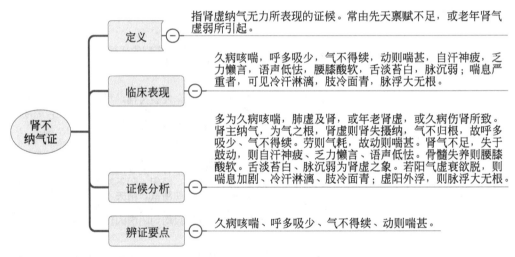

肾不纳气证

定义 — 指肾虚纳气无力所表现的证候。常由先天禀赋不足，或老年肾气虚弱所引起。

临床表现 — 久病咳喘，呼多吸少，气不得续，动则喘甚，自汗神疲，乏力懒言，语声低怯，腰膝酸软，舌淡苔白，脉沉弱；喘息严重者，可见冷汗淋漓，肢冷面青，脉浮大无根。

证候分析 — 多为久病咳喘，肺虚及肾，或年老肾虚，或久病伤肾所致。肾主纳气，为气之根，肾虚则肾失摄纳，气不归根，故呼多吸少、气不得续。劳则气耗，故动则喘甚。肾气不足，失于鼓动，则自汗神疲、乏力懒言、语声低怯。骨髓失养则腰膝酸软。舌淡苔白、脉沉弱为肾虚之象。若阳气虚衰欲脱，则喘息加剧、冷汗淋漓、肢冷面青；虚阳外浮，则脉浮大无根。

辨证要点 — 久病咳喘、呼多吸少、气不得续、动则喘甚。

（六）肾虚水泛证

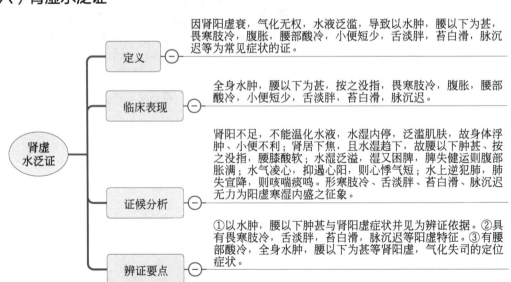

肾虚水泛证

定义 — 因肾阳虚衰，气化无权，水液泛滥，导致以水肿，腰以下为甚，畏寒肢冷，腹胀，腰部酸冷，小便短少，舌淡胖，苔白滑，脉沉迟等为常见症状的证。

临床表现 — 全身水肿，腰以下为甚，按之没指，畏寒肢冷，腹胀，腰部酸冷，小便短少，舌淡胖，苔白滑，脉沉迟。

证候分析 — 肾阳不足，不能温化水液，水湿内停，泛滥肌肤，故身体浮肿、小便不利；肾居下焦，且水湿趋下，故腰以下肿甚、按之没指，腰膝酸软；水湿泛溢，湿又困脾，脾失健运则腹部胀满；水气凌心，抑遏心阳，则心悸气短；水上逆犯肺，肺失宣降，则咳喘痰鸣。形寒肢冷、舌淡胖、苔白滑、脉沉迟无力为阳虚寒湿内盛之征象。

辨证要点 — ①以水肿，腰以下肿甚与肾阳虚症状并见为辨证依据。②具有畏寒肢冷，舌淡胖，苔白滑，脉沉迟等阳虚特征。③有腰部酸冷，全身水肿，腰以下为甚等肾阳虚，气化失司的定位症状。

（七）膀胱湿热证

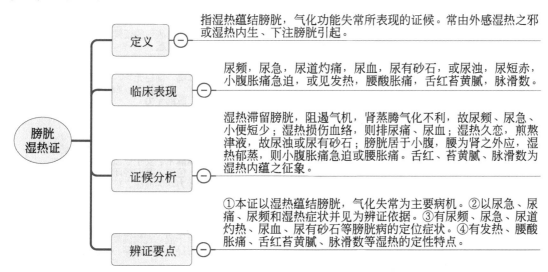

膀胱湿热证
- 定义 — 指湿热蕴结膀胱，气化功能失常所表现的证候。常由外感湿热之邪或湿热内生、下注膀胱引起。
- 临床表现 — 尿频，尿急，尿道灼痛，尿血，尿有砂石，或尿浊，尿短赤，小腹胀痛急迫，或见发热，腰酸胀痛，舌红苔黄腻，脉滑数。
- 证候分析 — 湿热滞留膀胱，阻遏气机，肾蒸腾气化不利，故尿频、尿急、小便短少；湿热损伤血络，则排尿痛、尿血；湿热久恋，煎熬津液，故尿浊或尿有砂石；膀胱居于小腹，腰为肾之外应，湿热郁蒸，则小腹胀痛急迫或腰胀痛。舌红、苔黄腻、脉滑数为湿热内蕴之征象。
- 辨证要点 — ①本证以湿热蕴结膀胱，气化失常为主要病机。②以尿急、尿痛、尿频和湿热症状并见为辨证依据。③有尿频、尿急、尿道灼热、尿血、尿有砂石等膀胱病的定位症状。④有发热、腰酸胀痛、舌红苔黄腻、脉滑数等湿热的定性特点。

六、脏腑兼病辨证

（一）心肺气虚证

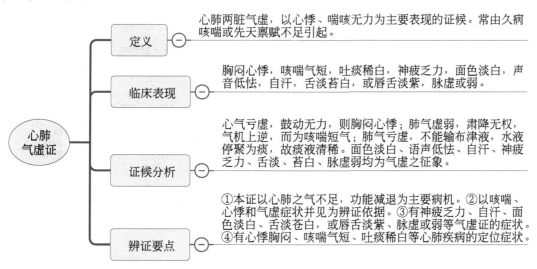

心肺气虚证
- 定义 — 心肺两脏气虚，以心悸、喘咳无力为主要表现的证候。常由久病咳喘或先天禀赋不足引起。
- 临床表现 — 胸闷心悸，咳喘气短，吐痰稀白，神疲乏力，面色淡白，声音低怯，自汗，舌淡苔白，或唇舌淡紫，脉虚或弱。
- 证候分析 — 心气亏虚，鼓动无力，则胸闷心悸；肺气虚弱，肃降无权，气机上逆，而为咳喘短气；肺气亏虚，不能输布津液，水液停聚为痰，故痰液清稀。面色淡白、语声低怯、自汗、神疲乏力、舌淡、苔白、脉虚弱均为气虚之征象。
- 辨证要点 — ①本证以心肺之气不足，功能减退为主要病机。②以咳喘、心悸和气虚症状并见为辨证依据。③有神疲乏力、自汗、面色淡白、舌淡苍白，或唇舌淡紫、脉虚或弱等气虚证的症状。④有心悸胸闷、咳喘气短、吐痰稀白等心肺疾病的定位症状。

（二）心脾两虚证

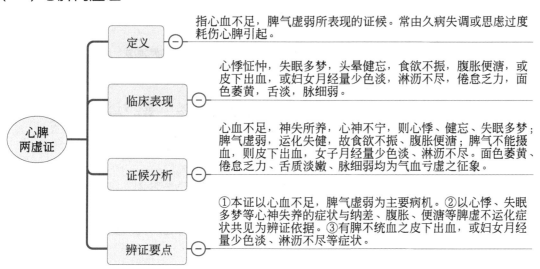

心脾两虚证
- 定义 — 指心血不足，脾气虚弱所表现的证候。常由久病失调或思虑过度耗伤心脾引起。
- 临床表现 — 心悸怔忡，失眠多梦，头晕健忘，食欲不振，腹胀便溏，或皮下出血，或妇女月经量少色淡，淋沥不尽，倦怠乏力，面色萎黄，舌淡，脉细弱。
- 证候分析 — 心血不足，神失所养，心神不宁，则心悸、健忘、失眠多梦；脾气虚弱，运化失健，故食欲不振、腹胀便溏；脾气不能摄血，则皮下出血，女子月经量少色淡、淋沥不尽。面色萎黄、倦怠乏力、舌质淡嫩、脉细弱均为气血亏虚之征象。
- 辨证要点 — ①本证以心血不足，脾气虚弱为主要病机。②以心悸、失眠多梦等心神失养的症状与纳差、腹胀、便溏等脾虚不运化症状共见为辨证依据。③有脾不统血之皮下出血，或妇女月经量少色淡、淋沥不尽等症状。

（三）心肝血虚证

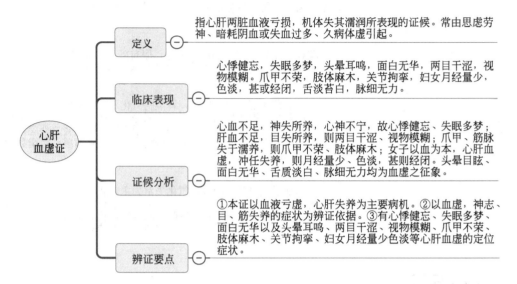

心肝血虚证

定义 ⊖ 指心肝两脏血液亏损，机体失其濡润所表现的证候。常由思虑劳神、暗耗阴血或失血过多、久病体虚引起。

临床表现 ⊖ 心悸健忘，失眠多梦，头晕耳鸣，面白无华，两目干涩，视物模糊。爪甲不荣，肢体麻木，关节拘挛，妇女月经量少，色淡，甚或经闭，舌淡苔白，脉细无力。

证候分析 ⊖ 心血不足，神失所养，心神不宁，故心悸健忘、失眠多梦；肝血不足，目失所养，则两目干涩、视物模糊；爪甲、筋脉失于濡养，则爪甲不荣、肢体麻木；女子以血为本，心肝血虚，冲任失养，则月经量少、色淡，甚则经闭。头晕目眩、面白无华、舌质淡白、脉细无力均为血虚之征象。

辨证要点 ⊖ ①本证以血液亏虚，心肝失养为主要病机。②以血虚，神志、目、筋失养的症状为辨证依据。③有心悸健忘、失眠多梦、面白无华以及头晕耳鸣、两目干涩、视物模糊、爪甲不荣、肢体麻木、关节拘挛、妇女月经量少色淡等心肝血虚的定位症状。

（四）心肝火旺证

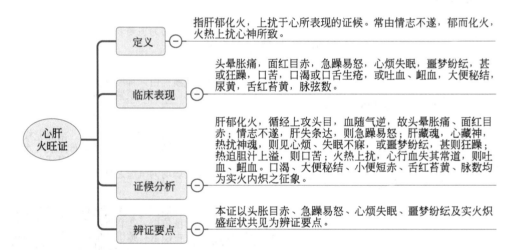

心肝火旺证

定义 ⊖ 指肝郁化火，上扰于心所表现的证候。常由情志不遂，郁而化火，火热上扰心神所致。

临床表现 ⊖ 头晕胀痛，面红目赤，急躁易怒，心烦失眠，噩梦纷纭，甚或狂躁，口苦，口渴或口舌生疮，或吐血、衄血，大便秘结，尿黄，舌红苔黄，脉弦数。

证候分析 ⊖ 肝郁化火，循经上攻头目，血随气逆，故头晕胀痛、面红目赤；情志不遂，肝失条达，则急躁易怒；肝藏魂，心藏神，热扰神魂，则见心烦、失眠不寐，或噩梦纷纭，甚则狂躁；热迫胆汁上溢，则口苦；火热上扰，心行血失其常道，则吐血、衄血。口渴、大便秘结、小便短赤、舌红苔黄、脉数均为实火内炽之征象。

辨证要点 ⊖ 本证以头胀目赤、急躁易怒、心烦失眠、噩梦纷纭及实火炽盛症状共见为辨证要点。

（五）心肾不交证

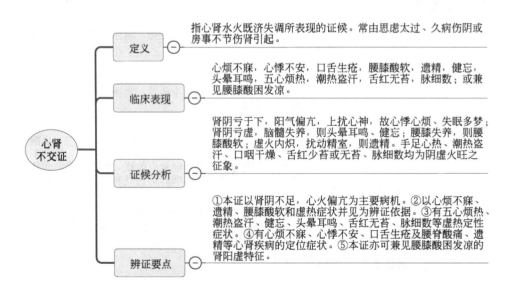

心肾不交证

定义 ⊖ 指心肾水火既济失调所表现的证候。常由思虑太过、久病伤阴或房事不节伤肾引起。

临床表现 ⊖ 心烦不寐，心悸不安，口舌生疮，腰膝酸软，遗精，健忘，头晕耳鸣，五心烦热，潮热盗汗，舌红无苔，脉细数；或兼见腰膝酸困发凉。

证候分析 ⊖ 肾阴亏于下，阳气偏亢，上扰心神，故心悸心烦、失眠多梦；肾阴亏虚，脑髓失养，则头晕耳鸣、健忘；腰膝失养，则腰膝酸软；虚火内炽，扰动精室，则遗精。手足心热、潮热盗汗、口咽干燥、舌红少苔或无苔、脉细数均为阴虚火旺之征象。

辨证要点 ⊖ ①本证以肾阴不足，心火偏亢为主要病机。②以心烦不寐、遗精、腰膝酸软和虚热症状并见为辨证依据。③有五心烦热、潮热盗汗、健忘、头晕耳鸣、舌红无苔、脉细数等虚热定性症状。④有心烦不寐、心悸不安、口舌生疮及腰脊酸痛、遗精等心肾疾病的定位症状。⑤本证亦可兼见腰膝酸困发凉的肾阳虚特征。

（六）心肾阳虚证

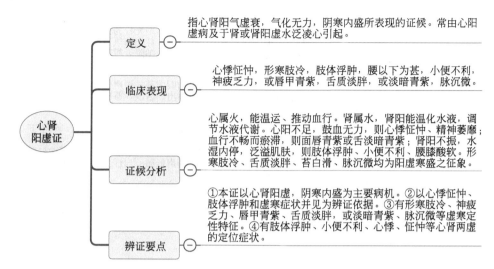

心肾阳虚证

定义 — 指心肾阳气虚衰，气化无力，阴寒内盛所表现的证候。常由心阳虚病及于肾或肾阳虚水泛凌心引起。

临床表现 — 心悸怔忡，形寒肢冷，肢体浮肿，腰以下为甚，小便不利，神疲乏力，或唇甲青紫，舌质淡胖，或淡暗青紫，脉沉微。

证候分析 — 心属火，能温运、推动血行。肾属水，肾阳能温化水液，调节水液代谢。心阳不足，鼓血无力，则心悸怔忡、精神萎靡；血行不畅而瘀滞，则面唇青紫或舌淡暗青紫；肾阳不振，水湿内停，泛溢肌肤，则肢体浮肿、小便不利、腰膝酸软。形寒肢冷、舌质淡胖、苔白滑、脉沉微均为阳虚寒盛之征象。

辨证要点 — ①本证以心肾阳虚，阴寒内盛为主要病机。②以心悸怔忡、肢体浮肿和虚寒症状并见为辨证依据。③有形寒肢冷、神疲乏力、唇甲青紫、舌质淡胖，或淡暗青紫、脉沉微等虚寒定性特征。④有肢体浮肿、小便不利、心悸、怔忡等心肾两虚的定位症状。

（七）肺脾气虚证

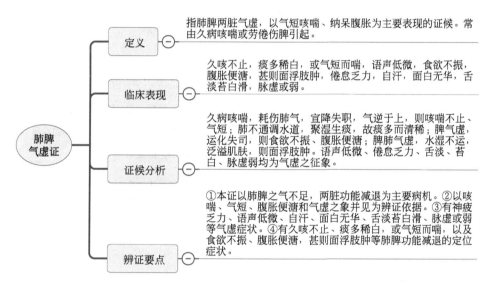

肺脾气虚证

定义 — 指肺脾两脏气虚，以气短咳喘、纳呆腹胀为主要表现的证候。常由久病咳喘或劳倦伤脾引起。

临床表现 — 久咳不止，痰多稀白，或气短而喘，语声低微，食欲不振，腹胀便溏，甚则面浮肢肿，倦怠乏力，自汗，面白无华，舌淡苔白滑，脉虚或弱。

证候分析 — 久病咳喘，耗伤肺气，宣降失职，气逆于上，则咳喘不止、气短；肺不通调水道，聚湿生痰，故痰多而清稀；脾气虚，运化失司，则食欲不振、腹胀便溏；脾肺气虚，水湿不运，泛溢肌肤，则面浮肢肿。语声低微、倦怠乏力、舌淡、苔白、脉虚弱均为气虚之征象。

辨证要点 — ①本证以肺脾之气不足，两脏功能减退为主要病机。②以咳喘、气短、腹胀便溏和气虚之象并见为辨证依据。③有神疲乏力、语声低微、自汗、面白无华、舌淡苔白滑、脉虚或弱等气虚症状。④有久咳不止、痰多稀白，或气短而喘，以及食欲不振、腹胀便溏，甚则面浮肢肿等肺脾功能减退的定位症状。

（八）肺肾阴虚证

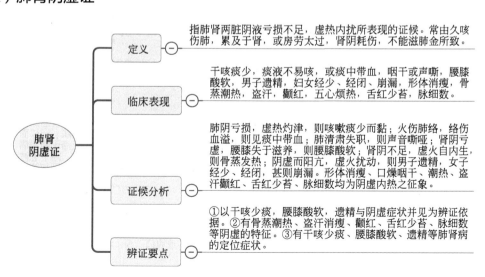

肺肾阴虚证

定义 — 指肺肾两脏阴液亏损不足，虚热内扰所表现的证候。常由久咳伤肺，累及于肾，或房劳太过，肾阴耗伤，不能滋肺金所致。

临床表现 — 干咳痰少，痰液不易咳，或痰中带血，咽干或声嘶，腰膝酸软，男子遗精，妇女经少、经闭、崩漏，形体消瘦，骨蒸潮热，盗汗，颧红，五心烦热，舌红少苔，脉细数。

证候分析 — 肺阴亏损，虚热灼津，则咳嗽痰少而黏；火伤肺络，络伤血溢，则见痰中带血；肺清肃失职，则声音嘶哑；肾阴亏虚，腰膝失于滋养，则腰膝酸软；肾阴不足，虚火自内生，则骨蒸发热；阴虚而阳亢，虚火扰动，则男子遗精，女子经少、经闭，甚则崩漏。形体消瘦、口燥咽干、潮热、盗汗颧红、舌红少苔、脉细数均为阴虚内热之征象。

辨证要点 — ①以干咳少痰，腰膝酸软，遗精与阴虚症状并见为辨证依据。②有骨蒸潮热、盗汗消瘦、颧红、舌红少苔、脉细数等阴虚的特征。③有干咳少痰、腰膝酸软、遗精等肺肾病的定位症状。

笔记

（九）肺肾气虚证

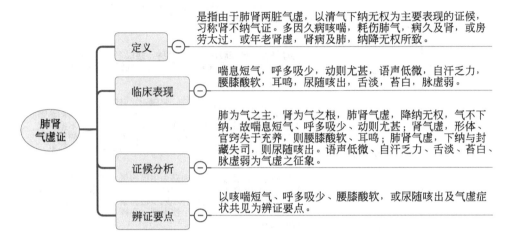

肺肾气虚证

定义 ── 是指由于肺肾两脏气虚，以清气下纳无权为主要表现的证候，习称肾不纳气证。多因久病咳喘，耗伤肺气，病久及肾，或房劳太过，或年老肾虚，肾病及肺，纳降无权所致。

临床表现 ── 喘息短气，呼多吸少，动则尤甚，语声低微，自汗乏力，腰膝酸软，耳鸣，尿随咳出，舌淡，苔白，脉虚弱。

证候分析 ── 肺为气之主，肾为气之根，肺肾气虚，降纳无权，气不下纳，故喘息短气、呼多吸少、动则尤甚；肾气虚，形体、官窍失于充养，则腰膝酸软、耳鸣；肺肾气虚，下纳与封藏失司，则尿随咳出。语声低微、自汗乏力、舌淡、苔白、脉虚弱为气虚之征象。

辨证要点 ── 以咳喘短气、呼多吸少、腰膝酸软，或尿随咳出及气虚症状共见为辨证要点。

（十）肝火犯肺证

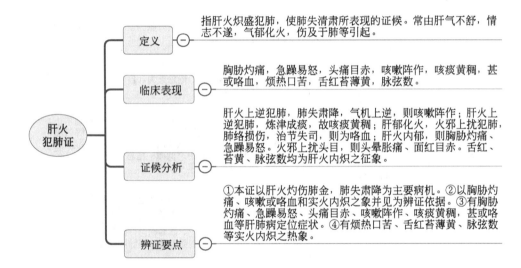

肝火犯肺证

定义 ── 指肝火炽盛犯肺，使肺失清肃所表现的证候。常由肝气不舒，情志不遂，气郁化火，伤及于肺等引起。

临床表现 ── 胸胁灼痛，急躁易怒，头痛目赤，咳嗽阵作，咳痰黄稠，甚或咯血，烦热口苦，舌红苔薄黄，脉弦数。

证候分析 ── 肝火上逆犯肺，肺失肃降，气机上逆，则咳嗽阵作；肝火上逆犯肺，炼津成痰，故咳痰黄稠；肝郁化火，火邪上扰犯肺，肺络损伤，治节失司，则为咯血；肝火内郁，则胸胁灼痛、急躁易怒。火邪上扰头目，则头晕胀痛、面红目赤。舌红、苔黄、脉弦数均为肝火内炽之征象。

辨证要点 ── ①本证以肝火灼伤肺金，肺失肃降为主要病机。②以胸胁灼痛、咳嗽或咯血和实火内炽之象并见为辨证依据。③有胸胁灼痛、急躁易怒、头痛目赤、咳嗽阵作、咳痰黄稠，甚或咯血等肝肺病定位症状。④有烦热口苦、舌红苔薄黄、脉弦数等实火内炽之热象。

（十一）肝脾不调证

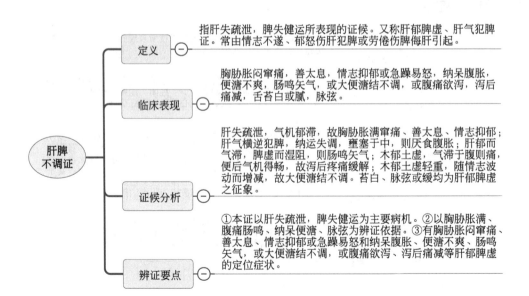

肝脾不调证

定义 ── 指肝失疏泄，脾失健运所表现的证候。又称肝郁脾虚、肝气犯脾证。常由情志不遂、郁怒伤肝犯脾或劳倦伤脾侮肝引起。

临床表现 ── 胸胁胀闷窜痛，善太息，情志抑郁或急躁易怒，纳呆腹胀，便溏不爽，肠鸣矢气，或大便溏结不调，或腹痛欲泻，泻后痛减，舌苔白或腻，脉弦。

证候分析 ── 肝失疏泄，气机郁滞，故胸胁胀满窜痛、善太息、情志抑郁；肝气横逆犯脾，纳运失调，壅塞于中，则厌食腹胀；肝郁而气滞，脾虚而湿阻，则肠鸣矢气；木郁土壅，气滞于腹则痛，便后气机得畅，故泻后疼痛缓解；木郁土虚轻重，随情志波动而增减，故大便溏结不调。苔白、脉弦或缓均为肝郁脾虚之征象。

辨证要点 ── ①本证以肝失疏泄，脾失健运为主要病机。②以胸胁胀满、腹痛肠鸣、纳呆便溏、脉弦为辨证依据。③有胸胁胀闷窜痛、善太息、情志抑郁或急躁易怒和纳呆腹胀、便溏不爽、肠鸣矢气，或大便溏结不调，或腹痛欲泻、泻后痛减等肝郁脾虚的定位症状。

（十二）肝气犯胃证

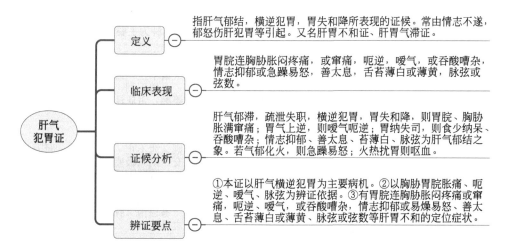

肝气
犯胃证

定义 ─ 指肝气郁结，横逆犯胃，胃失和降所表现的证候。常由情志不遂，郁怒伤肝犯胃等引起。又名肝胃不和证、肝气气滞证。

临床表现 ─ 胃脘连胸胁胀闷疼痛，或窜痛，呃逆，嗳气，或吞酸嘈杂，情志抑郁或急躁易怒，善太息，舌苔薄白或薄黄，脉弦或弦数。

证候分析 ─ 肝气郁滞，疏泄失职，横逆犯胃，胃失和降，则胃脘、胸胁胀满窜痛；胃气上逆，则嗳气呃逆；胃纳失司，则食少纳呆、吞酸嘈杂；情志抑郁、善太息、苔薄白、脉弦为肝气郁结之象。若气郁化火，则急躁易怒；火热扰胃则呕血。

辨证要点 ─ ①本证以肝气横逆犯胃为主要病机。②以胸胁胃脘胀痛、呃逆、嗳气、脉弦为辨证依据。③有胃脘连胸胁胀闷疼痛或窜痛、呃逆、嗳气、或吞酸嘈杂，情志抑郁或易躁易怒、善太息、舌苔薄白或薄黄、脉弦或弦数等肝胃不和的定位症状。

（十三）寒犯肝胃证

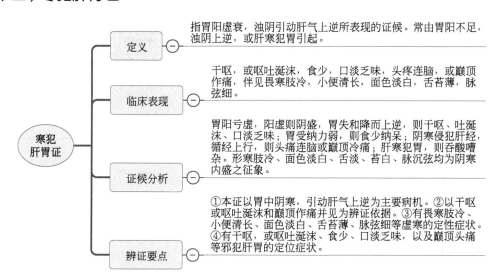

寒犯
肝胃证

定义 ─ 指胃阳虚衰，浊阴引动肝气上逆所表现的证候。常由胃阳不足，浊阴上逆，或肝寒犯胃引起。

临床表现 ─ 干呕，或呕吐涎沫，食少，口淡乏味，头疼连脑，或巅顶作痛，伴见畏寒肢冷，小便清长，面色淡白，舌苔薄，脉弦细。

证候分析 ─ 胃阳亏虚，阳虚则阴盛，胃失和降而上逆，则干呕、吐涎沫、口淡乏味；胃受纳力弱，则食少纳呆；阴寒侵犯肝经，循经上行，则头痛连脑或巅顶冷痛；肝寒犯胃，则吞酸嘈杂。形寒肢冷、面色淡白、舌淡、苔白、脉沉弦均为阴寒内盛之征象。

辨证要点 ─ ①本证以胃中阴寒，引动肝气上逆为主要病机。②以干呕或呕吐涎沫和巅顶作痛并见为辨证依据。③有畏寒肢冷、小便清长、面色淡白、舌苔薄、脉弦细等虚寒的定性症状。④有干呕，或呕吐涎沫、食少、口淡乏味，以及巅顶头痛等邪犯肝胃的定位症状。

（十四）肝肾阴虚证

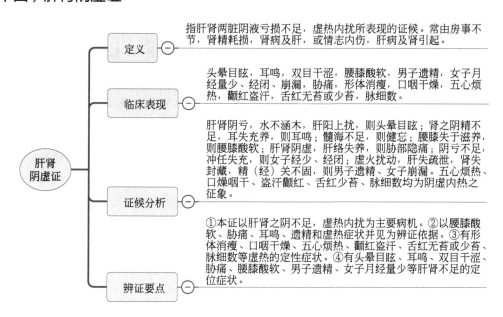

肝肾
阴虚证

定义 ─ 指肝肾两脏阴液亏损不足，虚热内扰所表现的证候。常由房事不节，肾精耗损，肾病及肝，或情志内伤，肝病及肾引起。

临床表现 ─ 头晕目眩，耳鸣，双目干涩，腰膝酸软，男子遗精，女子月经量少、经闭、崩漏，胁痛，形体消瘦，口咽干燥，五心烦热，颧红盗汗，舌红无苔或少苔，脉细数。

证候分析 ─ 肝肾阴亏，水不涵木，肝阳上扰，则头晕目眩；肾之阴精不足，耳失充养，则耳鸣；髓海不足，则健忘；腰膝失于滋养，则腰膝酸软；肝肾阴虚，肝络失养，则胁部隐痛；阴亏不足，冲任失充，则女子经少、经闭；虚火扰动，肝失疏泄，肾失封藏，精（经）关不固，则男子遗精、女子崩漏。五心烦热、口燥咽干、盗汗颧红、舌红少苔、脉细数均为阴虚内热之征象。

辨证要点 ─ ①本证以肝肾之阴不足，虚热内扰为主要病机。②以腰膝酸软、胁痛、耳鸣、遗精和虚热症状并见为辨证依据。③有形体消瘦、口咽干燥、五心烦热、颧红盗汗、舌红无苔或少苔、脉细数等虚热的定性症状。④有头晕目眩、耳鸣、双目干涩、胁痛、腰膝酸软、男子遗精、女子月经量少等肝肾不足的定位症状。

（十五）脾肾阳虚证

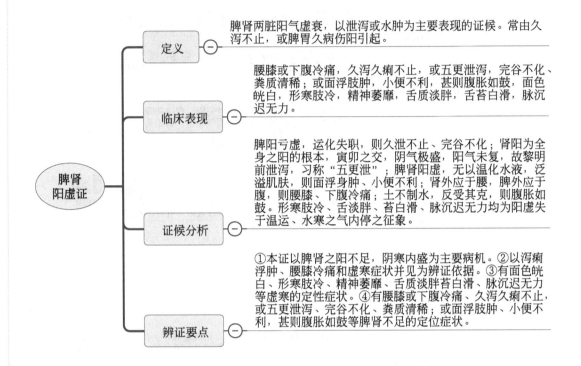

脾肾
阳虚证

定义 — 脾肾两脏阳气虚衰，以泄泻或水肿为主要表现的证候。常由久泻不止，或脾胃久病伤阳引起。

临床表现 — 腰膝或下腹冷痛，久泻久痢不止，或五更泄泻，完谷不化、粪质清稀；或面浮肢肿，小便不利，甚则腹胀如鼓，面色㿠白，形寒肢冷，精神萎靡，舌质淡胖，舌苔白滑，脉沉迟无力。

证候分析 — 脾阳亏虚，运化失职，则久泄不止、完谷不化；肾阳为全身之阳的根本，寅卯之交，阴气极盛，阳气未复，故黎明前泄泻，习称"五更泄"；脾肾阳虚，无以温化水液，泛溢肌肤，则面浮身肿、小便不利；肾外应于腰，脾外应于腹，则腰膝、下腹冷痛；土不制水，反受其克，则腹胀如鼓。形寒肢冷、舌淡胖、苔白滑、脉沉迟无力均为阳虚失于温运、水寒之气内停之征象。

辨证要点 — ①本证以脾肾之阳不足，阴寒内盛为主要病机。②以泻痢浮肿、腰膝冷痛和虚寒症状并见为辨证依据。③有面色㿠白、形寒肢冷、精神萎靡、舌质淡胖苔白滑、脉沉迟无力等虚寒的定性症状。④有腰膝或下腹冷痛、久泻久痢不止，或五更泄泻、完谷不化、粪质清稀；面浮肢肿、小便不利，甚则腹胀如鼓等脾肾不足的定位症状。

第三节　气血津液辨证

一、气病辨证

（一）气虚证

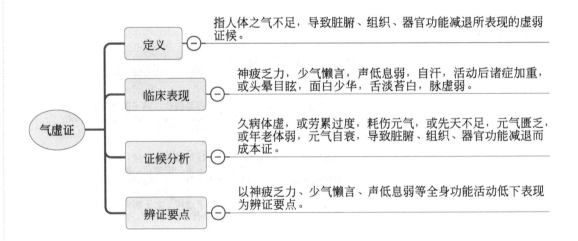

气虚证

定义 — 指人体之气不足，导致脏腑、组织、器官功能减退所表现的虚弱证候。

临床表现 — 神疲乏力，少气懒言，声低息弱，自汗，活动后诸症加重，或头晕目眩，面白少华，舌淡苔白，脉虚弱。

证候分析 — 久病体虚，或劳累过度，耗伤元气，或先天不足，元气匮乏，或年老体弱，元气自衰，导致脏腑、组织、器官功能减退而成本证。

辨证要点 — 以神疲乏力、少气懒言、声低息弱等全身功能活动低下表现为辨证要点。

（二）气陷证

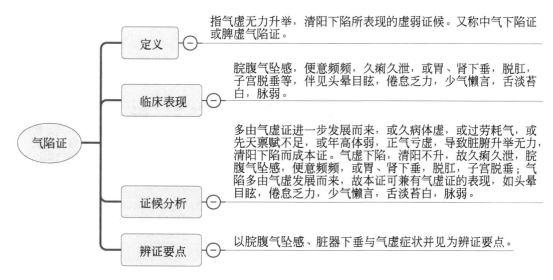

气陷证

- **定义**：指气虚无力升举，清阳下陷所表现的虚弱证候。又称中气下陷证或脾虚气陷证。

- **临床表现**：脘腹气坠感，便意频频，久痢久泄，或胃、肾下垂，脱肛，子宫脱垂等，伴见头晕目眩，倦怠乏力，少气懒言，舌淡苔白，脉弱。

- **证候分析**：多由气虚证进一步发展而来，或久病体虚，或过劳耗气，或先天禀赋不足，或年高体弱，正气亏虚，导致脏腑升举无力，清阳下陷而成本证。气虚下陷，清阳不升，故久痢久泄，脘腹气坠感，便意频频，或胃、肾下垂，脱肛，子宫脱垂；气陷多由气虚发展而来，故本证可兼有气虚证的表现，如头晕目眩，倦怠乏力，少气懒言，舌淡苔白，脉弱。

- **辨证要点**：以脘腹气坠感、脏器下垂与气虚症状并见为辨证要点。

（三）气滞证

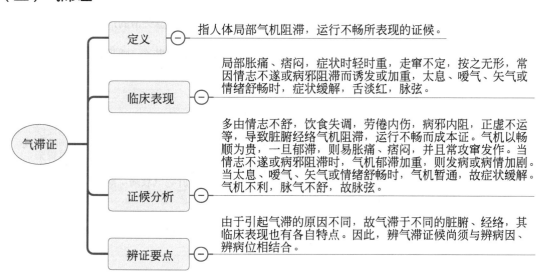

气滞证

- **定义**：指人体局部气机阻滞，运行不畅所表现的证候。

- **临床表现**：局部胀痛、痞闷，症状时轻时重，走窜不定，按之无形，常因情志不遂或病邪阻滞而诱发或加重，太息、嗳气、矢气或情绪舒畅时，症状缓解，舌淡红，脉弦。

- **证候分析**：多由情志不舒，饮食失调，劳倦内伤，病邪内阻，正虚不运等，导致脏腑经络气机阻滞，运行不畅而成本证。气机以畅顺为贵，一旦郁滞，则易胀痛、痞闷，并且常攻窜发作。当情志不遂或病邪阻滞时，气机郁滞加重，则发病或病情加剧。当太息、嗳气、矢气或情绪舒畅时，气机暂通，故症状缓解。气机不利，脉气不舒，故脉弦。

- **辨证要点**：由于引起气滞的原因不同，故气滞于不同的脏腑、经络，其临床表现也有各自特点。因此，辨气滞证候尚须与辨病因、辨病位相结合。

（四）气逆证

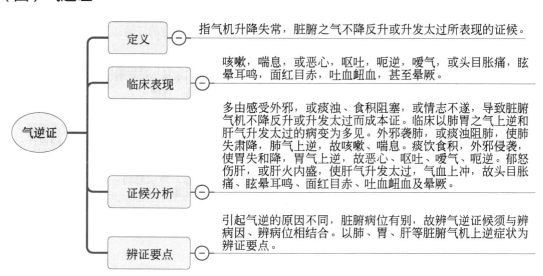

气逆证

- **定义**：指气机升降失常，脏腑之气不降反升或升发太过所表现的证候。

- **临床表现**：咳嗽，喘息，或恶心，呕吐，呃逆，嗳气，或头目胀痛，眩晕耳鸣，面红目赤，吐血衄血，甚至晕厥。

- **证候分析**：多由感受外邪，或痰浊、食积阻塞，或情志不遂，导致脏腑气机不降反升或升发太过而成本证。临床以肺胃之气上逆和肝气升发太过的病变为多见。外邪袭肺，或痰浊阻肺，使肺失肃降，肺气上逆，故咳嗽、喘息。痰饮食积，外邪侵袭，使胃失和降，胃气上逆，故恶心、呕吐、嗳气、呃逆。郁怒伤肝，或肝火内盛，使肝气升发太过，气血上冲，故头目胀痛、眩晕耳鸣、面红目赤、吐血衄血及晕厥。

- **辨证要点**：引起气逆的原因不同，脏腑病位有别，故辨气逆证候须与辨病因、辨病位相结合。以肺、胃、肝等脏腑气机上逆症状为辨证要点。

（五）气闭证

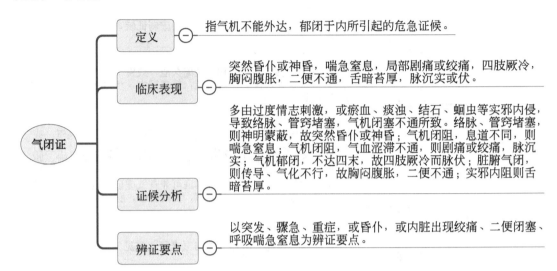

气闭证

- 定义 ── 指气机不能外达，郁闭于内所引起的危急证候。

- 临床表现 ── 突然昏仆或神昏，喘急窒息，局部剧痛或绞痛，四肢厥冷，胸闷腹胀，二便不通，舌暗苔厚，脉沉实或伏。

- 证候分析 ── 多由过度情志刺激，或瘀血、痰浊、结石、蛔虫等实邪内侵，导致络脉、管窍堵塞，气机闭塞不通所致。络脉、管窍堵塞，则神明蒙蔽，故突然昏仆或神昏；气机闭阻，息道不同，则喘急窒息；气机闭阻，气血涩滞不通，则剧痛或绞痛，脉沉实；气机郁闭，不达四末，故四肢厥冷而脉伏；脏腑气闭，则传导、气化不行，故胸闷腹胀，二便不通；实邪内阻则舌暗苔厚。

- 辨证要点 ── 以突发、骤急、重症，或昏仆，或内脏出现绞痛、二便闭塞、呼吸喘急窒息为辨证要点。

（六）气脱证

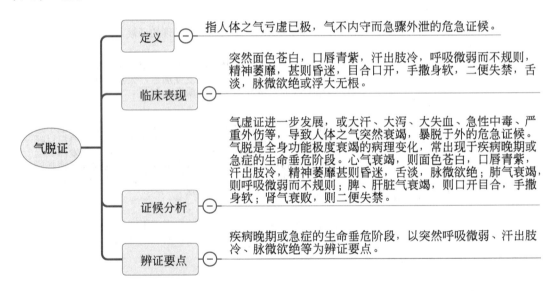

气脱证

- 定义 ── 指人体之气亏虚已极，气不内守而急骤外泄的危急证候。

- 临床表现 ── 突然面色苍白，口唇青紫，汗出肢冷，呼吸微弱而不规则，精神萎靡，甚则昏迷，目合口开，手撒身软，二便失禁，舌淡，脉微欲绝或浮大无根。

- 证候分析 ── 气虚证进一步发展，或大汗、大泻、大失血、急性中毒、严重外伤等，导致人体之气突然衰竭，暴脱于外的危急证候。气脱是全身功能极度衰竭的病理变化，常出现于疾病晚期或急症的生命垂危阶段。心气衰竭，则面色苍白，口唇青紫，汗出肢冷，精神萎靡甚则昏迷，舌淡，脉微欲绝；肺气衰竭，则呼吸微弱而不规则；脾、肝脏气衰竭，则口开目合，手撒身软；肾气衰败，则二便失禁。

- 辨证要点 ── 疾病晚期或急症的生命垂危阶段，以突然呼吸微弱、汗出肢冷、脉微欲绝等为辨证要点。

（七）气不固证

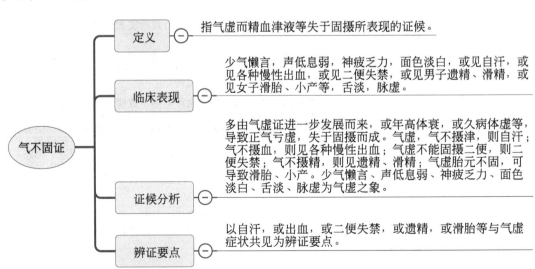

气不固证

- 定义 ── 指气虚而精血津液等失于固摄所表现的证候。

- 临床表现 ── 少气懒言，声低息弱，神疲乏力，面色淡白，或见自汗，或见各种慢性出血，或见二便失禁，或见男子遗精、滑精，或见女子滑胎、小产等，舌淡，脉虚。

- 证候分析 ── 多由气虚证进一步发展而来，或年高体衰，或久病体虚等，导致正气亏虚，失于固摄而成。气虚，气不摄津，则自汗；气不摄血，则见各种慢性出血；气虚不能固摄二便，则二便失禁；气不摄精，则见遗精、滑精；气虚胎元不固，可导致滑胎、小产。少气懒言、声低息弱、神疲乏力、面色淡白、舌淡、脉虚为气虚之象。

- 辨证要点 ── 以自汗，或出血，或二便失禁，或遗精，或滑胎等与气虚症状共见为辨证要点。

二、血病辨证

（一）血虚证

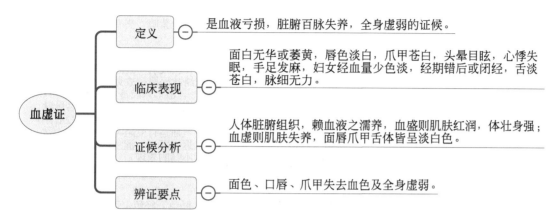

血虚证
- 定义 — 是血液亏损，脏腑百脉失养，全身虚弱的证候。
- 临床表现 — 面白无华或萎黄，唇色淡白，爪甲苍白，头晕目眩，心悸失眠，手足发麻，妇女经血量少色淡，经期错后或闭经，舌淡苍白，脉细无力。
- 证候分析 — 人体脏腑组织，赖血液之濡养，血盛则肌肤红润，体壮身强；血虚则肌肤失养，面唇爪甲舌体皆呈淡白色。
- 辨证要点 — 面色、口唇、爪甲失去血色及全身虚弱。

（二）血瘀证

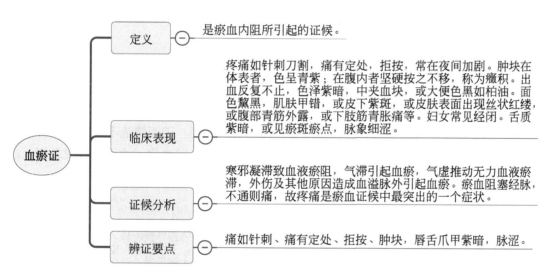

血瘀证
- 定义 — 是瘀血内阻所引起的证候。
- 临床表现 — 疼痛如针刺刀割，痛有定处，拒按，常在夜间加剧。肿块在体表者，色呈青紫；在腹内者坚硬按之不移，称为癥积。出血反复不止，色泽紫暗，中夹血块，或大便色黑如柏油。面色黧黑，肌肤甲错，或皮下紫斑，或皮肤表面出现丝状红缕，或腹部青筋外露，或下肢筋青胀痛等。妇女常见经闭。舌质紫暗，或见瘀斑瘀点，脉象细涩。
- 证候分析 — 寒邪凝滞致血液瘀阻，气滞引起血瘀，气虚推动无力血液瘀滞，外伤及其他原因造成血溢脉外引起血瘀。瘀血阻塞经脉，不通则痛，故疼痛是瘀血证候中最突出的一个症状。
- 辨证要点 — 痛如针刺、痛有定处、拒按、肿块，唇舌爪甲紫暗，脉涩。

（三）血热证

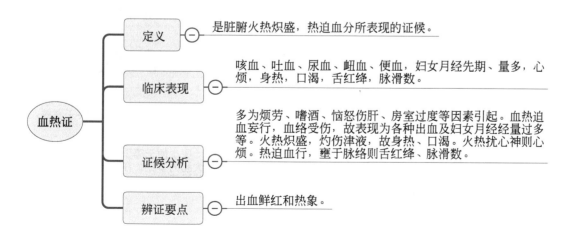

血热证
- 定义 — 是脏腑火热炽盛，热迫血分所表现的证候。
- 临床表现 — 咳血、吐血、尿血、衄血、便血，妇女月经先期、量多，心烦，身热，口渴，舌红绛，脉滑数。
- 证候分析 — 多为烦劳、嗜酒、恼怒伤肝、房室过度等因素引起。血热迫血妄行，血络受伤，故表现为各种出血及妇女月经经量过多等。火热炽盛，灼伤津液，故身热、口渴。火热扰心神则心烦。热迫血行，壅于脉络则舌红绛、脉滑数。
- 辨证要点 — 出血鲜红和热象。

（四）血寒证

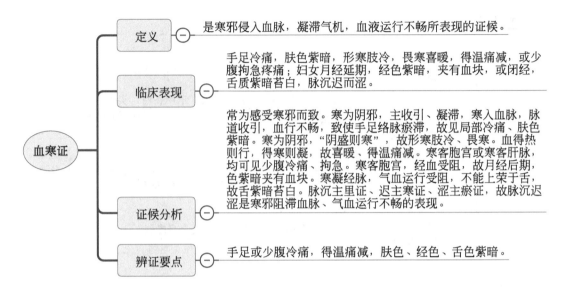

血寒证
- 定义 —— 是寒邪侵入血脉，凝滞气机，血液运行不畅所表现的证候。
- 临床表现 —— 手足冷痛，肤色紫暗，形寒肢冷，畏寒喜暖，得温痛减，或少腹拘急疼痛；妇女月经延期，经色紫暗，夹有血块，或闭经，舌质紫暗苔白，脉沉迟而涩。
- 证候分析 —— 常为感受寒邪而致。寒为阴邪，主收引、凝滞，寒入血脉，脉道收引，血行不畅，致使手足络脉瘀滞，故见局部冷痛、肤色紫暗。寒为阴邪，"阴盛则寒"，故形寒肢冷、畏寒。血得热则行，得寒则凝，故喜暖、得温痛减。寒客胞宫或寒客肝脉，均可见少腹冷痛、拘急。寒客胞宫，经血受阻，故月经后期，色紫暗夹有血块。寒凝经脉，气血运行受阻，不能上荣于舌，故舌紫暗苔白。脉沉主里证、迟主寒证、涩主瘀证，故脉沉迟涩是寒邪阻滞血脉、气血运行不畅的表现。
- 辨证要点 —— 手足或少腹冷痛，得温痛减，肤色、经色、舌色紫暗。

三、津液病辨证

（一）津液不足证

津液不足是指在疾病过程中，由于某些致病因素的影响，引起津液亏少，导致脏腑、组织官窍失其濡润滋养作用，产生一系列干燥失润的病机变化。

津和液在性状、分布部位、生理功能等方面均有所不同，因而津液不足的病机特点及辨证，也存在着津伤与液脱的不同。津伤未必液脱，液脱必兼津伤。津伤乃液脱之渐，液脱乃津液干涸之甚。

1. 津伤证

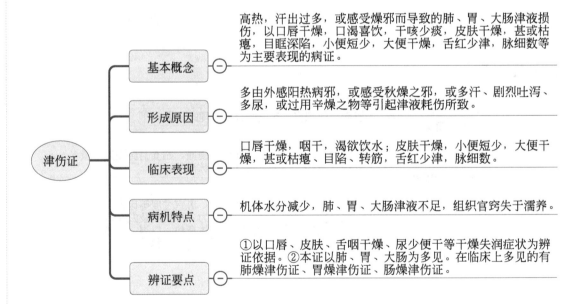

津伤证
- 基本概念 —— 高热，汗出过多，或感受燥邪而导致的肺、胃、大肠津液损伤，以口唇干燥，口渴喜饮，干咳少痰，皮肤干燥，甚或枯瘪，目眶深陷，小便短少，大便干燥，舌红少津，脉细数等为主要表现的病证。
- 形成原因 —— 多由外感阳热病邪，或感受秋燥之邪，或多汗、剧烈吐泻、多尿，或过用辛燥之物等引起津液耗伤所致。
- 临床表现 —— 口唇干燥，咽干，渴欲饮水；皮肤干燥，小便短少，大便干燥，甚或枯瘪、目陷、转筋，舌红少津，脉细数。
- 病机特点 —— 机体水分减少，肺、胃、大肠津液不足，组织官窍失于濡养。
- 辨证要点 —— ①以口唇、皮肤、舌咽干燥、尿少便干等干燥失润症状为辨证依据。②本证以肺、胃、大肠为多见。在临床上多见的有肺燥津伤证、胃燥津伤证、肠燥津伤证。

2. 液脱证

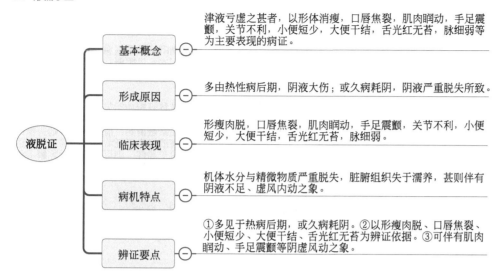

液脱证

- **基本概念** — 津液亏虚之甚者，以形体消瘦，口唇焦裂，肌肉瞤动，手足震颤，关节不利，小便短少，大便干结，舌光红无苔，脉细弱等为主要表现的病证。
- **形成原因** — 多由热性病后期，阴液大伤；或久病耗阴，阴液严重脱失所致。
- **临床表现** — 形瘦肉脱，口唇焦裂，肌肉瞤动，手足震颤，关节不利，小便短少，大便干结，舌光红无苔，脉细弱。
- **病机特点** — 机体水分与精微物质严重脱失，脏腑组织失于濡养，甚则伴有阴液不足、虚风内动之象。
- **辨证要点** — ①多见于热病后期，或久病耗阴。②以形瘦肉脱、口唇焦裂、小便短少、大便干结、舌光红无苔为辨证依据。③可伴有肌肉瞤动、手足震颤等阴虚风动之象。

（二）水液停聚证

1. 水肿证

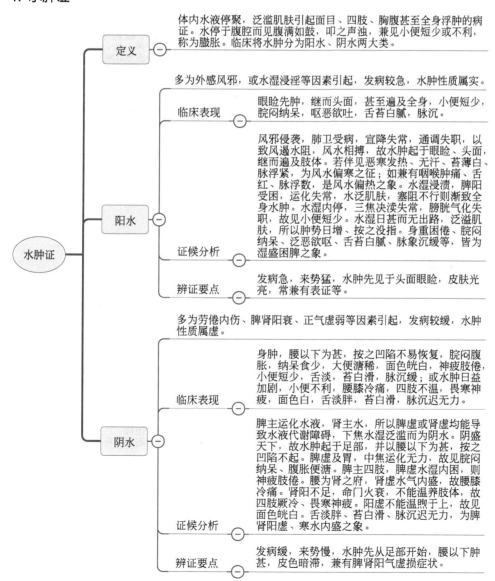

水肿证

- **定义** — 体内水液停聚，泛滥肌肤引起面目、四肢、胸腹甚至全身浮肿的病证。水停于腹腔而见腹满如鼓，叩之声浊，兼见小便短少或不利，称为臌胀。临床将水肿分为阳水、阴水两大类。
- **阳水** — 多为外感风邪，或水湿浸淫等因素引起，发病较急，水肿性质属实。
  - **临床表现** — 眼睑先肿，继而头面，甚至遍及全身，小便短少，脘闷纳呆，呕恶欲吐，舌苔白腻，脉沉。
  - **证候分析** — 风邪侵袭，肺卫受病，宣降失常，通调失职，以致风遏水阻，风水相搏，故水肿起于眼睑、头面，继而遍及肢体。若伴见恶寒发热、无汗、苔薄白、脉浮紧，为风水偏寒之征；如兼有咽喉肿痛、舌红、脉浮数，是风水偏热之象。水湿浸渍，脾阳受困，运化失常，水泛肌肤，塞阻不行则渐致全身水肿。水湿内停，三焦决渎失常，膀胱气化失职，故见小便短少。水湿日甚而无出路，泛溢肌肤，所以肿势日增、按之没指。身重困倦、脘闷纳呆、泛恶欲呕、舌苔白腻、脉象沉缓等，皆为湿盛困脾之象。
  - **辨证要点** — 发病急，来势猛，水肿先见于头面眼睑，皮肤光亮，常兼有表证等。
- **阴水** — 多为劳倦内伤、脾肾阳衰、正气虚弱等因素引起，发病较缓，水肿性质属虚。
  - **临床表现** — 身肿，腰以下为甚，按之凹陷不易恢复，脘闷腹胀，纳呆食少，大便溏稀，面色㿠白，神疲肢倦，小便短少，舌淡，苔白滑，脉沉缓；或水肿日益加剧，小便不利，腰膝冷痛，四肢不温，畏寒神疲，面色白，舌淡胖，苔白滑，脉沉迟无力。
  - **证候分析** — 脾主运化水液，肾主水，所以脾虚或肾虚均能导致水液代谢障碍，下焦水湿泛滥而为阴水。阴盛天下，故水肿起于足部，并以腰以下为甚，按之凹陷不起。脾虚及胃，中焦运化无力，故见脘闷纳呆、腹胀便溏。脾主四肢，脾虚水湿内困，则神疲肢倦。腰为肾之府，肾虚水气内盛，故腰膝冷痛。肾阳不足，命门火衰，不能温养肢体，故四肢厥冷、畏寒神疲。阳虚不能温煦于上，故见面色㿠白。舌淡胖、苔白滑、脉沉迟无力，为脾肾阳虚、寒水内盛之象。
  - **辨证要点** — 发病缓，来势慢，水肿先从足部开始，腰以下肿甚，皮色暗滞，兼有脾肾阳气虚损症状。

🖊 笔记

2. 痰证

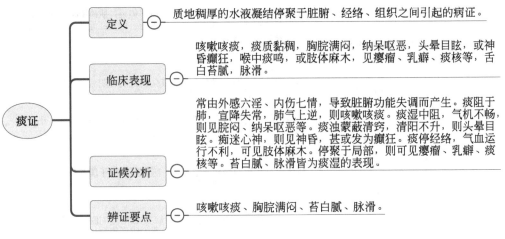

痰证

定义 ─ 质地稠厚的水液凝结停聚于脏腑、经络、组织之间引起的病证。

临床表现 ─ 咳嗽咳痰，痰质黏稠，胸脘满闷，纳呆呕恶，头晕目眩，或神昏癫狂，喉中痰鸣，或肢体麻木，见瘿瘤、乳癖、痰核等，舌白苔腻，脉滑。

证候分析 ─ 常由外感六淫、内伤七情，导致脏腑功能失调而产生。痰阻于肺，宣降失常，肺气上逆，则咳嗽咳痰。痰湿中阻，气机不畅，则见脘闷、纳呆呕恶等。痰浊蒙蔽清窍，清阳不升，则头晕目眩。痴迷心神，则见神昏，甚或发为癫狂。痰停经络，气血运行不利，可见肢体麻木。停聚于局部，则可见瘿瘤、乳癖、痰核等。苔白腻、脉滑皆为痰湿的表现。

辨证要点 ─ 咳嗽咳痰、胸脘满闷、苔白腻、脉滑。

3. 饮证

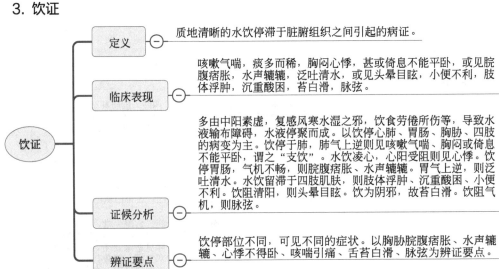

饮证

定义 ─ 质地清晰的水饮停滞于脏腑组织之间引起的病证。

临床表现 ─ 咳嗽气喘，痰多而稀，胸闷心悸，甚或倚息不能平卧，或见脘腹痞胀，水声辘辘，泛吐清水，或见头晕目眩，小便不利，肢体浮肿，沉重酸困，苔白滑，脉弦。

证候分析 ─ 多由中阳素虚，复感风寒水湿之邪，饮食劳倦所伤等，导致水液输布障碍，水液停聚而成。以饮停心肺、胃肠、胸胁、四肢的病变为主。饮停于肺，肺气上逆则见咳嗽气喘、胸闷或倚息不能平卧，谓之"支饮"。水饮凌心，心阳受阻则见心悸。饮停胃肠，气机不畅，则脘腹痞胀、水声辘辘。胃气上逆，则泛吐清水。水饮留滞于四肢肌肤，则肢体浮肿、沉重酸困、小便不利。饮阻清阳，则头晕目眩。饮为阴邪，故苔白滑。饮阻气机，则脉弦。

辨证要点 ─ 饮停部位不同，可见不同的症状。以胸胁脘腹痞胀、水声辘辘、心悸不得卧、咳喘引痛、舌苔白滑、脉弦为辨证要点。

四、气血津液同病辨证

（一）气滞血瘀证

气滞
血瘀证

基本概念 ─ 气机阻滞，血行瘀滞，以胸胁脘腹胀闷疼痛，偶有刺痛，或有痞块，时消时聚，或腹内癥块、刺痛或胀痛、拒按，或局部青紫肿胀、疼痛，舌紫或有瘀斑点，脉弦涩等为常见症状的病证。

形成原因 ─ 常由情志不遂，因气滞病变的进一步发展导致血瘀；或闪挫外伤，或寒邪内阻等，因血瘀病变的进一步发展导致气滞。

临床表现 ─ 胸胁胀满或走窜疼痛，性情急躁，或腹内癥块、刺痛或胀痛、拒按，或局部青紫肿胀、疼痛，拒按，入夜更甚，或妇女痛经，经色紫暗，夹有瘀块，舌紫暗或有瘀斑，脉弦涩。

病机特点 ─ 气机不畅，血行瘀阻。气滞和血瘀常同时存在，相互影响。气的运行阻滞，可以导致血液运行的障碍，而血液瘀滞，又必将进一步加重气机阻滞，多与心、肝的功能异常密切相关。

辨证要点 ─ ①以气滞和血瘀症状并见为辨证依据。②由气滞而血瘀病位多见于肝，由血瘀而气滞病位多见于心。

（二）气虚血瘀证

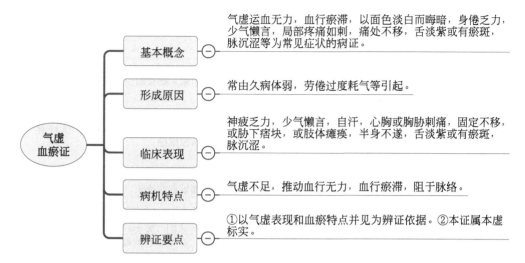

气虚血瘀证

- **基本概念** ── 气虚运血无力，血行瘀滞，以面色淡白而晦暗，身倦乏力，少气懒言，局部疼痛如刺，痛处不移，舌淡紫或有瘀斑，脉沉涩等为常见症状的病证。
- **形成原因** ── 常由久病体弱，劳倦过度耗气等引起。
- **临床表现** ── 神疲乏力，少气懒言，自汗，心胸或胸胁刺痛，固定不移，或胁下痞块，或肢体瘫痪，半身不遂，舌淡紫或有瘀斑，脉沉涩。
- **病机特点** ── 气虚不足，推动血行无力，血行瘀滞，阻于脉络。
- **辨证要点** ── ①以气虚表现和血瘀特点并见为辨证依据。②本证属本虚标实。

（三）气血两虚证

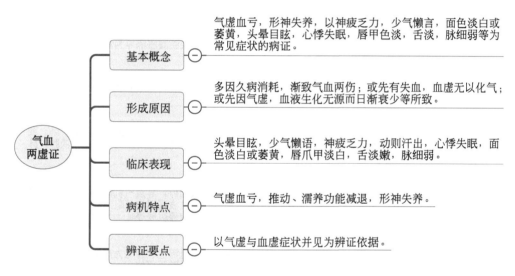

气血两虚证

- **基本概念** ── 气虚血亏，形神失养，以神疲乏力，少气懒言，面色淡白或萎黄，头晕目眩，心悸失眠，唇甲色淡，舌淡，脉细弱等为常见症状的病证。
- **形成原因** ── 多因久病消耗，渐致气血两伤；或先有失血，血虚无以化气；或先因气虚，血液生化无源而日渐衰少等所致。
- **临床表现** ── 头晕目眩，少气懒语，神疲乏力，动则汗出，心悸失眠，面色淡白或萎黄，唇爪甲淡白，舌淡嫩，脉细弱。
- **病机特点** ── 气虚血亏，推动、濡养功能减退，形神失养。
- **辨证要点** ── 以气虚与血虚症状并见为辨证依据。

（四）气不摄血证

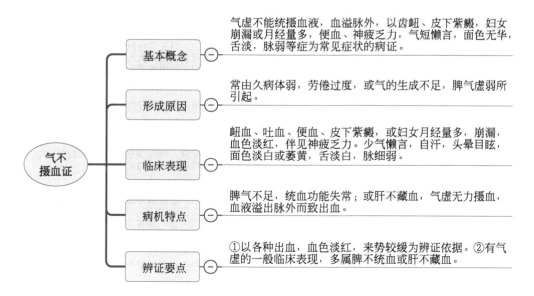

气不摄血证

- **基本概念** ── 气虚不能统摄血液，血溢脉外，以齿衄、皮下紫癜，妇女崩漏或月经量多，便血、神疲乏力，气短懒言，面色无华，舌淡，脉弱等症为常见症状的病证。
- **形成原因** ── 常由久病体弱，劳倦过度，或气的生成不足，脾气虚弱所引起。
- **临床表现** ── 衄血、吐血、便血、皮下紫癜，或妇女月经量多，崩漏，血色淡红，伴见神疲乏力。少气懒言，自汗，头晕目眩，面色淡白或萎黄，舌淡白，脉细弱。
- **病机特点** ── 脾气不足，统血功能失常；或肝不藏血，气虚无力摄血，血液溢出脉外而致出血。
- **辨证要点** ── ①以各种出血，血色淡红，来势较缓为辨证依据。②有气虚的一般临床表现，多属脾不统血或肝不藏血。

（五）气随血脱证

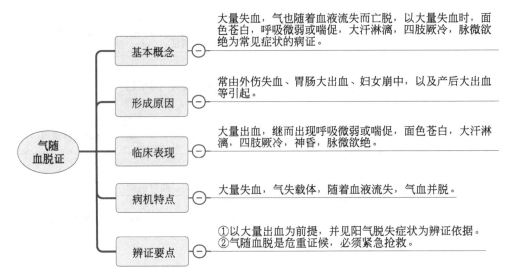

大量失血，气也随着血液流失而亡脱，以大量失血时，面色苍白，呼吸微弱或喘促，大汗淋漓，四肢厥冷，脉微欲绝为常见症状的病证。

常由外伤失血、胃肠大出血、妇女崩中，以及产后大出血等引起。

大量出血，继而出现呼吸微弱或喘促，面色苍白，大汗淋漓，四肢厥冷，神昏，脉微欲绝。

大量失血，气失载体，随着血液流失，气血并脱。

①以大量出血为前提，并见阳气脱失症状为辨证依据。②气随血脱是危重证候，必须紧急抢救。

（六）津停气阻证

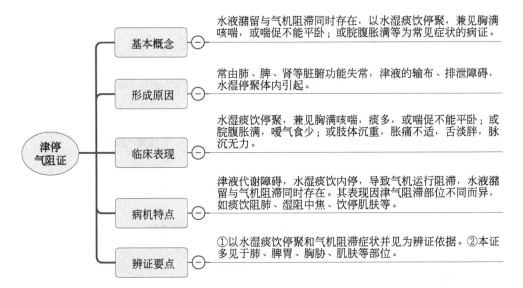

水液潴留与气机阻滞同时存在，以水湿痰饮停聚，兼见胸满咳喘，或喘促不能平卧；或脘腹胀满等为常见症状的病证。

常由肺、脾、肾等脏腑功能失常，津液的输布、排泄障碍，水湿停聚体内引起。

水湿痰饮停聚，兼见胸满咳喘，痰多，或喘促不能平卧；或脘腹胀满，嗳气食少；或肢体沉重，胀痛不适，舌淡胖，脉沉无力。

津液代谢障碍，水湿痰饮内停，导致气机运行阻滞，水液潴留与气机阻滞同时存在。其表现因津气阻滞部位不同而异，如痰饮阻肺、湿阻中焦、饮停肌肤等。

①以水湿痰饮停聚和气机阻滞症状并见为辨证依据。②本证多见于肺、脾胃、胸胁、肌肤等部位。

（七）气随津脱证

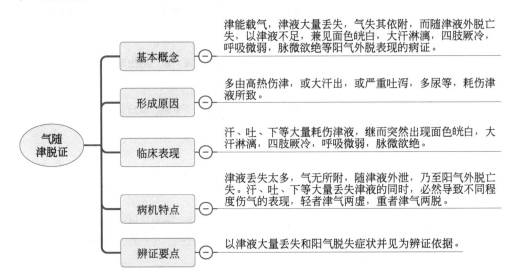

津能载气，津液大量丢失，气失其依附，而随津液外脱亡失，以津液不足，兼见面色㿠白，大汗淋漓，四肢厥冷，呼吸微弱，脉微欲绝等阳气外脱表现的病证。

多由高热伤津，或大汗出，或严重吐泻，多尿等，耗伤津液所致。

汗、吐、下等大量耗伤津液，继而突然出现面色㿠白，大汗淋漓，四肢厥冷，呼吸微弱，脉微欲绝。

津液丢失太多，气无所附，随津液外泄，乃至阳气外脱亡失。汗、吐、下等大量丢失津液的同时，必然导致不同程度伤气的表现，轻者津气两虚，重者津气两脱。

以津液大量丢失和阳气脱失症状并见为辨证依据。

笔记

（八）津亏血瘀证

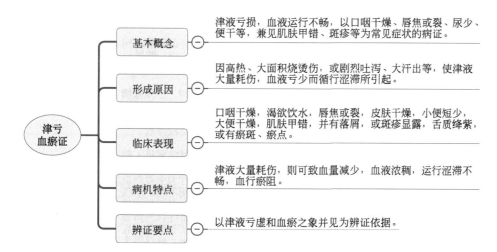

津亏血瘀证
- 基本概念 —— 津液亏损，血液运行不畅，以口咽干燥、唇焦或裂、尿少、便干等，兼见肌肤甲错、斑疹等为常见症状的病证。
- 形成原因 —— 因高热、大面积烧烫伤，或剧烈吐泻、大汗出等，使津液大量耗伤，血液亏少而循行涩滞所引起。
- 临床表现 —— 口咽干燥，渴欲饮水，唇焦或裂，皮肤干燥，小便短少，大便干燥，肌肤甲错，并有落屑，或斑疹显露，舌质绛紫，或有瘀斑、瘀点。
- 病机特点 —— 津液大量耗伤，则可致血量减少，血液浓稠，运行涩滞不畅，血行瘀阻。
- 辨证要点 —— 以津液亏虚和血瘀之象并见为辨证依据。

第四节　外感病辨证

一、六经辨证

（一）常见证候

1. 太阳病证

太阳病证是指外邪侵袭体表，邪正交争于人体浅表部位所表现的证候。太阳病是外感病的初期阶段，病位表浅。

（1）太阳经证

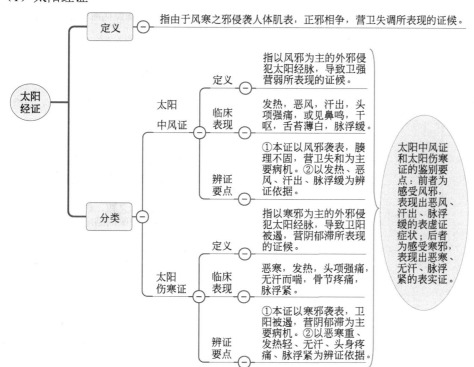

太阳经证
- 定义 —— 指由于风寒之邪侵袭人体肌表，正邪相争，营卫失调所表现的证候。
- 分类
  - 太阳中风证
    - 定义 —— 指以风邪为主的外邪侵犯太阳经脉，导致卫强营弱所表现的证候。
    - 临床表现 —— 发热，恶风，汗出，头项强痛，或见鼻鸣，干呕，舌苔薄白，脉浮缓。
    - 辨证要点 —— ①本证以风邪袭表，腠理不固，营卫失和为主要病机。②以发热、恶风、汗出、脉浮缓为辨证依据。
  - 太阳伤寒证
    - 定义 —— 指以寒邪为主的外邪侵犯太阳经脉，导致卫阳被遏，营阴郁滞所表现的证候。
    - 临床表现 —— 恶寒，发热，头项强痛，无汗而喘，骨节疼痛，脉浮紧。
    - 辨证要点 —— ①本证以寒邪袭表，卫阳被遏，营阴郁滞为主要病机。②以恶寒重、发热轻、无汗、头身疼痛、脉浮紧为辨证依据。

太阳中风证和太阳伤寒证的鉴别要点：前者为感受风邪，表现出恶风、汗出、脉浮缓的表虚证症状；后者为感受寒邪，表现出恶寒、无汗、脉浮紧的表实证。

（2）太阳腑证

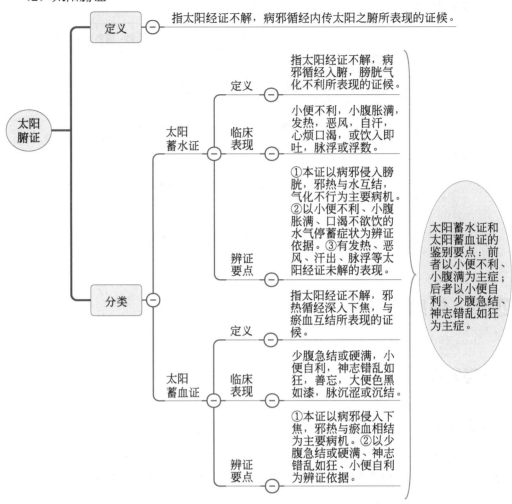

2. 阳明病证

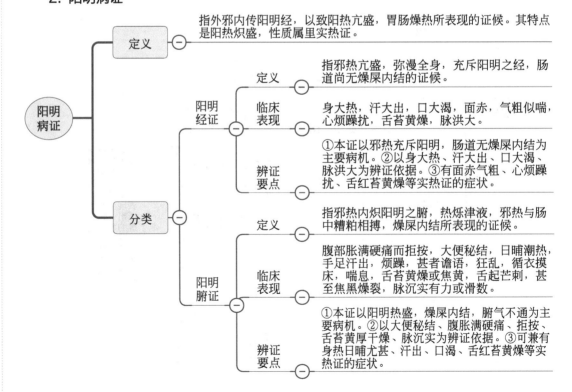

3. 少阳病证

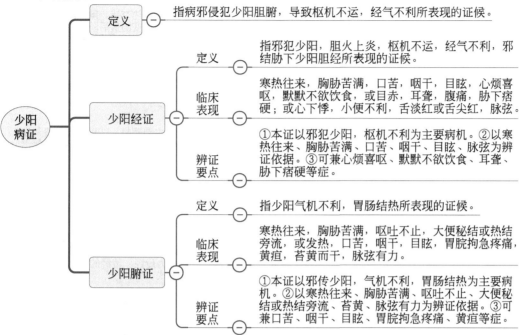

少阳病证

- 定义 ── 指病邪侵犯少阳胆腑，导致枢机不运，经气不利所表现的证候。

- 少阳经证
  - 定义 ── 指邪犯少阳，胆火上炎，枢机不运，经气不利，邪结胁下少阳胆经所表现的证候。
  - 临床表现 ── 寒热往来，胸胁苦满，口苦，咽干，目眩，心烦喜呕，默默不欲饮食，或目赤，耳聋，腹痛，胁下痞硬；或心下悸，小便不利，舌淡红或舌尖红，脉弦。
  - 辨证要点 ── ①本证以邪犯少阳，枢机不利为主要病机。②以寒热往来、胸胁苦满、口苦、咽干、目眩、脉弦为辨证依据。③可兼心烦喜呕、默默不欲饮食、耳聋、胁下痞硬等症。

- 少阳腑证
  - 定义 ── 指少阳气机不利，胃肠结热所表现的证候。
  - 临床表现 ── 寒热往来，胸胁苦满，呕吐不止，大便秘结或热结旁流，或发热，口苦，咽干，目眩，胃脘拘急疼痛，黄疸，苔黄而干，脉弦有力。
  - 辨证要点 ── ①本证以邪传少阳，气机不利，胃肠结热为主要病机。②以寒热往来、胸胁苦满、呕吐不止、大便秘结或热结旁流、苔黄、脉弦有力为辨证依据。③可兼口苦、咽干、目眩、胃脘拘急疼痛、黄疸等症。

4. 太阴病证

太阴病证

- 定义 ── 指病邪侵入太阴，导致脾阳虚衰，寒湿内停，运化失司，气机阻滞所表现的证候。

- 临床表现 ── 腹满呕吐，食欲不振，下利清谷或便溏，时腹自痛，喜温喜按，口不渴，四肢欠温，舌淡苔白滑或白腻，脉沉缓而弱。

- 辨证要点 ── ①本证以脾阳虚衰，寒湿内停为主要病机。②以腹满时痛、食欲不振、下利清谷或便溏、口不渴、脉缓弱为辨证依据。③太阴与阳明病证都具有腹部胀满而痛，其鉴别要点为阳明腹满痛而拒按、大便燥结，为里实热证；太阴腹满痛则时发时止、喜温喜按、下利清谷或便溏，属里虚寒证。

5. 少阴病证

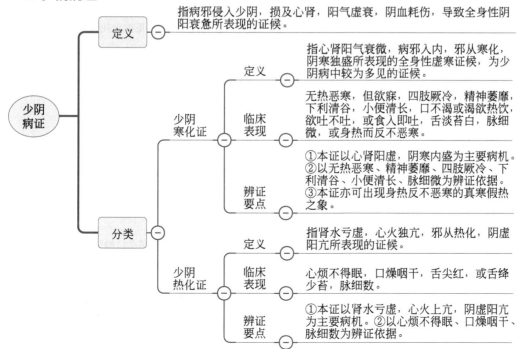

少阴病证

- 定义 ── 指病邪侵入少阴，损及心肾，阳气虚衰，阴血耗伤，导致全身性阴阳衰惫所表现的证候。

- 分类
  - 少阴寒化证
    - 定义 ── 指心肾阳气衰微，病邪入内，邪从寒化，阴寒独盛所表现的全身性虚寒证候，为少阴病中较为多见的证候。
    - 临床表现 ── 无热恶寒，但欲寐，四肢厥冷，精神萎靡，下利清谷，小便清长，口不渴或渴欲热饮，欲吐不吐，或食入即吐，舌淡苔白，脉细微，或身热而反不恶寒。
    - 辨证要点 ── ①本证以心肾阳虚，阴寒内盛为主要病机。②以无热恶寒、精神萎靡、四肢厥冷、下利清谷、小便清长、脉细微为辨证依据。③本证亦可出现身热反不恶寒的真寒假热之象。
  - 少阴热化证
    - 定义 ── 指肾水亏虚，心火独亢，邪从热化，阴虚阳亢所表现的证候。
    - 临床表现 ── 心烦不得眠，口燥咽干，舌尖红，或舌绛少苔，脉细数。
    - 辨证要点 ── ①本证以肾水亏虚，心火上亢，阴虚阳亢为主要病机。②以心烦不得眠、口燥咽干、脉细数为辨证依据。

 笔记

6. 厥阴病证

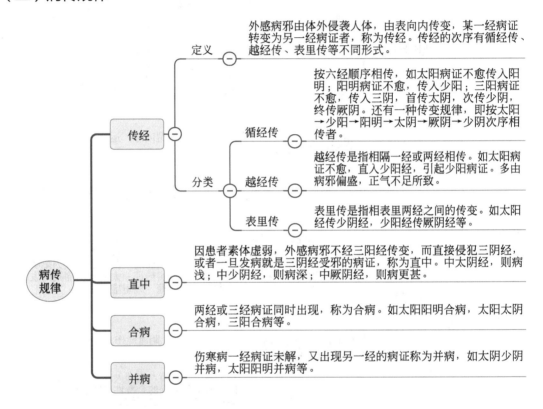

厥阴病证

定义 — 指病邪传入厥阴经，表现为阴阳对峙，寒热交错，厥热胜复，上热下寒等病机的证。厥阴病是六经病发展传变的最后阶段。厥阴病多由三阳病证误治，或少阴病证不愈发展而成；或肝经素虚，抗病力衰退，感受邪气而直接发病。

临床表现 — 口渴，气上冲心，心中疼热，饥而不欲食，食则呕吐或吐蛔，四肢厥冷。

辨证要点 — ①本证以上热下寒，厥热胜复为主要病机。②以四肢厥冷与发热相互演变为辨证依据。阳并于上则上热，故可见口渴、气上冲心、心中疼热等症；阴并于下则下寒，故可见饥不欲食、食则呕吐或吐蛔、四肢厥冷等症状。

（二）病传规律

病传规律

传经
- **定义** — 外感病邪由体外侵袭人体，由表向内传变，某一经病证转变为另一经病证者，称为传经。传经的次序有循经传、越经传、表里传等不同形式。
- **分类**
  - **循经传** — 按六经顺序相传，如太阳病证不愈传入阳明；阳明病证不愈，传入少阳；三阳病证不愈，传入三阴，首传太阴，次传少阴，终传厥阴。还有一种传变规律，即按太阳→少阳→阳明→太阴→厥阴→少阴次序相传者。
  - **越经传** — 越经传是指相隔一经或两经相传。如太阳病证不愈，直入少阳经，引起少阳病证。多由病邪偏盛，正气不足所致。
  - **表里传** — 表里传是指相表里两经之间的传变。如太阳经传少阴经，少阳经传厥阴经等。

直中 — 因患者素体虚弱，外感病邪不经三阳经传变，而直接侵犯三阴经，或者一旦发病就是三阴经受邪的病证，称为直中。中太阴经，则病浅；中少阴经，则病深；中厥阴经，则病更甚。

合病 — 两经或三经病证同时出现，称为合病。如太阳阳明合病，太阳太阴合病，三阳合病等。

并病 — 伤寒病一经病证未解，又出现另一经的病证称为并病，如太阴少阴并病，太阳阳明并病等。

二、卫气营血辨证

（一）常见证候

1. 卫分证

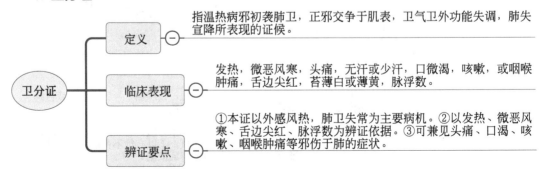

卫分证

定义 — 指温热病邪初袭肺卫，正邪交争于肌表，卫气卫外功能失调，肺失宣降所表现的证候。

临床表现 — 发热，微恶风寒，头痛，无汗或少汗，口微渴，咳嗽，或咽喉肿痛，舌边尖红，苔薄白或薄黄，脉浮数。

辨证要点 — ①本证以外感风热，肺卫失常为主要病机。②以发热、微恶风寒、舌边尖红、脉浮数为辨证依据。③可兼见头痛、口渴、咳嗽、咽喉肿痛等邪伤于肺的症状。

2. 气分证

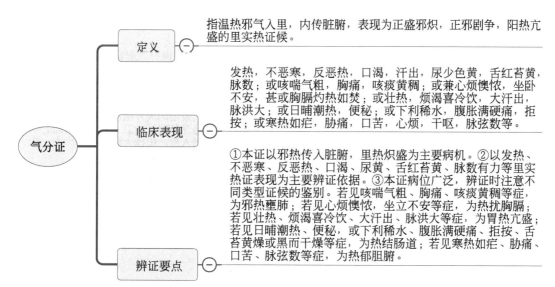

气分证
- 定义 — 指温热邪气入里，内传脏腑，表现为正盛邪炽，正邪剧争，阳热亢盛的里实热证候。
- 临床表现 — 发热，不恶寒，反恶热，口渴，汗出，尿少色黄，舌红苔黄，脉数；或咳喘气粗，胸痛，咳痰黄稠；或兼心烦懊恼，坐卧不安，甚或胸膈灼热如焚；或壮热，烦渴喜冷饮，大汗出，脉洪大；或日晡潮热，便秘；或下利稀水，腹胀满硬痛，拒按；或寒热如疟，胁痛，口苦，心烦，干呕，脉弦数等。
- 辨证要点 — ①本证以邪热传入脏腑，里热炽盛为主要病机。②以发热、不恶寒、反恶热、口渴、尿黄、舌红苔黄、脉数有力等里实热证表现为主要辨证依据。③本证病位广泛，辨证时注意不同类型证候的鉴别。若见咳喘气粗、胸痛、咳痰黄稠等症，为邪热壅肺；若见心烦懊恼，坐立不安等症，为热扰胸膈；若见壮热、烦渴喜冷饮、大汗出、脉洪大等症，为胃热亢盛；若见日晡潮热、便秘，或下利稀水、腹胀满硬痛、拒按、舌苔黄燥或黑而干燥等症，为热结肠道；若见寒热如疟、胁痛、口苦、脉弦数等症，为热郁胆腑。

3. 营分证

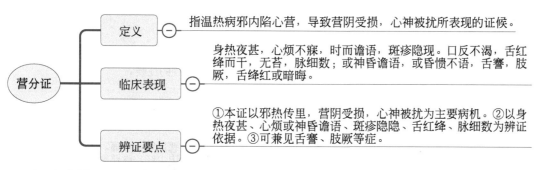

营分证
- 定义 — 指温热病邪内陷心营，导致营阴受损，心神被扰所表现的证候。
- 临床表现 — 身热夜甚，心烦不寐，时而谵语，斑疹隐现。口反不渴，舌红绛而干，无苔，脉细数；或神昏谵语，或昏愦不语，舌謇，肢厥，舌绛红或暗晦。
- 辨证要点 — ①本证以邪热传里，营阴受损，心神被扰为主要病机。②以身热夜甚、心烦或神昏谵语、斑疹隐隐、舌红绛、脉细数为辨证依据。③可兼见舌謇、肢厥等症。

4. 血分证

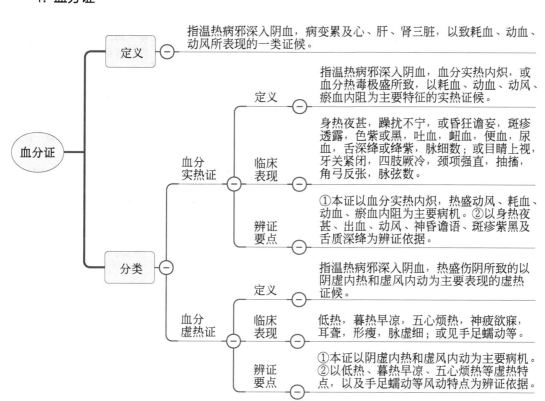

血分证
- 定义 — 指温热病邪深入阴血，病变累及心、肝、肾三脏，以致耗血、动血、动风所表现的一类证候。
- 分类
  - 血分实热证
    - 定义 — 指温热病邪深入阴血，血分实热内炽，或血分热毒极盛所致，以耗血、动血、动风、瘀血内阻为主要特征的实热证候。
    - 临床表现 — 身热夜甚，躁扰不宁，或昏狂谵妄，斑疹透露，色紫或黑，吐血、衄血，便血，尿血，舌深绛或绛紫，脉细数；或目睛上视，牙关紧闭，四肢厥冷，颈项强直，抽搐，角弓反张，脉弦数。
    - 辨证要点 — ①本证以血分实热内炽，热盛动风、耗血、动血、瘀血内阻为主要病机。②以身热夜甚、出血、动风、神昏谵语、斑疹紫黑及舌质深绛为辨证依据。
  - 血分虚热证
    - 定义 — 指温热病邪深入阴血，热盛伤阴所致的以阴虚内热和虚风内动为主要表现的虚热证候。
    - 临床表现 — 低热，暮热早凉，五心烦热，神疲欲寐，耳聋，形瘦，脉虚细；或见手足蠕动等。
    - 辨证要点 — ①本证以阴虚内热和虚风内动为主要病机。②以低热、暮热早凉、五心烦热等虚热特点，以及手足蠕动等风动特点为辨证依据。

（二）病传规律

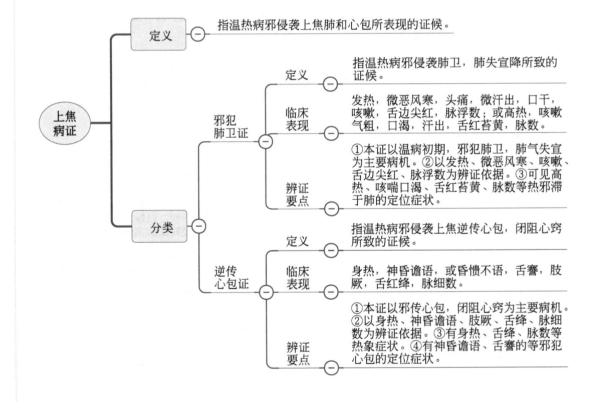

三、三焦辨证

（一）常见证候

1. 上焦病证

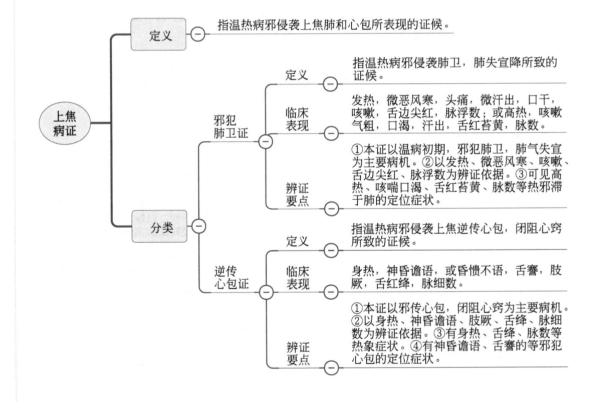

2. 中焦病证

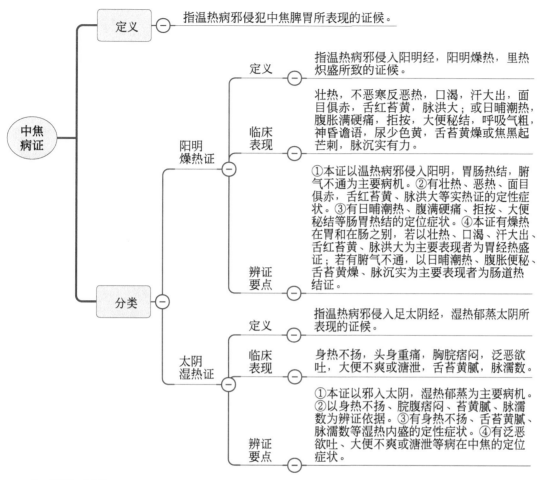

中焦病证

定义　指温热病邪侵犯中焦脾胃所表现的证候。

分类

阳明燥热证

- **定义**　指温热病邪侵入阳明经，阳明燥热，里热炽盛所致的证候。
- **临床表现**　壮热，不恶寒反恶热，口渴，汗大出，面目俱赤，舌红苔黄，脉洪大；或日晡潮热，腹胀满硬痛，拒按，大便秘结，呼吸气粗，神昏谵语，尿少色黄，舌苔黄燥或焦黑起芒刺，脉沉实有力。
- **辨证要点**　①本证以温热病邪侵入阳明，胃肠热结，腑气不通为主要病机。②有壮热、恶热、面目俱赤，舌红苔黄、脉洪大等实热证的定性症状。③有日晡潮热、腹满硬痛、拒按、大便秘结等肠胃热结的定位症状。④本证有燥热在胃和在肠之别，若以壮热、口渴、汗大出、舌红苔黄、脉洪大为主要表现者为胃经热盛证；若有腑气不通，以日晡潮热、腹胀便秘、舌苔黄燥、脉沉实为主要表现者为肠道热结证。

太阴湿热证

- **定义**　指温热病邪侵入足太阴经，湿热郁蒸太阴所表现的证候。
- **临床表现**　身热不扬，头身重痛，胸脘痞闷，泛恶欲吐，大便不爽或溏泄，舌苔黄腻，脉濡数。
- **辨证要点**　①本证以邪入太阴，湿热郁蒸为主要病机。②以身热不扬、脘腹痞闷、苔黄腻、脉濡数为辨证依据。③有身热不扬、舌苔黄腻、脉濡数等湿热内盛的定性症状。④有泛恶欲吐、大便不爽或溏泄等病在中焦的定位症状。

3. 下焦病证

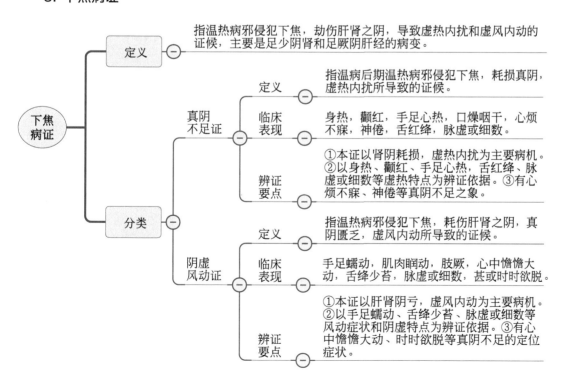

下焦病证

定义　指温热病邪侵犯下焦，劫伤肝肾之阴，导致虚热内扰和虚风内动的证候，主要是足少阴肾和足厥阴肝经的病变。

分类

真阴不足证

- **定义**　指温病后期温热病邪侵犯下焦，耗损真阴，虚热内扰所导致的证候。
- **临床表现**　身热，颧红，手足心热，口燥咽干，心烦不寐，神倦，舌红绛，脉虚或细数。
- **辨证要点**　①本证以肾阴耗损，虚热内扰为主要病机。②以身热、颧红、手足心热，舌红绛、脉虚或细数等虚热特点为辨证依据。③有心烦不寐、神倦等真阴不足之象。

阴虚风动证

- **定义**　指温热病邪侵犯下焦，耗伤肝肾之阴，真阴匮乏，虚风内动所导致的证候。
- **临床表现**　手足蠕动，肌肉瞤动，肢厥，心中憺憺大动，舌绛少苔，脉虚或细数，甚或时时欲脱。
- **辨证要点**　①本证以肝肾阴亏，虚风内动为主要病机。②以手足蠕动、舌绛少苔、脉虚或细数等风动症状和阴虚特点为辨证依据。③有心中憺憺大动、时时欲脱等真阴不足的定位症状。

（二）病传规律

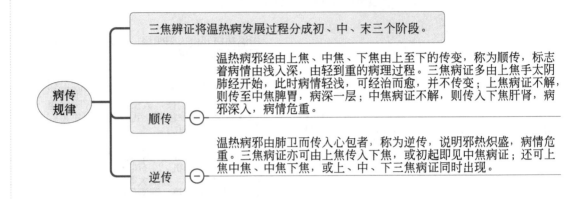

病传
规律

三焦辨证将温热病发展过程分成初、中、末三个阶段。

顺传 — 温热病邪经由上焦、中焦、下焦由上至下的传变，称为顺传，标志着病情由浅入深，由轻到重的病理过程。三焦病证多由上焦手太阴肺经开始，此时病情轻浅，可经治而愈，并不传变；上焦病证不解，则传至中焦脾胃，病深一层；中焦病证不解，则传入下焦肝肾，病邪深入，病情危重。

逆传 — 温热病邪由肺卫而传入心包者，称为逆传，说明邪热炽盛，病情危重。三焦病证亦可由上焦传入下焦，或初起即见中焦病证；还可上焦中焦、中焦下焦，或上、中、下三焦病证同时出现。

第十章

养生、防治和康复

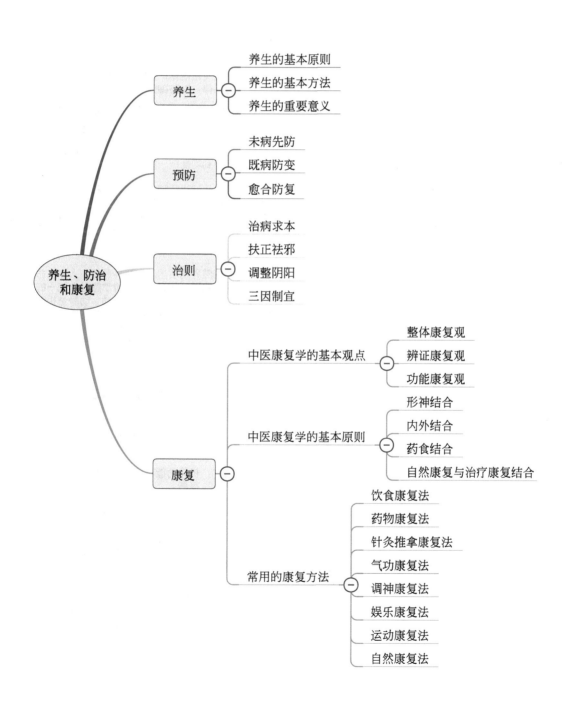

养生 ── 养生的基本原则
         养生的基本方法
         养生的重要意义

预防 ── 未病先防
         既病防变
         愈合防复

治则 ── 治病求本
         扶正祛邪
         调整阴阳
         三因制宜

养生、防治和康复

康复 ── 中医康复学的基本观点 ── 整体康复观
                                辨证康复观
                                功能康复观

         中医康复学的基本原则 ── 形神结合
                                内外结合
                                药食结合
                                自然康复与治疗康复结合

         常用的康复方法 ── 饮食康复法
                          药物康复法
                          针灸推拿康复法
                          气功康复法
                          调神康复法
                          娱乐康复法
                          运动康复法
                          自然康复法

第一节　养生

一、养生的基本原则

养生的基本原则

- **顺应自然**
  - 整体观念告诉我们，人与自然界是一个统一体，人与自然界息息相通，人类生活在自然环境中，大自然是人类生命的源泉，而自然界的各种变化，不论是四时气候、昼夜晨昏的交替，还是日月运行、地理环境的演变等，都会对人体产生影响，产生相应的生理或病理反应，因此养生必须顺应自然。
  - 顺应自然包括两方面
    - 遵循自然界正常的变化规律。
    - 谨防异常自然变化的影响。
  - 顺应四时气候变化规律，是养生保健的重要环节，要掌握自然变化的规律，以防御外邪的侵袭。

- **形神共养**
  - "形"指人的脏腑身形，"神"指人的精神活动。形神是一个整体，形神一体观于养生关键在于形神共养。形神共养指不仅要注意形体的保养，还要注意精神的调养，使形体健壮、精神充沛，二者相辅相成，相得益彰，从而使身体和精神都得到均衡统一的发展。

- **正气为本**
  - 正气是维护人体健康的脏腑生理功能和抵抗病邪的抗病能力的综合概括，人体疾病的发生和早衰的根本原因，就在于机体正气的衰弱。正气旺盛，是人体阴阳协调、气血充盈、脏腑经络功能正常、卫外固密的象征，是机体健壮的根本所在，故保养正气是养生的根本任务。

- **动静适宜**
  - 动与静，是自然界物质运动的两种形式。人体生命活动始终保持着动静和谐的状态，维持着动静对立统一的整体性，从而保证了人体正常的生理功能活动。动静是相对而言的，动不等于无静，静亦不等于静止，而是动中包含着静，静中又蕴伏着动，动静相互为用，促进了生命体的发生发展，运动变化。动以养形、静以养神、动静适宜是中医传统养生防病的重要原则。

- **协调平衡**
  - 协调是指调节人体自身的生理功能状态，及其与外在环境之间的相互关系。
  - 平衡有两层含义
    - 机体自身各部分间的正常生理功能的动态平衡。
    - 机体功能与自然界物质交换过程中的相对平衡。

- **综合辨证，审因施养**
  - 要针对人体的各个方面，采取多种调养方法审因施养，才能达到健康长寿的目的。中医养生一方面强调从自然环境到衣食住行，从生活爱好到精神卫生，从药饵强身到运动保健等，进行较为全面的、综合的防病保健；另一方面又十分重视按照不同情况区别对待，即辨证、审因施养。

- **持之以恒**
  - 恒是持久、经常之意。养生保健不仅要方法合适，而且要坚持不懈地努力，持之以恒地进行调摄，才能不断改善体质。在人的一生中，各种因素都可能影响最终寿命，因此，养生必须贯穿人生的始终。中医养生保健的方法很多，要根据自己各方面的情况合理选择，选定之后，就要专一、坚持，切忌见异思迁、朝秦暮楚。

✎ 笔记

二、养生的基本方法

养生的基本方法

饮食调养　又称饮食养生，就是按照中医理论，调整饮食，注意饮食宜忌，合理地摄取食物，以增进健康、益寿延年的养生方法。饮食养生的目的在于通过合理而适度地补充营养，补益精气，通过饮食调配，纠正脏腑阴阳偏颇，增进机体健康，抗衰延寿。

精神调养　又称精神养生，就是通过怡养心神、调摄情志、调剂生活等方法，保护和增强人的心理健康，达到形神高度统一，提高健康水平。不良情绪压抑在心中而不能充分疏泄，对健康有害，情志波动过于持久，过于剧烈，超越了常度，会引起机体多种功能紊乱而导致疾病，恰当适度地使用情感，则有益于健康。

起居调养　又称起居养生，指人日常生活起居作息等各个方面有一定的规律，并合乎自然界和人体的生理常度，这是强身健体、延年益寿的重要养生方法。起居调摄包含的内容很多，衣食住行、站立坐卧、苦乐劳逸等养生措施都属于起居养生的范畴。

环境调养　又称环境养生，是阐明环境与疾病发生、发展变化规律的关系，掌握改善环境质量的一些基本方法，指导人们选择和创造适宜的生活环境，使其与人体生命活动规律协调一致，从而预防疾病，增强体质，保护人体健康的养生方法。

运动调养　又称运动养生，是运用传统的体育运动方式进行锻炼，以活动筋骨、调节气息、静心宁神来畅达经络、疏通气血、和调脏腑，以达到增强体质、延年益寿的养生方法，又称为传统健身术。

房事调养　又称房事养生，房事又被称为性生活，房事养生就是根据人体的生理特点和生命规律，采取健康的性行为，以防病保健，提高生活质量，从而达到健康长寿的养生方法。性行为是人类的一种本能，是人类生活的重要内容之一，有人把性生活、物质生活和精神生活一起列为人类的三大生活。

针灸、按摩调养　针灸、按摩是中医学的重要组成部分，不仅是中医治疗疾病的重要手段，也是中医养生的重要保健措施和方法，利用针灸、按摩进行保健强身，是中医养生法的特色之一。根据有关经络腧穴的理论，在一定的部位、穴位上施用针灸、按摩手法，能够调整经络气血，借以通达营卫、协调脏腑，达到增强体质、防病治病的目的。

药物调养　又称药物养生，是运用具有抗老防衰作用的药物来达到延缓衰老、健身强身目的的方法。用方药延年益寿，主要在于运用药物补偏救弊，调整机体阴阳气血出现的偏差，协调脏腑功能，疏通经络气血。

✏ 笔记

三、养生的重要意义

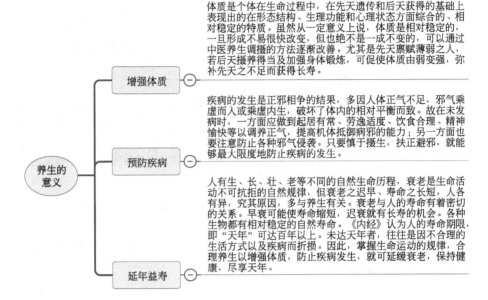

养生的意义

增强体质 — 体质是个体在生命过程中,在先天遗传和后天获得的基础上表现出的在形态结构、生理功能和心理状态方面综合的、相对稳定的特质。虽然从一定意义上说,体质是相对稳定的,一旦形成不易很快改变,但也绝不是一成不变的,可以通过中医养生调摄的方法逐渐改善。尤其是先天禀赋薄弱之人,若后天摄养得当及加强身体锻炼,可促使体质由弱变强,弥补先天之不足而获得长寿。

预防疾病 — 疾病的发生是正邪相争的结果,多因人体正气不足,邪气乘虚而入或乘虚内生,破坏了体内的相对平衡而致。故在未发病时,一方面应做到起居有常、劳逸适度、饮食合理、精神愉快等以调养正气,提高机体抵御病邪的能力;另一方面也要注意防止各种邪气侵袭。只要慎于摄生,扶正避邪,就能够最大限度地防止疾病的发生。

延年益寿 — 人有生、长、壮、老等不同的自然生命历程,衰老是生命活动不可抗拒的自然规律,但衰老之迟早、寿命之长短,人各有异,究其原因,多与养生有关。衰老与人的寿命有着密切的关系。早衰可能使寿命缩短,迟衰就有长寿的机会。各种生物都有相对稳定的自然寿命。《内经》认为人的寿命期限,即"天年"可达百年以上。未达天年者,往往是因不合理的生活方式以及疾病而折损。因此,掌握生命运动的规律,合理养生以增强体质,防止疾病发生,就可延缓衰老,保持健康,尽享天年。

第二节　预防

一、未病先防

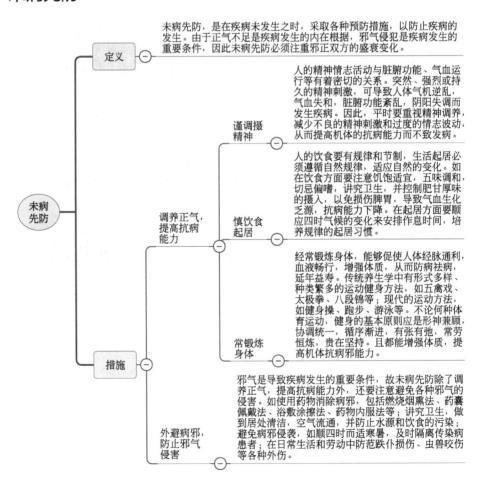

未病先防

定义 — 未病先防,是在疾病未发生之时,采取各种预防措施,以防止疾病的发生。由于正气不足是疾病发生的内在根据,邪气侵犯是疾病发生的重要条件,因此未病先防必须注重邪正双方的盛衰变化。

措施

调养正气,提高抗病能力

谨调摄精神 — 人的精神情志活动与脏腑功能、气血运行等有着密切的关系。突然、强烈或持久的精神刺激,可导致人体气机逆乱,气血失和,脏腑功能紊乱,阴阳失调而发生疾病。因此,平时要重视精神调养,减少不良的精神刺激和过度的情志波动,从而提高机体的抗病能力而不致发病。

慎饮食起居 — 人的饮食要有规律和节制,生活起居必须遵循自然规律,适应自然的变化。如在饮食方面要注意饥饱适宜,五味调和,切忌偏嗜,讲究卫生,并控制肥甘厚味的摄入,以免损伤脾胃,导致气血生化乏源,抗病能力下降。在起居方面要顺应四时气候的变化来安排作息时间,培养规律的起居习惯。

常锻炼身体 — 经常锻炼身体,能够促使人体经脉通利,血液畅行,增强体质,从而防病祛病,延年益寿。传统养生学中有形式多样、种类繁多的运动健身方法,如五禽戏、太极拳、八段锦等;现代的运动方法,如健身操、跑步、游泳等。不论何种体育运动,健身的基本原则应是形神兼顾,协调统一,循序渐进,有张有弛,常劳恒炼,贵在坚持。且都能增强体质,提高机体抗病邪能力。

外避病邪,防止邪气侵害 — 邪气是导致疾病发生的重要条件,故未病先防除了调养正气,提高抗病能力外,还要注意避免各种邪气的侵害。如使用药物消除病邪,包括燃烧烟熏法、药囊佩戴法、浴敷涂擦法、药物内服法等;讲究卫生,做到居处清洁,空气流通,并防止水源和饮食的污染;避免病邪侵袭,如顺四时而适寒暑,及时隔离传染病患者;在日常生活和劳动中防范跌仆损伤、虫兽咬伤等各种外伤。

二、既病防变

既病防变

早期诊治 — 在疾病过程中，由于邪正相争，疾病的发展和演变可能会出现由表入里，由浅入深，由轻到重，由单纯到复杂的发展变化，因此应早期诊治，尽早控制病情。一般在疾病的初期阶段，邪气侵犯的部位较浅，病情较轻，对正气的损害也不甚，而机体抵御邪气、抗损伤及康复的能力相对较强，故易治而疗效明显，有利于机体早日痊愈。倘若未及时诊断治疗，病邪就可能步步深入，继续耗损正气，使病情由轻而重，日趋复杂，甚至发展到深入脏腑，病位深沉，治疗就愈加困难，从而减缓了机体恢复健康的进程。

控制疾病传变 — 人体是个有机的整体，脏腑经络形体官窍之间在功能上互相协调配合，在病理上也必然会互相影响、互相传变。所以在临床诊治疾病的过程中，不仅要掌握早期诊治这一重要原则，针对病变之所治疗，还必须了解病情的发展趋势，注意其传变规律，及时给予相应的防治措施，以截断病邪蔓延的途径。疾病的发展都有一定规律，如外感病之六经传变、卫气营血传变、三焦传变，以及内伤病之五脏传变、脏与腑的表里传变、经络传变等。掌握了疾病的传变规律，针对即将发生的某种病理变化，适时进行某些预防性的治疗，"先安未受邪之地"，就可有效地控制病情发展。

三、愈后防复

愈后防复

定义 — 愈后防复，是指在疾病缓解、初愈或痊愈时，采取适当的调养方法及治疗措施，以防止疾病的复发。

措施 —

疾病初愈，应当运用药物调理以恢复正气，清除余邪。但切不可滥用补剂，以致体虚而不受补；或再投峻猛攻邪之剂而伤正助邪。

疾病缓解或初愈之时，脾胃之气尚虚，胃气未复，应注意饮食调护和禁忌，合理膳食，饮食宜清淡，不宜多食生冷辛辣肥腻，不宜饮酒。

疾病初愈，正气多有损伤。要注意病后休息，不宜劳力太过伤形耗气，不宜劳神太过伤及心脾，不宜房事过早过频耗伤肾精。

凡病初愈，大怒、大喜、悲哀、忧虑等不良的情志刺激，可导致气机失调，损伤脏腑而致疾病复发。应注意保持心情愉悦、心态平和，避免七情内伤。

避免再次外感六淫或疠气，谨慎调理病后的生活起居，以促进疾病痊愈，恢复健康。

第三节　治则

一、治病求本

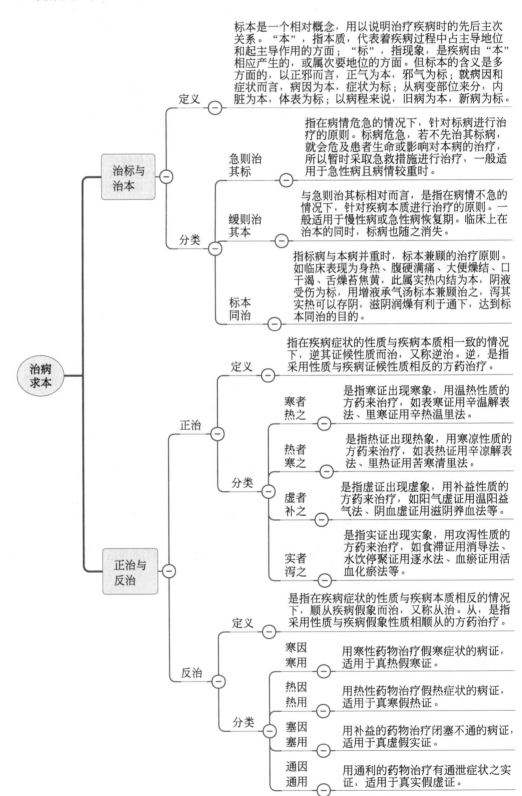

治标与治本

定义 — 标本是一个相对概念，用以说明治疗疾病时的先后主次关系。"本"，指本质，代表着疾病过程中占主导地位和起主导作用的方面；"标"，指现象，是疾病由"本"相应产生的，或属次要地位的方面。但标本的含义是多方面的，以正邪而言，正气为本，邪气为标；就病因和症状而言，病因为本，症状为标；从病变部位来分，内脏为本，体表为标；以病程来说，旧病为本，新病为标。

分类

急则治其标 — 指在病情危急的情况下，针对标病进行治疗的原则。标病危急，若不先治其标病，就会危及患者生命或影响对本病的治疗，所以暂时采取急救措施进行治疗，一般适用于急性病且病情较重时。

缓则治其本 — 与急则治其标相对而言，是指在病情不急的情况下，针对疾病本质进行治疗的原则。一般适用于慢性病或急性病恢复期。临床上在治本的同时，标病也随之消失。

标本同治 — 指标病与本病并重时，标本兼顾的治疗原则。如临床表现为身热、腹硬满痛、大便燥结、口干渴、舌燥苔焦黄，此属实热内结为本，阴液受伤为标，用增液承气汤标本兼顾治之，泻其实热可以存阴，滋阴润燥有利于通下，达到标本同治的目的。

正治与反治

正治

定义 — 指在疾病症状的性质与疾病本质相一致的情况下，逆其证候性质而治，又称逆治。逆，是指采用性质与疾病证候性质相反的方药治疗。

分类

寒者热之 — 是指寒证出现寒象，用温热性质的方药来治疗，如表寒证用辛温解表法、里寒证用辛热温里法。

热者寒之 — 是指热证出现热象，用寒凉性质的方药来治疗，如表热证用辛凉解表法、里热证用苦寒清里法。

虚者补之 — 是指虚证出现虚象，用补益性质的方药来治疗，如阳气虚证用温阳益气法、阴血虚证用滋阴养血法等。

实者泻之 — 是指实证出现实象，用攻泻性质的方药来治疗，如食滞证用消导法、水饮停聚证用逐水法、血瘀证用活血化瘀法等。

反治

定义 — 是指在疾病症状的性质与疾病本质相反的情况下，顺从疾病假象而治，又称从治。从，是指采用性质与疾病假象性质相顺从的方药治疗。

分类

寒因寒用 — 用寒性药物治疗假寒症状的病证，适用于真热假寒证。

热因热用 — 用热性药物治疗假热症状的病证，适用于真寒假热证。

塞因塞用 — 用补益的药物治疗闭塞不通的病证，适用于真虚假实证。

通因通用 — 用通利的药物治疗有通泄症状之实证，适用于真实假虚证。

二、扶正祛邪

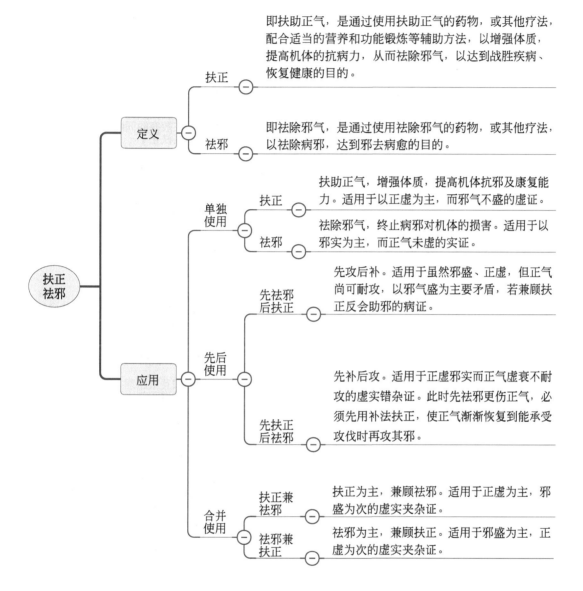

扶正祛邪

定义

扶正 ── 即扶助正气，是通过使用扶助正气的药物，或其他疗法，配合适当的营养和功能锻炼等辅助方法，以增强体质，提高机体的抗病力，从而祛除邪气，以达到战胜疾病、恢复健康的目的。

祛邪 ── 即祛除邪气，是通过使用祛除邪气的药物，或其他疗法，以祛除病邪，达到邪去病愈的目的。

应用

单独使用

扶正 ── 扶助正气，增强体质，提高机体抗邪及康复能力。适用于以正虚为主，而邪气不盛的虚证。

祛邪 ── 祛除邪气，终止病邪对机体的损害。适用于以邪实为主，而正气未虚的实证。

先后使用

先祛邪后扶正 ── 先攻后补。适用于虽然邪盛、正虚，但正气尚可耐攻，以邪气盛为主要矛盾，若兼顾扶正反会助邪的病证。

先扶正后祛邪 ── 先补后攻。适用于正虚邪实而正气虚衰不耐攻的虚实错杂证。此时先祛邪更伤正气，必须先用补法扶正，使正气渐渐恢复到能承受攻伐时再攻其邪。

合并使用

扶正兼祛邪 ── 扶正为主，兼顾祛邪。适用于正虚为主，邪盛为次的虚实夹杂证。

祛邪兼扶正 ── 祛邪为主，兼顾扶正。适用于邪盛为主，正虚为次的虚实夹杂证。

三、调整阴阳

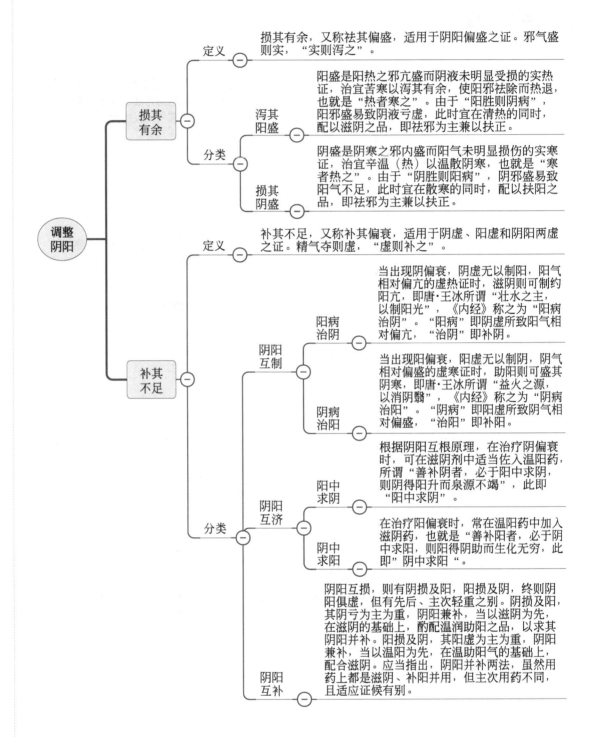

调整阴阳

损其有余

- **定义** — 损其有余，又称祛其偏盛，适用于阴阳偏盛之证。邪气盛则实，"实则泻之"。

- **分类**
  - **泻其阳盛** — 阳盛是阳热之邪亢盛而阴液未明显受损的实热证，治宜苦寒以泻其有余，使阳邪祛除而热退，也就是"热者寒之"。由于"阳胜则阴病"，阳邪盛易致阴液亏虚，此时宜在清热的同时，配以滋阴之品，即祛邪为主兼以扶正。
  - **损其阴盛** — 阴盛是阴寒之邪内盛而阳气未明显损伤的实寒证，治宜辛温（热）以温散阴寒，也就是"寒者热之"。由于"阴胜则阳病"，阴邪盛易致阳气不足，此时宜在散寒的同时，配以扶阳之品，即祛邪为主兼以扶正。

补其不足

- **定义** — 补其不足，又称补其偏衰，适用于阴虚、阳虚和阴阳两虚之证。精气夺则虚，"虚则补之"。

- **分类**
  - **阴阳互制**
    - **阳病治阴** — 当出现阴偏衰，阴虚无以制阳，阳气相对偏亢的虚热证时，滋阴则可制约阳亢，即唐·王冰所谓"壮水之主，以制阳光"，《内经》称之为"阳病治阴"。"阳病"即阴虚所致阳气相对偏亢，"治阴"即补阴。
    - **阴病治阳** — 当出现阳偏衰，阳虚无以制阴，阴气相对偏盛的虚寒证时，助阳则可盛其阴寒，即唐·王冰所谓"益火之源，以消阴翳"，《内经》称之为"阴病治阳"。"阴病"即阳虚所致阴气相对偏盛，"治阳"即补阳。
  - **阴阳互济**
    - **阳中求阴** — 根据阴阳互根原理，在治疗阴偏衰时，可在滋阴剂中适当佐入温阳药，所谓"善补阴者，必于阳中求阴，则阴得阳升而泉源不竭"，此即"阳中求阴"。
    - **阴中求阳** — 在治疗阳偏衰时，常在温阳药中加入滋阴药，也就是"善补阳者，必于阴中求阳，则阳得阴助而生化无穷，此即"阴中求阳"。
  - **阴阳互补** — 阴阳互损，则有阴损及阳，阳损及阴，终则阴阳俱虚，但有先后、主次轻重之别。阴损及阳，其阴亏为主为重，阴阳兼补，当以滋阴为先，在滋阴的基础上，酌配温润助阳之品，以求其阴阳并补。阳损及阴，其阳虚为主为重，阴阳兼补，当以温阳为先，在温助阳气的基础上，配合滋阴。应当指出，阴阳并补两法，虽然用药上都是滋阴、补阳并用，但主次用药不同，且适应证候有别。

四、三因制宜

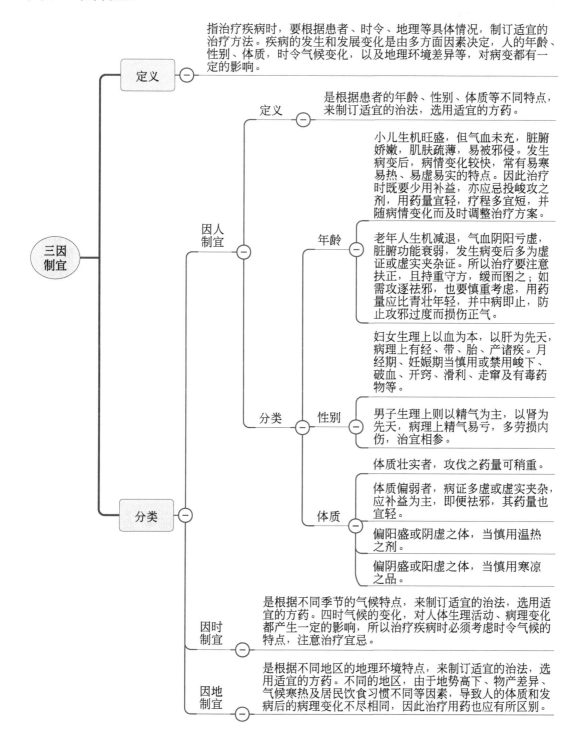

定义　指治疗疾病时，要根据患者、时令、地理等具体情况，制订适宜的治疗方法。疾病的发生和发展变化是由多方面因素决定，人的年龄、性别、体质，时令气候变化，以及地理环境差异等，对病变都有一定的影响。

三因制宜

分类

因人制宜

　定义　是根据患者的年龄、性别、体质等不同特点，来制订适宜的治法，选用适宜的方药。

　分类

　　年龄
　　　小儿生机旺盛，但气血未充，脏腑娇嫩，肌肤疏薄，易被邪侵。发生病变后，病情变化较快，常有易寒易热、易虚易实的特点。因此治疗时既要少用补益，亦应忌投峻攻之剂，用药量宜轻，疗程多宜短，并随病情变化而及时调整治疗方案。

　　　老年人生机减退，气血阴阳亏虚，脏腑功能衰弱，发生病变后多为虚证或虚实夹杂证。所以治疗要注意扶正，且持重守方，缓而图之；如需攻逐祛邪，也要慎重考虑，用药量应比青壮年轻，并中病即止，防止攻邪过度而损伤正气。

　　性别
　　　妇女生理上以血为本，以肝为先天，病理上有经、带、胎、产诸疾。月经期、妊娠期当慎用或禁用峻下、破血、开窍、滑利、走窜及有毒药物等。

　　　男子生理上则以精气为主，以肾为先天，病理上精气易亏，多劳损内伤，治宜相参。

　　体质
　　　体质壮实者，攻伐之药量可稍重。

　　　体质偏弱者，病证多虚或虚实夹杂，应补益为主，即便祛邪，其药量也宜轻。

　　　偏阳盛或阴虚之体，当慎用温热之剂。

　　　偏阴盛或阳虚之体，当慎用寒凉之品。

因时制宜　是根据不同季节的气候特点，来制订适宜的治法，选用适宜的方药。四时气候的变化，对人体生理活动、病理变化都产生一定的影响，所以治疗疾病时必须考虑时令气候的特点，注意治疗宜忌。

因地制宜　是根据不同地区的地理环境特点，来制订适宜的治法，选用适宜的方药。不同的地区，由于地势高下、物产差异、气候寒热及居民饮食习惯不同等因素，导致人的体质和发病后的病理变化不尽相同，因此治疗用药也应有所区别。

笔记

第四节　康复

一、中医康复学的基本观点

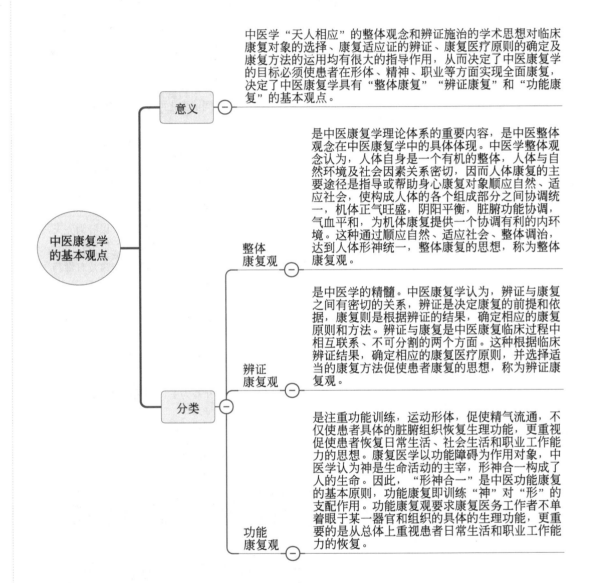

意义：中医学"天人相应"的整体观念和辨证施治的学术思想对临床康复对象的选择、康复适应证的辨证、康复医疗原则的确定及康复方法的运用均有很大的指导作用，从而决定了中医康复学的目标必须使患者在形体、精神、职业等方面实现全面康复，决定了中医康复学具有"整体康复""辨证康复"和"功能康复"的基本观点。

整体康复观：是中医康复学理论体系的重要内容，是中医整体观念在中医康复学中的具体体现。中医学整体观念认为，人体自身是一个有机的整体，人体与自然环境及社会因素关系密切，因而人体康复的主要途径是指导或帮助身心康复对象顺应自然、适应社会，使构成人体的各个组成部分之间协调统一，机体正气旺盛，阴阳平衡，脏腑功能协调，气血平和，为机体康复提供一个协调有利的内环境。这种通过顺应自然、适应社会、整体调治，达到人体形神统一，整体康复的思想，称为整体康复观。

辨证康复观：是中医学的精髓。中医康复学认为，辨证与康复之间有密切的关系，辨证是决定康复的前提和依据，康复则是根据辨证的结果，确定相应的康复原则和方法。辨证与康复是中医康复临床过程中相互联系、不可分割的两个方面。这种根据临床辨证结果，确定相应的康复医疗原则，并选择适当的康复方法促使患者康复的思想，称为辨证康复观。

功能康复观：是注重功能训练，运动形体，促使精气流通，不仅使患者具体的脏腑组织恢复生理功能，更重视促使患者恢复日常生活、社会生活和职业工作能力的思想。康复医学以功能障碍为作用对象，中医学认为神是生命活动的主宰，形神合一构成了人的生命。因此，"形神合一"是中医功能康复的基本原则，功能康复即训练"神"对"形"的支配作用。功能康复观要求康复医务工作者不单着眼于某一器官和组织的具体的生理功能，更重要的是从总体上重视患者日常生活和职业工作能力的恢复。

二、中医康复学的基本原则

康复的目的：旨在促进和恢复病伤者各种功能障碍和受限能力，以使其身心健康而重返社会。基本原则包括形神结合、内外结合、药食结合、自然康复与治疗康复结合等。

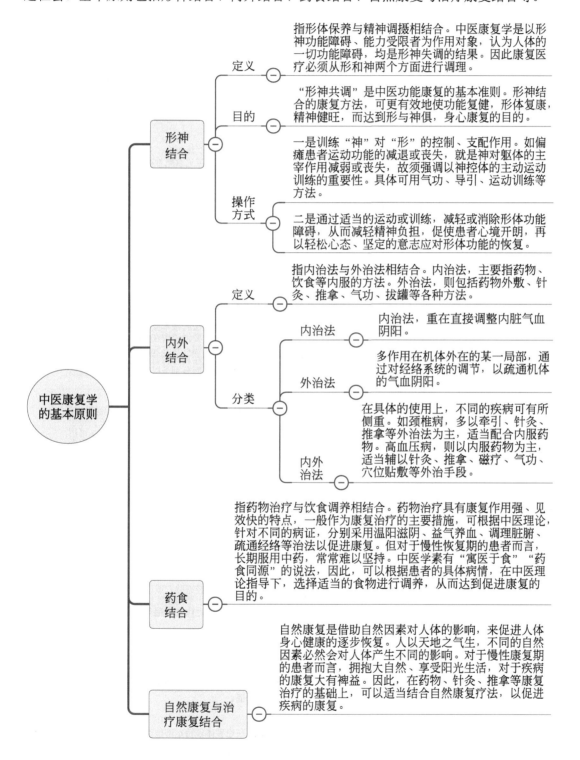

中医康复学的基本原则

形神结合

定义：指形体保养与精神调摄相结合。中医康复学是以形神功能障碍、能力受限者为作用对象，认为人体的一切功能障碍，均是形神失调的结果。因此康复医疗必须从形和神两个方面进行调理。

目的："形神共调"是中医功能康复的基本准则。形神结合的康复方法，可更有效地使功能复健，形体复康，精神健旺，而达到形与神俱，身心康复的目的。

操作方式：一是训练"神"对"形"的控制、支配作用。如偏瘫患者运动功能的减退或丧失，就是神对躯体的主宰作用减弱或丧失，故须强调以神控体的主动运动训练的重要性。具体可用气功、导引、运动训练等方法。

二是通过适当的运动或训练，减轻或消除形体功能障碍，从而减轻精神负担，促使患者心境开朗，再以轻松心态、坚定的意志应对形体功能的恢复。

内外结合

定义：指内治法与外治法相结合。内治法，主要指药物、饮食等内服的方法。外治法，则包括药物外敷、针灸、推拿、气功、拔罐等各种方法。

分类：

内治法：内治法，重在直接调整内脏气血阴阳。

外治法：多作用在机体外在的某一局部，通过对经络系统的调节，以疏通机体的气血阴阳。

内外治法：在具体的使用上，不同的疾病可有所侧重。如颈椎病，多以牵引、针灸、推拿等外治法为主，适当配合内服药物。高血压病，则以内服药物为主，适当辅以针灸、推拿、磁疗、气功、穴位贴敷等外治手段。

药食结合：指药物治疗与饮食调养相结合。药物治疗具有康复作用强、见效快的特点，一般作为康复治疗的主要措施，可根据中医理论，针对不同的病证，分别采用温阳滋阴、益气养血、调理脏腑、疏通经络等治法以促进康复。但对于慢性恢复期的患者而言，长期服用中药，常常难以坚持。中医学素有"寓医于食""药食同源"的说法，因此，可以根据患者的具体病情，在中医理论指导下，选择适当的食物进行调养，从而达到促进康复的目的。

自然康复与治疗康复结合：自然康复是借助自然因素对人体的影响，来促进人体身心健康的逐步恢复。人以天地之气生，不同的自然因素必然会对人体产生不同的影响。对于慢性康复期的患者而言，拥抱大自然、享受阳光生活，对于疾病的康复大有裨益。因此，在药物、针灸、推拿等康复治疗的基础上，可以适当结合自然康复疗法，以促进疾病的康复。

三、常用的康复方法

（一）饮食康复法

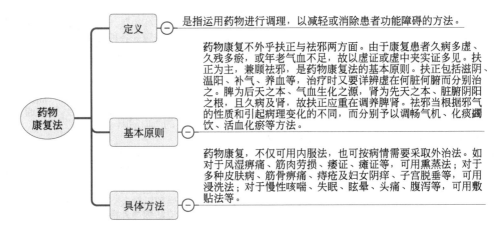

饮食康复法
- 定义 —— 是指在辨证调复原则指导下，针对需康复者的具体情形而选择适宜的饮食品种，或药食相配，以调节饮食的质量，促使人体功能恢复、疾病康复的方法，也称食疗。
- 注意辨证进食 —— 根据患者的体质、功能障碍所彰显的病情证候变化以及平日饮食的喜恶，科学合理地配膳。利用食物的性味、功效来调节人体内部的阴阳气血。如气虚者可服茯苓饼，血虚者可服红枣桂圆汤，阴虚者可服枸杞子饮，阳虚者可服鹿茸酒等。
- 重视饮食禁忌 —— 如疾病初愈，身体虚弱，或久病缠身，元气匮乏，饮食应以清淡为要。若恣意多食，或进食肥甘厚腻之品，导致食积内停，反而容易助邪恋邪，使旧病复发，或使疾病更加迁延不已。还有热体热病需忌辛辣煎炸，寒体寒病需忌生冷瓜果，疮疡肿毒忌羊肉、蟹、虾及辛辣刺激性食物等。

（二）药物康复法

药物康复法
- 定义 —— 是指运用药物进行调理，以减轻或消除患者功能障碍的方法。
- 基本原则 —— 药物康复不外乎扶正与祛邪两方面。由于康复患者久病多虚、久残多瘀，或年老气血不足，故以虚证或虚中夹实证多见。扶正为主，兼顾祛邪，是药物康复法的基本原则。扶正包括滋阴、温阳、补气、养血等，治疗时又要详辨虚在何脏何腑而分别治之。脾为后天之本、气血生化之源，肾为先天之本、脏腑阴阳之根，且久病及肾，故扶正应重在调养脾肾。祛邪当根据邪气的性质和引起病理变化的不同，而分别予以调畅气机、化痰蠲饮、活血化瘀等方法。
- 具体方法 —— 药物康复，不仅可用内服法，也可按病情需要采取外治法。如对于风湿痹痛、筋肉劳损、痿证、瘫证等，可用熏蒸法；对于多种皮肤病、筋骨痹痛、痔疮及妇女阴痒、子宫脱垂等，可用浸洗法；对于慢性咳喘、失眠、眩晕、头痛、腹泻等，可用敷贴法等。

（三）针灸推拿康复法

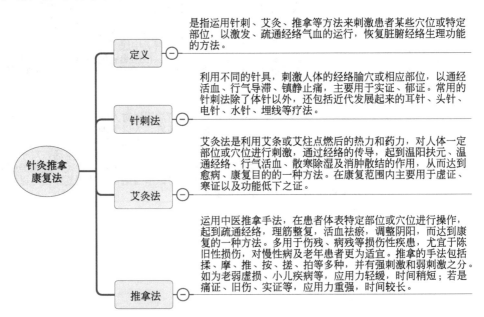

针灸推拿康复法
- 定义 —— 是指运用针刺、艾灸、推拿等方法来刺激患者某些穴位或特定部位，以激发、疏通经络气血的运行，恢复脏腑经络生理功能的方法。
- 针刺法 —— 利用不同的针具，刺激人体的经络腧穴或相应部位，以通经活血、行气导滞、镇静止痛，主要用于实证、郁证。常用的针刺法除了体针以外，还包括近代发展起来的耳针、头针、电针、水针、埋线等疗法。
- 艾灸法 —— 艾灸法是利用艾条或艾炷点燃后的热力和药力，对人体一定部位或穴位进行刺激，通过经络的传导，起到温阳扶元、温通经络、行气活血、散寒除湿及消肿散结的作用，从而达到愈病、康复目的的一种方法。在康复范围内主要用于虚证、寒证以及功能低下之证。
- 推拿法 —— 运用中医推拿手法，在患者体表特定部位或穴位进行操作，起到疏通经络，理筋整复，活血祛瘀，调整阴阳，而达到康复的一种方法。多用于伤残、病残等损伤性疾患，尤宜于陈旧性损伤，对慢性病及老年患者更为适宜。推拿的手法包括揉、摩、推、按、搓、拍等多种，并有强刺激和弱刺激之分。如为老弱虚损、小儿疾病等，应用力轻缓，时间稍短；若是痛证、旧伤、实证等，应用力重强，时间较长。

（四）气功康复法

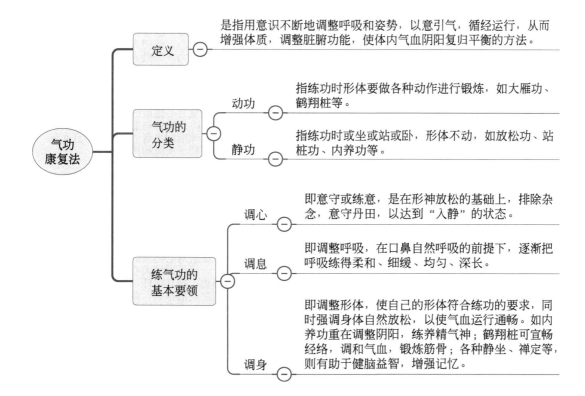

气功康复法
- 定义：是指用意识不断地调整呼吸和姿势，以意引气，循经运行，从而增强体质，调整脏腑功能，使体内气血阴阳复归平衡的方法。
- 气功的分类
  - 动功：指练功时形体要做各种动作进行锻炼，如大雁功、鹤翔桩等。
  - 静功：指练功时或坐或站或卧，形体不动，如放松功、站桩功、内养功等。
- 练气功的基本要领
  - 调心：即意守或练意，是在形神放松的基础上，排除杂念，意守丹田，以达到"入静"的状态。
  - 调息：即调整呼吸，在口鼻自然呼吸的前提下，逐渐把呼吸练得柔和、细缓、均匀、深长。
  - 调身：即调整形体，使自己的形体符合练功的要求，同时强调身体自然放松，以使气血运行通畅。如内养功重在调整阴阳，练养精气神；鹤翔桩可宣畅经络，调和气血，锻炼筋骨；各种静坐、禅定等，则有助于健脑益智，增强记忆。

（五）调神康复法

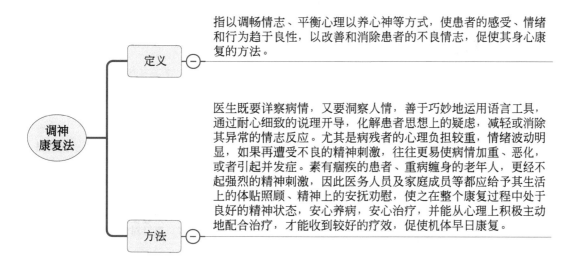

调神康复法
- 定义：指以调畅情志、平衡心理以养心神等方式，使患者的感受、情绪和行为趋于良性，以改善和消除患者的不良情志，促使其身心康复的方法。
- 方法：医生既要详察病情，又要洞察人情，善于巧妙地运用语言工具，通过耐心细致的说理开导，化解患者思想上的疑虑，减轻或消除其异常的情志反应。尤其是病残者的心理负担较重，情绪波动明显，如果再遭受不良的精神刺激，往往更易使病情加重、恶化，或者引起并发症。素有痼疾的患者、重病缠身的老年人，更经不起强烈的精神刺激，因此医务人员及家庭成员等都应给予其生活上的体贴照顾、精神上的安抚劝慰，使之在整个康复过程中处于良好的精神状态，安心养病，安心治疗，并能从心理上积极主动地配合治疗，才能收到较好的疗效，促使机体早日康复。

（六）娱乐康复法

娱乐康复法

定义
是指用音乐、舞蹈、琴棋、书画等娱乐活动，调节患者的精神，锻炼患者的形体，达到身心康复的一类方法。

分类

音乐疗法
主要是通过乐曲本身的节奏、旋律，其次是速度、响度等不同，来调节人体身心，促使人体康复的方法。通过音乐强烈的艺术感染力，调摄人的情志，继而以情导理，有减轻疼痛、增进智力、疏郁制怒、催眠等独特的效果。

歌咏疗法
即让患者通过唱歌来恢复身心健康的方法。歌咏可以怡养性情，调节情绪，除却忧郁与悲伤，增强患者的抗病信心和勇气。某些哮喘病患者通过唱歌，还可畅通气道，帮助呼吸，有利于痰涎的排出。

舞蹈疗法
主要是指组织患者参与舞蹈活动，陶冶神情，锻炼形体，源于古代的导引运动。舞蹈疗法一方面可以舒筋活血，炼形调神；另一方面可以养神娱志，调畅情志。用于治疗运动功能障碍，如筋骨拘挛、关节屈伸功能障碍一类疾病，也可用于老年人健身强体。

琴棋疗法
是通过弹琴、弈棋以促进身心健康的方法。弹琴时优美动听的音乐享受，一者可以使人心情舒畅，愉快开朗；二来亦可抚琴寄思，抒其情怀，泄其忧愤。同时弹琴可练习指掌，使之灵活自如，具有帮助手指关节恢复活动功能的作用，故中风后遗症、痿证、痹证等手指屈伸不利的病变，可配合弹琴以增强治疗效果。弈棋疗法可使人心神集中，杂念尽消，并随着棋子的起落，神情有弛有张，故对注意力分散、精力不易集中，或忧愁、郁闷的患者有调节情绪的功效。不过，弈棋也不得过于计较输赢，要注意适度，以免耗神太多。

书画疗法
是指通过习练书法或绘画来恢复身心健康的方法。习练书画，是一种集肢体活动与全身气力于笔端的艺术劳动。其要求运用指力、腕力、臂力，甚至腰力，这就有助于舒筋活血、贯通经络；还要求凝神静气，排除杂念，动静结合，刚柔相济，既可修身养性，调节情趣，益智灵心，亦可防病治病，促进机体的康复。

（七）运动康复法

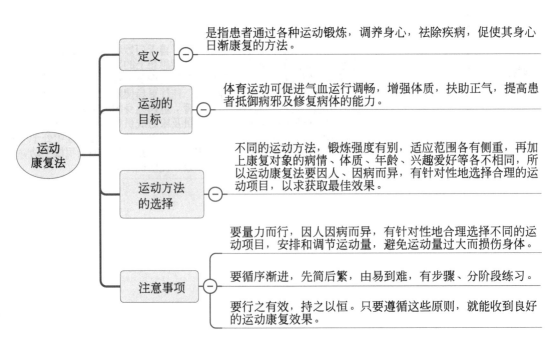

运动康复法

定义
是指患者通过各种运动锻炼，调养身心，祛除疾病，促使其身心日渐康复的方法。

运动的目标
体育运动可促进气血运行调畅，增强体质，扶助正气，提高患者抵御病邪及修复病体的能力。

运动方法的选择
不同的运动方法，锻炼强度有别，适应范围各有侧重，再加上康复对象的病情、体质、年龄、兴趣爱好等各不相同，所以运动康复法要因人、因病而异，有针对性地选择合理的运动项目，以求获取最佳效果。

注意事项
要量力而行，因人因病而异，有针对性地合理选择不同的运动项目，安排和调节运动量，避免运动量过大而损伤身体。

要循序渐进，先简后繁，由易到难，有步骤、分阶段练习。

要行之有效，持之以恒。只要遵循这些原则，就能收到良好的运动康复效果。

（八）自然康复法

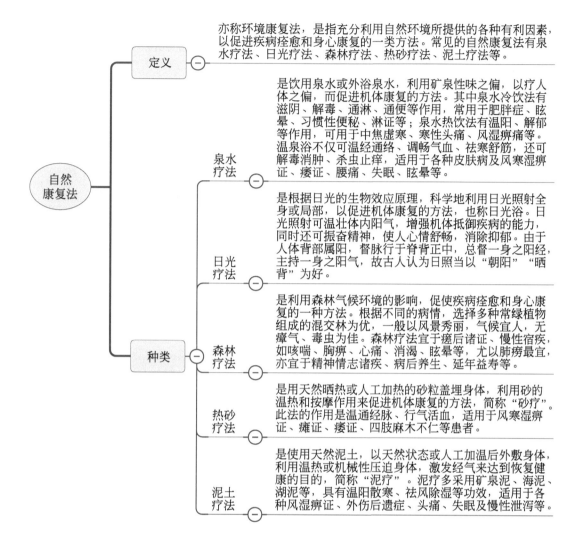

定义　亦称环境康复法，是指充分利用自然环境所提供的各种有利因素，以促进疾病痊愈和身心康复的一类方法。常见的自然康复法有泉水疗法、日光疗法、森林疗法、热砂疗法、泥土疗法等。

种类

泉水疗法　是饮用泉水或外浴泉水，利用矿泉性味之偏，以疗人体之偏，而促进机体康复的方法。其中泉水冷饮法有滋阴、解毒、通淋、通便等作用，常用于肥胖症、眩晕、习惯性便秘、淋证等；泉水热饮法有温阳、解郁等作用，可用于中焦虚寒、寒性头痛、风湿痹痛等。温泉浴不仅可温经通络、调畅气血、祛寒舒筋，还可解毒消肿、杀虫止痒，适用于各种皮肤病及风寒湿痹证、痿证、腰痛、失眠、眩晕等。

日光疗法　是根据日光的生物效应原理，科学地利用日光照射全身或局部，以促进机体康复的方法，也称日光浴。日光照射可温壮体内阳气，增强机体抵御疾病的能力，同时还可振奋精神，使人心情舒畅，消除抑郁。由于人体背部属阳，督脉行于脊背正中，总督一身之阳经，主持一身之阳气，故古人认为日照当以"朝阳""晒背"为好。

森林疗法　是利用森林气候环境的影响，促使疾病痊愈和身心康复的一种方法。根据不同的病情，选择多种常绿植物组成的混交林为优，一般以风景秀丽，气候宜人，无瘴气、毒虫为佳。森林疗法宜于瘥后诸证、慢性宿疾，如咳喘、胸痹、心痛、消渴、眩晕等，尤以肺痨最宜，亦宜于精神情志诸疾、病后养生、延年益寿等。

热砂疗法　是用天然晒热或人工加热的砂粒盖埋身体，利用砂的温热和按摩作用来促进机体康复的方法，简称"砂疗"。此法的作用是温通经脉、行气活血，适用于风寒湿痹证、瘫证、痿证、四肢麻木不仁等患者。

泥土疗法　是使用天然泥土，以天然状态或人工加温后外敷身体，利用温热或机械性压迫身体，激发经气来达到恢复健康的目的，简称"泥疗"。泥疗多采用矿泉泥、海泥、湖泥等，具有温阳散寒、祛风除湿等功效，适用于各种风湿痹证、外伤后遗症、头痛、失眠及慢性泄泻等。

笔记

参 考 文 献

[1] 张敬文，刘凯军. 中医基础理论学习指要[M]. 北京：中国中医药出版社，2020.

[2] 高思华，王键. 中医基础理论[M]. 3 版. 北京：人民卫生出版社，2016.

[3] 许筱颖，王文澜. 中医基础理论核心知识点全攻略[M]. 北京：中国医药科技出版社，2019.

[4] 张光霁，严灿. 中医基础理论[M]. 北京：科学出版社，2020.

[5] 严灿，吴丽丽. 中医基础理论[M]. 北京：中国中医药出版社，2019.

[6] 郭霞珍，王键. 中医基础理论专论[M]. 2 版. 北京：人民卫生出版社，2018.

[7] 吕志平，董尚朴. 中医基础理论[M]. 2 版. 北京：科学出版社，2022.

[8] 方肇勤. 中医基础理论[M]. 上海：上海科学技术出版社，2018.

[9] 李德新. 中医基础理论[M]. 长沙：湖南科学技术出版社，2012.